UNA DIETA REVOLUCIONARIA
DE LAS EDITORAS DE Prevention.

¡El Plan Panza Plana!

¡PIERDA
hasta
15 LIBRAS
en 32 días!

UN ABDOMEN PLANO ES CUESTIÓN DE ACTITUD Y NUTRICIÓN. PUNTO.
(POR CIERTO, NO REQUIERE NI UNA SOLA ABDOMINAL)

POR LIZ VACCARIELLO, Editora en Jefe, con Cynthia Sass, MPH, RD

RODALE

La primera edición se publicó en enero de 2008 y la edición revisada se publicó en abril de 2008 por Rodale Inc.

© 2008 por Rodale Inc.

Los libros de Rodale pueden comprarse para uso promocional, para fines empresariales o para ventas especiales. Para más información, favo de dirigirse a: Special Markets Department, Rodale Inc., 733 Third Avenue, New York, NY 10017.

Prevention es una marca comercial registrada de Rodale Inc.

Impreso en los Estados Unidos de América

Rodale Inc. hace el máximo esfuerzo posible por usar papel libre de ácidos ∞ y reciclado ♲.

Fotografías de la contratapa (en la parte inferior izquierda) por Kristine Larsen; (parte superior derecha) por Marcus Nilsson, estilismo de alimentos por Anne Disrude, estilismo de accesorios por Deborah Williams para Pat Bates and Associates; foto de la cinta métrica por Ted Morrison

Diseño de la tapa y del interior por Jill Armus

Fotos interiores de ejercicios © Tom MacDonald/Rodale Images
Fotos de antes/después/ahora por Kristine Larsen

Library of Congress Cataloging-in-Publication Data

[Flat belly diet! Spanish.]
  ¡El plan panza plana! : un abdomen plano es cuestion de actitud y nutricion. punto. (por cierto, no requiere ni un solo abdominal). / Por Liz Vaccariello, Editora en Jefe, con Cynthia Sass.
    p.   cm.
  Includes index.
  ISBN-13 978-1-60529-936-5 hardcover
  ISBN-10 1-60529-936-7 hardcover
  ISBN-13 978-1-60529-937-2 paperback
  ISBN-10 1-60529-937-5 paperback
  1. Reducing diets.   2. Abdomen.   I. Vaccariello, Liz.   II. Sass, Cynthia.
  RM222.2.F535   2008b
  613.2'5—dc22   2008037993

Distribuido en las librerías por Macmillan
2   4   6   8   10   9   7   5   3   1   tapa dura
2   4   6   8   10   9   7   5   3   1   rústica

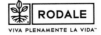

Inspiramos a las personas y les damos la posibilidad de mejorar tanto sus vidas como el mundo a su alrededor

Para conseguir más de nuestros productos visite **rodalestore.com** o llame al 800-424-5152

Para las millones de personas que se quejan

de su abdomen, para que puedan

aprender a amarlo en vez.

—Liz y Cynthia

índice

agradeci

mientos

Dedicamos *¡El plan panza plana!* a las 11 millones de lectoras de *Prevention* que nos han indicado, sin dejar lugar a dudas, que la grasa abdominal es su reto físico más importante.

Nuestra gratitud a la familia Rodale. Durante generaciones, a través de sus revistas, libros y publicaciones en línea, han estado comprometidos con una misión especial, aquella de darles a las personas las herramientas y la inspiración para vivir una vida plena. Deseamos expresar un profundo agradecimiento al Director General de Rodale, Steve Murphy, cuyo liderazgo ha permitido que Rodale sea el tipo de empresa donde se fomenta la creatividad y donde diariamente se fijan —y se cumplen— los más altos estándares. ¡Todo empieza con la edición, Steve!

Al igual que las revistas, los libros nacen de un esfuerzo colaborativo y este no es la excepción. Un agradecimiento muy especial a Gregg Michaelson ("¡Vamos a hacerlo realidad!"), Janine Slaughter, Liz Perl Erichsen y Jim Berra (el héroe incógnito detrás de todo en *Prevention*). A Robin Shallow, quien nunca se ha encontrado con una idea que no haya podido mejorar y a Karen Mazzotta, por su incansable entusiasmo, apoyo y fe en este plan. Y a Fotoulla Euripidou, por su comprensión de las lectoras de *Prevention* y por ayudarnos a determinar si las lectoras de

Prevention estarían interesadas en este tipo de libro de dieta, ¡simplemente preguntándoles!

También nos gustaría expresar nuestro agradecimiento a los integrantes originales del panel inicial de pruebas que se realizaron en el verano de 2007. Ellos fueron los primeros que nos permitieron descubrir lo especial que realmente era *¡El plan panza plana!* Gracias a Mary Aquilar, Syndi Becker, Katherine Brechner, Donna Christiano, Evelyn Gomer, Diane Kaspareck, Patti Lloyd, Kevin Martin, Nichole Michl, Colleen O'Neill-Groves, Julie Plavsic y Mary Anne Speshok por dedicar su verano a este proyecto y por brindarnos la información esencial que nos ayudó a desarrollar este libro más allá de los menús diarios. Gracias también a Gina Allchin, Presidenta de Health Trek P.T.T., quién midió a cada una de nuestras participantes con precisión y compasión: ¡una combinación difícil de lograr!

Usted literalmente no tendría este libro en sus manos si no fuera por la editora ejecutiva Nancy Hancock ("¡de bueno a maravilloso!"). Mil gracias a su equipo dedicado, el cual está integrado por Chris Krogermeier, Marina Padakis, Anthony Serge, JoAnn Brader, Keith Biery, Hope Clarke, Wendy Gable y Ana Palmiero. Y por supuesto, a Ina Yalof, una de las escritoras más veloces y más creativas que jamás hayamos conocido. Un gran aplauso para ella.

Abrazos fuertes para la brillante directora creativa de *Prevention*, Jill Armus, cuya capacidad para comunicar elegancia, autoridad y fortaleza a través del color y el diseño ha permeado la línea entera de productos *Prevention* (y a fechas más recientes, la tapa y el interior de este libro) con una vitalidad renovada. Y a la directora de acondicionamiento físico de *Prevention*, Michele Stanten, cuya contribución al Capítulo 10 y revisión extensa del mismo han ayudado a convertirlo en una de las fuentes más fidedignas de información acerca de cómo eliminar la grasa abdominal con ejercicio.

Gracias también a Miriam Backes, Merritt Watts, Amy Gorin, Katie Kackenmeister y Kristen Watson, quienes ayudaron a coordinar el panel de prueba y editar y revisar los datos del manuscrito, incluso trabajando noches y fines de semana. A Lori Conte, Courtenay Smith y Polly Chevalier: por lograr que todo siguiera marchando sobre ruedas. Y al equipo de arte y fotografía más inteligente del negocio, integrado por Helen Cannavale, Kim Latza, Faith Enemark, Jessica Sokol y Donna Agajanian de *Prevention*. Y por supuesto, a Rosalie Rung, quién ayudó a capturar el enorme éxito de los integrantes de nuestro panel de pruebas en fotos y video.

Guardamos nuestro más profundo agradecimiento para la editora Leah McLaughlin, una antigua colega y amiga nuestra. Leah, quien nos ayudó a desarrollar la idea original hasta asegurarse que el manuscrito que se envió a la imprenta fuera interesante y basado en información fidedigna y todo lo demás que va en medio, fue crucial para el lanzamiento de este libro.

Por último, quisiéramos agradecer a nuestros esposos, Steve Vaccariello y Jack Bremen, y a nuestras familias (¡especialmente Olivia y Sophia Vaccariello y Diane Salvagno!) por aguantar nuestras largas noches de trabajo y nuestras interminables conversaciones acerca del programa. (Sí, ahora finalmente podremos pasar juntos un fin de semana).

¡A APLANAR SE HA DICHO!

NO IMPORTA CUÁLES sean sus obstáculos personales: el peso que aumentó durante el embarazo y que no ha podido bajar, aquellos antojos incontrolables o bien la edad. Al fin y al cabo, la grasa abdominal *no* es su destino. Me complace poderle decir que sí puede deshacerse de ella y que, en efecto, lo hará. *Prevention* ha descubierto una manera saludable, práctica y duradera de atacar la grasa abdominal que funciona para todo el mundo.

Antes de comenzar, creo que es importante que se haga una pregunta. Lo más probable es que, si ya ha gastado su dinero para comprar un libro que se titula *¡El plan panza plana!*, usted desearía tener el abdomen de otra persona, o bien, la panza plana que tenía hace 20 años atrás.

Si se identifica con lo anterior, le pido que cambie su manera de pensar. Sea amable con su vientre. Sin importar cuan plano o redondo, flácido o firme sea, es su vientre y es poderoso. Probablemente sea el centro de algunos de sus recuerdos más profundos. Piénselo. . . las carcajadas que ha compartido, las cenas románticas que ha tenido, las mariposas que ha sentido, los bebés que tal vez ha llevado dentro. En efecto, todos los anteriores han residido en su vientre. Y por eso, su vientre merece su respeto. Su aprecio. Y un poco más de amor y ternura. . . incluso cuando esté luchando por abrocharse sus pantalones de mezclilla (mahones, pitusas, *jeans*).

¿CÓMO ME SIENTO CON RESPECTO A MI ABDOMEN? Yo lo considero mi fuerza esencial y me encanta sentir cómo se mueve, cómo se contorsiona y cómo me apoya a lo largo de mis quehaceres cotidianos. Es a donde desciende la comida (uno de los más grandes placeres de la vida, ¿verdad que sí?) y hay pocas cosas más placenteras para mí que esa sensación de estar sin hambre y satisfecha, sin llegar a estar abotagada. También es mi centro de meditación y puedo sentir cómo me invade una sensación de calma cuando lleno mi abdomen con respiraciones profundas. Por supuesto, está el papel que desempeñó cuando me embaracé de gemelas. Cualquier cosa que haya estado dispuesta a expandirse para albergar a dos preciosas nenas mientras crecían y me pateaban se gana un lugar en mi corazón para siempre.

Pero el abdomen traiciona. Si amanezco infladita la mañana después de haber ido a cenar *sushi*, mi ropa me empieza a quedar apretada. Si me atacan los síntomas del síndrome premenstrual, mi vientre se queja y protesta. Cuando subo 5 libras (2,2 kg) de peso, ahí es donde se notan. Y, por supuesto, cuando bajo las mismas 5 libras de peso, ahí también se notan.

Una de las mejores cosas de ser la editora en jefe de *Prevention* es que me toca leer todos los comentarios y aprender de todas ustedes, de manera clara y concisa, que no soy la única que tiene esta relación de amor/odio con esta parte fascinante y problemática de mi cuerpo. Muchas de ustedes me han dicho que cuando se miran en el espejo, pasan por alto sus rasgos familiares y hermosos, los detalles favoritos de su físico. En vez, su mirada se posa directamente en las áreas donde habita la grasa. Y para la mayoría de nosotras, esa área es el abdomen.

Por incontables razones que enumeraré a lo largo de este libro, el vientre nos empieza a decepcionar alrededor de los 40 años de edad. En algún momento entre los 35 y 55 años de edad (algunas antes, otras después y otras, Dios mediante, nunca), el abdomen se abulta, se infla y se empieza a desbordar por encima de la pretina. Lo primero que hacemos es empezar a meter la panza, pero aun así, se rehusa a retomar su anterior forma plana. Luego hacemos abdominales hasta que nuestro cuello empieza a gritar de dolor, sólo para descubrir que la grasa sigue estando ahí sobre nuestros músculos abdominales tonificados. Y eventualmente nos ponemos a dieta, para luego mirar con frustración cómo va desapareciendo el peso de nuestros senos y cara, mientras que la grasa abdominal se queda en su lugar. Con el paso del tiempo, empezamos a sentir que la grasa abdominal es parte de nuestro destino, algo de lo que nunca nos podremos deshacer ni pasando horas enteras en una estera mecánica ni haciendo una dieta rigurosa. . .

Hasta ahora.

MI BÚSQUEDA POR ENCONTRAR LA MEJOR MANERA DE ACABAR con la grasa abdominal comenzó cuando contraté a la directora de nutrición de *Prevention*, Cynthia Sass, MPH, RD. Su primer reto fue repasar minuciosamente los estudios de investigación más recientes, combinarlos con su vasta experiencia clínica y desarrollar una dieta que se dirigiera específicamente a la grasa abdominal. Tomé una buena decisión; Cynthia no sólo es una editora fenomenal, sino que también es una dietista registrada con dos títulos posgrados y 15 años de experiencia ayudando a decenas de mujeres a bajar de peso a través de cambios dietéticos sensatos y saludables. Y no lo ha hecho obligando a sus clientes a privarse y pasar hambre; al contrario, a Cynthia le encanta la comida y siempre busca la forma de elaborar dietas sanas que ofrezcan alimentos con mucho sabor. Por lo tanto, yo sabía que cualquier dieta que le pidiera que elaborara sería satisfaciente y deliciosa, que sería una manera de alimentarse que las mujeres podrían seguir durante el resto de su vida. Y ahora puedo comprobar que no me equivoqué al pedirle que colaborara conmigo en este libro.

Ella ha desarrollado un plan alimenticio para aplanar el abdomen que se basa en los estudios científicos más recientes y fidedignos (¡que usted no encontrará en ningún otro lugar!) y ofrece las comidas más llenadoras, satisfacientes y deliciosas que jamás haya tenido el placer de disfrutar.

Pero mi visión del plan para aplanar el abdomen iba más allá de la comida. Las dietas que funcionan son efectivas porque toman en consideración que nosotras comemos tanto por razones emocionales como por razones físicas. Por eso nuestro plan no sólo nos brinda una manera saludable y satisfaciente de comer —una manera que le permitirá deshacerse de la grasa corporal en el lugar donde ustedes nos han dicho que más desean adelgazar—, sino que también le enseñará a *querer* comer de esta manera por siempre. ¡Los trucos, *tips* y estrategias mentales han sido tomados de los estudios de investigación más recientes y han sido diseñados para inspirarla, motivarla y prepararla para tener una mejor relación con la comida durante el resto de su vida!

Definición de la grasa abdominal

Cuando hablo de "la grasa abdominal", en realidad me estoy refiriendo a dos tipos distintos de grasa: la grasa *subcutánea* y la grasa *visceral*. **La grasa subcutánea** se puede definir mejor, aunque quizá no de manera muy científica, como la grasa que se puede ver, o sea, los rollitos alrededor de la cintura. *Subcutánea* significa "debajo" (*sub*) "de la piel" (*cutánea*) y no es un gran secreto el hecho de que tenemos este tipo de grasa por todo el cuerpo. Puede que en algunos lugares, —como los muslos, la parte inferior de los brazos o en la pancita— esta capa de grasa sea más ancha que en otros, pero en general, está por todas partes, incluso hasta en las plantas de los pies. Una cantidad moderada de grasa subcutánea es esencial para la vida. De hecho, nos abriga durante el invierno. Sin embargo, en cantidades excesivas hace que estemos insatisfechas con nuestra apariencia (lo que, según los estudios de investigación, conduce a comportamientos incluso más peligrosos para nuestra salud). Y lo peor del caso es que las cantidades excesivas de grasa subcutánea funcionan como una señal visible de sobrepeso u obesidad, que son factores de riesgo bien conocidos para muchas enfermedades. Pero le tengo una gran noticia: la grasa subcutánea responde de inmediato a nuestro plan alimenticio para tener una panza plana.

Antes de que felizmente se salte unas páginas y pase directamente al plan, hablemos sobre el segundo tipo de grasa —la visceral— que es mucho más peligrosa y difícil de perder. **La grasa visceral** reside en las partes profundas de su torso y por lo mismo, a veces se hace referencia a la misma como la grasa abdominal "oculta". Yo prefiero referirme a ella como la grasa "mortal". Debido a que se encuentra muy cerca de su corazón e hígado, la grasa visceral excedente puede aumentar nuestro riesgo de contraer toda suerte de afecciones, desde enfermedades del corazón y diabetes hasta cáncer y la enfermedad de Alzheimer. ¿Y qué es lo más frustrante? Usted puede disminuir su consumo de calorías y hacer ejercicio con religiosidad y aun así terminar con una cantidad excesiva de este tipo de grasa.

De hecho, aunque parezca mentira, la única manera de minimizar simultáneamente tanto la grasa visceral como la subcutánea es consumir el tipo correcto de *grasa dietética*.

El nutriente "aplanavientre"

EN LA REVISTA *PREVENTION*, hemos estado hablando durante décadas de lo saludable que es la grasa monoinsaturada, es decir, el tipo de grasa que se encuentra en el aceite de oliva, los frutos secos y el aguacate (palta). Prácticamente cada número contiene alguna sugerencia o estrategia para incluir más de este tipo de grasa en la alimentación. De hecho, tenemos una relación tan íntima con los ácidos grasos monoinsaturados que hasta hemos acuñado unas siglas especiales: MUFA, lo cual corresponde a sus nombre en inglés, *MonoUnsaturated Fatty Acids*. Pero no fue sino hasta la primavera de 2007 que nos dimos cuenta de lo verdaderamente asombrosas que son estas grasas. Fue cuando unos investigadores españoles publicaron un estudio en la revista médica *Diabetes Care* donde demostraron que una alimentación rica en MUFA *en realidad puede ayudar a prevenir el aumento de peso en la panza.*[1]

Estos investigadores estudiaron el efecto de tres dietas distintas —una rica en grasas saturadas, otra alta en carbohidratos y la tercera rica en MUFA— en un grupo de pacientes con "distribución de grasa abdominal", o bien, en términos que nosotras que no somos científicas podemos entender, con grasa abdominal. Las tres dietas contenían el mismo número de calorías, pero se encontró que solo la dieta rica en MUFA disminuía la acumulación de grasa abdominal y más específicamente, de grasa abdominal visceral.

¿Y el ejercicio?

Yo hago ejercicio todos los días, ya que camino 50 minutos para ir y venir de mi trabajo. (También hago entrenamiento de fuerza cada fin de semana y también trato de asistir a una clase de *Pilates* o sesión de yoga a la semana). Y yo aliento a todas las personas a que hagan que el ejercicio forme parte de su estilo de vida.

Con ese fin, le pedí a la directora de acondicionamiento físico de la revista *Prevention*, Michele Stanten, que diseñara un programa de ejercicio en el Capítulo 10 para que usted lo pueda seguir al empezar nuestro plan. Al igual que algunas de las personas que participaron en el panel de pruebas, usted obtendrá resultados con mayor rapidez si le agrega un programa de acondicionamiento físico y estrategias mentales a su nuevo plan alimenticio.

Pero lo que hace que esta dieta sea verdaderamente única es que no necesita hacer ejercicio para obtener los beneficios. Si hace ejercicio, con toda seguridad verá resultados más pronto y obtendrá desaparezca. Así de sencilla es esta dieta. No tendrá que contar calorías. De hecho, ¡nada de sumas y restas! Elegimos la cantidad de 1.600 calorías al día porque esa es la cantidad precisa que necesita una mujer adulta de talla, constitución, tamaño y nivel de actividad promedio para bajar a su peso corporal ideal mientras mantiene un alto nivel de energía, un sistema inmunitario saludable y músculos fuertes. También le garantiza que no se sentirá cansada, malhumorada, irritable, voluble o hambrienta.

Debido a que no existe un plan que sea perfecto para todo el mundo, hemos incluido dos versiones distintas: la primera es perfecta para las personas que no tienen mucho tiempo para estar en la cocina. En el Capítulo 7, encontrará 84 Comidas Rápidas de 400 calorías y cargadas con MUFA y 28 opciones distintas de Meriendas de 400 calorías. Elija tres comidas y una merienda al día y listo. En un mes, tendrá un vientre más plano y yo habré cumplido con mi trabajo.

Sin embargo, en ocasiones usted querrá una comida casera un poco más elaborada, bien porque sea la noche que cena con su familia o el fin de semana, o sólo porque usted es una buena cocinera que disfruta practicar sus habilidades culinarias de vez en cuando. En el Capítulo 8, encontrará más de 80 recetas que le brindarán la cantidad requerida de calorías y MUFA por ración, para que pueda intercambiarlas por cualquiera de sus tres comidas requeridas al día.

Al igual que el plan antiabotagamiento, la dieta no sólo se trata de lo que coma, sino también de cómo piense. En el Capítulo 9, le pediré que lleve un diario, el cual es un elemento clave para predecir el éxito al hacer cualquier tipo de dieta. Cada día, le pediré que reflexione sobre un aspecto específico de su relación con la comida, su vientre, su cuerpo y sus metas. Estas reflexiones son fundamentales porque la actitud mental es clave para lograr una panza plana. A estos ejercicios mentales les he puesto el nombre de *Confidencias del corazón*, no sólo porque su panza está en el centro físico —o corazón— de su cuerpo, sino también porque su actitud es el corazón de su capacidad de lograr el éxito. . . en cualquier cosa que emprenda. A lo largo de este libro, busque los recuadros titulados **¿Sabía usted que. . . ?** para aprender más sobre la grasa, la pérdida de peso y la salud en general. Estos recuadros contienen sugerencias rápidas, estrategias y pedacitos de información que los expertos y las lectoras me han dicho que son útiles. Y no olvide leer las frases tituladas **Consejos concisos**. Mi coautora Cynthia las escribió para compartir sus ideas y sus consejos sobre cómo lograr el éxito al seguir este programa asombroso. También encontrará historias de éxito increíbles de las mujeres (y hombres) que participaron en nuestro panel de pruebas para nuestra dieta... ¡y que ahora tienen un vientre más plano para comprobarlo!

Si hay algo que sé de cierto después de llevar años editando *Prevention*, es que mantener una mente y un cuerpo saludables son las cosas absolutamente más importantes que puedo hacer por mí misma y por mi familia. ¡Espero que para cuando haya terminado de leer este libro y de seguir este plan, usted se haya enamorado de su abdomen más plano, su manera más sana y saludable de comer y la energía y la vitalidad asombrosas que acompañan a una mejor salud!

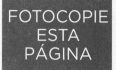
¡El plan panza plana!

> El plan antiabotagamiento

Un total de 96 horas completas es todo lo que necesitará para establecer su compromiso con nuestro plan y bajar unos unas cuantas libras de peso. El plan antiabotagamiento consiste en lo siguiente:

UNA DOSIS DIARIA DE AGUA APLANADORA Esta bebida, creada por Cynthia y que usted preparará con anticipación, le ayudará a protegerse de la deshidratación.

UN TRUCO MENTAL EN CADA COMIDA Los trucos mentales rápidos le ayudarán a su cerebro a participar en el juego de aplanar su vientre.

> El plan dietético

Veintiocho días de comidas y recetas repletas de MUFA que podrá intercambiar y combinar. Nuestro plan alimenticio consiste en lo siguiente:

CUATRO COMIDAS DE 400 CALORÍAS AL DÍA Elija de nuestra selección de comidas o recetas y asegúrese de que una de sus comidas sea una Merienda.

UN MUFA EN CADA COMIDA Estas grasas supersaludables le ayudarán a mantener una sensación de saciedad y asegurarán que cada una de sus comidas sea excepcionalmente sabrosa.

UNA CONFIDENCIA DEL CORAZÓN DIARIA Pase 15 minutos al día explorando su relación con la comida y su deseo de lograr sus metas.

> Un programa opcional de ejercicios

Las Caminatas Quemadoras, el Arranque Metabólico y la Rutina Abdominal le ayudarán a formar más músculo y maximizar la quema de calorías.

¡APLANÓ SU PANZA!

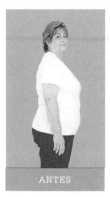

ANTES

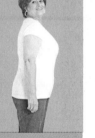

DESPUÉS

Mary Anne Speshok

EDAD: 55

PÉRDIDA DE PESO:

15

LIBRAS EN 32 DÍAS

REDUCCIÓN DE MEDIDAS:

10

PULGADAS

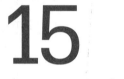

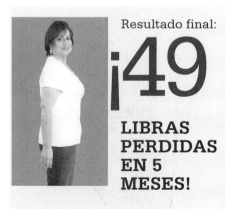

Resultado final:

¡49

LIBRAS PERDIDAS EN 5 MESES!

YA NO SOY UNA NIÑA", dice Mary Anne Speshok, una mujer de 55 años de edad. Pero nunca lo adivinaría si la escuchara describir el efecto que su nueva figura ha provocado en su esposo, con quien ha estado casada durante 5 años ya. "Me mira y dice, '¡Guau! ¡No puedo creer lo que estoy viendo!'" Mary Ann dice que su esposo estaba igual de feliz que ella con los resultados que logró durante las primeras 4 semanas de la dieta. En sólo 32 días, sus medidas bajaron unas $3\frac{1}{2}$ pulgadas (8,9 cm) en la cadera, $3\frac{1}{2}$ pulgadas en el vientre, 3 pulgadas (7,6 cm) en la espalda (ese pequeño gordito que se sale por encima del sostén) y 1 pulgada (2,54 cm) en cada muslo.

La asistente administrativa tiene un mensaje para cualquiera que esté considerando hacer esta dieta: "Lo único que tienen que hacer es empezarla. Todas las herramientas ya están ahí".

Ella considera que nuestro plan es revolucionario y fácil de hacer... porque los alimentos con MUFA son llenadores. "La mayoría de la gente, incluyéndome, no se apegan a una dieta porque les da hambre entre comidas. La diferencia con esta dieta es que literalmente nunca te dan punzadas de hambre. Es revolucionara porque empiezas a ver resultados tan rápido que hace que la quieras seguir haciendo".

Mary Anne también se ha hecho el compromiso de seguir la Rutina Aplanadora en el Capítulo 10 junto con la dieta. Pese a que trabaja de tiempo completo y tarda una hora en ir y otra en venir de su trabajo, aun así ha podido incorporar una caminata a su horario. Generalmente camina durante 30 minutos a la hora del almuerzo, pero en los días que no puede, hace una parada en el gimnasio antes de llegar a casa y hace su caminata de 30 minutos ahí. En casa, hace ya sea los ejercicios de piso o usa las pesas de mano. Y como tantas mujeres que apenas han logrado bajar de peso, Mary Anne acaba de descubrir lo lindo que es entrar en un pantalón de mezclilla (mahones, pitusas, *jeans*) ajustado. "Nunca antes había tenido un pantalón de mezclilla —dice—. Me gustaban, pero no me gustaba cómo se me veían". Pero eso ya es cosa del pasado: acaba de comprarse tres porque todos le quedan muy bien.

De hecho, el guardarropa de Mary Anne se ha estado renovando estos días. Ha estado comprando ropa nueva que se ajuste a su cuerpo nuevo. Y también se ha comprado brazaletes y collares, "porque me encantan. Cuando me sentía gorda, lo único que usaba era mi anillo de matrimonio y un reloj de pulsera. No quería llamar la atención porque no me sentía bonita. ¡Pero ahora uso muchas joyas! ¡Entre más, mejor!" Ella y su esposo pronto estarán renovando sus votos y ella está ansiosa por usar un vestido de noche hermoso que no le había quedado desde hace mucho tiempo.

GUÍA DE
LA GRASA
ABDOMINAL

LA GRASA CORPORAL ES ESENCIAL. Sin ella, no podríamos sobrevivir. Nuestras células no podrían mantenerse juntas ni absorber los nutrientes de la comida que ingerimos. Nuestros órganos no podrían producir las hormonas que hacen que seamos mujeres. Nos moriríamos de frío (literalmente) en un día helado. Correríamos el riesgo de dañar nuestros órganos internos sólo por pegarnos con la perilla de una puerta. Tampoco podríamos encontrar nuestras llaves para abrir la puerta de nuestra casa. De hecho, sin la grasa nuestro cerebro probablemente ni siquiera podría descifrar lo que es una llave.

En efecto, no seríamos nosotros sin la grasa. La grasa abdominal, ya sea que esté en nuestros muslos, trasero o dentro de las circunvoluciones intrincadas de nuestro cerebro, desempeña un papel en casi cada función biológica de nuestro cuerpo y es imposible vivir sin ella.

Por supuesto, hay una línea divisoria fina entre tener justo la cantidad correcta de grasa corporal y tener demasiada.

El problema con la grasa abdominal

Los científicos han sabido durante bastante tiempo que el exceso de grasa corporal no es buena para la salud. Según ciertos análisis, la obesidad —que, estrictamente hablando, significa "excesivamente gordo"— se considera tan letal como el tabaquismo. Cuando uno se para en una báscula, puede determinar cuánto pesa, pero no cuán gordo está. El índice de masa corporal (IMC) es un indicador más aproximado para determinar esto. He aquí cómo se calcula.

- Multiplique su peso en libras por 703.
- Divida ese número entre su altura en pulgadas.
- Divida ese número entre altura en pulgadas otra vez.

Una mujer que pesa 145 libras (64,9 kg) y mide 67 pulgadas (170 cm) de altura (5 pies 7 pulgadas) tiene un IMC de 22,7. Una mujer que pesa 260 libras (116,5 kg) y mide 67 pulgadas (170 cm) de altura tiene un IMC de 40,7.

Se considera que una persona con un IMC de 25 o mayor tiene "sobrepeso", pero con un IMC de 30 o mayor, la persona sufre de "obesidad". Si es de 40 o mayor, es una persona "mórbidamente obesa" y su salud corre un riesgo importante. Un IMC de menos de 18,5 se considera como una persona "baja de peso", lo cual también es preocupante, porque indica que su porcentaje de grasa corporal es demasiado baja como para asegurar un funcionamiento saludable del cuerpo. Un índice entre 18,5 y 24,9 es perfecto.

Sin embargo, uno de los defectos del índice de masa corporal es que no toma en cuenta la masa muscular. Por lo tanto, algunos atletas, que tienen un porcentaje mucho menor de grasa corporal y un mayor porcentaje de músculo, pueden tener el IMC de una persona con sobrepeso o, en algunos casos raros, obesa.

A fechas más recientes, estudios han empezado a mostrar que si bien la obesidad es poco saludable en general, el exceso de grasa corporal específicamente *alrededor del abdomen* es realmente nocivo para la salud. Estos estudios de investigación han demostrado que las mujeres cuyas cinturan miden 35 pulgadas (88,9 cm) o más, corren un riesgo más elevado de padecer enfermedades cardíacas y diabetes que aquellas con cinturas más delgadas. En el caso de los hombres, una cintura que mide más de 40 pulgadas (101,6 cm) o más puede conducir a los mismos riesgos para la salud. Las enfermedades cardíacas son la principal causa de muerte en mujeres estadounidenses y la tasa de incidencia de diabetes ha alcanzado proporciones epidémicas. La conexión que existe entre la medida de su cintura y su riesgo de morir a causa de una de estas enfermedades no es una mera coincidencia.

Según un estudio de investigación publicado en la revista médica *New England Journal of Medicine,* las personas con caderas grandes y cinturas pequeñas producen mayores niveles de colesterol tipo LAD, el cual es el

¿SABÍA USTED QUE...

Todos nacemos con el mismo número de células adiposas (alrededor de 40 mil millones de ellas, más o menos). A medida que vamos creciendo, el número de células adiposas que tenemos va aumentando hasta después de nuestra pubertad y adolescencia, cuando llegamos a tener las que necesitamos. En el pasado, se suponía que la única diferencia entre las personas con sobrepeso y las delgadas era que las que tenían sobrepeso o estaban obesas tenían todas sus células adiposas llenas al máximo. Ahora se sabe que podemos producir y que, de hecho, "producimos" más células adiposas en la edad adulta. Esto se debe a que, cuando las células adiposas se expanden a su tamaño máximo, se dividen, aumentando así el número de células adiposas. Algunas personas obesas tienen más células adiposas que las personas no obesas. **Pero a fin de cuentas, tanto el número como el tamaño de las células adiposas determinan la cantidad de grasa que tiene una persona**.

colesterol "protector", en comparación con aquellas con vientres grandes.[1] Las mujeres típicamente tienen un nivel más elevado de colesterol tipo LAD —que se relaciona con menos ataques al corazón— que los hombres. Pero todo eso cambia después de la menopausia, cuando cambia la distribución de grasa corporal debido a cambios hormonales, por lo cual aumenta el riesgo de una mujer de sufrir un ataque al corazón.

Si usted tiene sobrepeso o está obesa, puede escoger entre todo un mundo de culpables: unas chuletas de cerdo, por ejemplo. Por no mencionar el helado, el chocolate, las gaseosas, el queso y mucho más. Comer demasiado de cualquier alimento puede hacerla engordar. Dejar de hacer ejercicio cardiovascular es otra manera de aumentar de medidas por todas partes, así como saltarse su rutina de levantamiento de pesas. Y para algunas de nosotras, la genética

Un resumen del colesterol LBD/LAD

Hay varios tipos de colesterol, pero en la mayoría de los casos, la Asociación del Corazón de los Estados Unidos se concentra sólo en dos: a saber, el colesterol tipo LAD y el colesterol tipo LBD. El colesterol tipo LBD se conoce como el colesterol "malo" porque se acumula en las paredes de las arterias y puede elevar el riesgo de sufrir enfermedades cardiovasculares y derrames cerebrales. La Asociación del Corazón de los Estados Unidos considera que un nivel de 130 mg/dL (miligramos por decilitro de sangre) o menos es óptimo para la mayoría de las personas. El colesterol tipo LAD es el colesterol saludable. Transporta al colesterol tipo LBD fuera del torrente sanguíneo y lo deposita en el hígado, donde es procesado y excretado.

Los niveles elevados de colesterol tipo LAD (60 mg/dL o más) ofrecen cierta protección de las enfermedades cardíacas.

La proporción de colesterol tipo LAD a colesterol total es una muy buena manera de medir el riesgo cardiovascular. La mayoría de los médicos consideran que una proporción de 4 o menor es excelente. Una persona con colesterol total de 200 mg/dL y colesterol tipo LAD de 50 mg/dL (proporción de colesterol total/colesterol tipo LAD = 4) presenta un riesgo menor de padecer enfermedades cardíacas y derrames cerebrales que alguien con colesterol total de 180 mg/dL y colesterol tipo LAD de 30 mg/dL (proporción de colesterol total/colesterol tipo LAD = 6).

también desempeña un papel. Pero algo pasa después de los 40 años de edad que hace que sea más fácil aumentar de grasa, particularmente en la panza. Nuestras hormonas se salen de control.

A medida que los niveles de estrógeno van descendiendo, el cuerpo lucha por mantener su equilibrio hormonal. En el proceso, la grasa corporal, que es extremadamente importante para sintetizar el estrógeno y otras hormonas sexuales, por no mencionar el papel que desempeña en conservar la masa ósea, se vuelve más valioso y más difícil de eliminar. A medida que vamos entrando a la perimenopausia y llegando a la menopausia, nuestra distribución de grasa corporal empieza a verse más como la de un hombre y menos como la de una mujer.

¿Qué quiero decir con eso? Bueno, ¿ha escuchado alguna vez la frase "panza cervecera"? La grasa corporal masculina tiende a concentrarse alrededor del área de la panza y realmente no tiene mucho que ver con la cerveza, salvo por el hecho que la cerveza —y las bebidas alcohólicas en general— son una fuente de calorías excedentes, por lo que generalmente actúan como catalizador para el aumento de peso. Por contraste, la grasa corporal femenina tiende a concentrarse alrededor de las caderas, los muslos y el trasero durante nuestros años fértiles. Algunos investigadores tienen la teoría que a medida que van descendiendo los niveles de estrógeno, el cuerpo de la mujer deja de depositar grasa en esas áreas problemáticas y empieza a depositarla cerca de la panza, de forma similar a lo que ocurre en el cuerpo de un hombre.

No todas las mujeres terminan con exceso de peso en el abdomen en la edad madura. Aunque algunas mujeres con cinturas pequeñas y caderas grandes pueden desarrollar con el tiempo un abdomen lo suficiente grande como para que se convierta en la parte más amplia de su cuerpo, otras mujeres mantienen la forma de "pera" para siempre. Para ellas, el peso que aumentan en el abdomen alrededor de la menopausia es algo nuevo, pero la grasa subcutánea se sigue almacenando en las caderas, muslos u otras partes de su cuerpo.

Reacción visceral

LA GRASA VISCERAL TOMA su nombre del término *víscera*, el cual se refiere a los órganos internos del abdomen. Yace sumida en las partes más profundas del cuerpo, donde envuelve al corazón, al hígado y otros órganos principales cercanos. Debido a que se encuentra debajo de una capa de músculo y que no se zangolotea cuando camina ni se nota alrededor de su circunferencia, algunas personas la llaman la "grasa oculta". De hecho, es posible ser una persona relativamente delgada y aun así tener demasiada grasa visceral. Pero este tipo de grasa puede hacer mucho más que agregar unas cuantas pulgadas a la cintura. Puede quitarle años de vida. El exceso de grasa visceral es uno de un complejo grupo de síntomas que colectivamente se conoce como síndrome metabólico o síndrome X. Los demás síntomas son colesterol alto, presión arterial alta y niveles elevados de insulina. El presentar tan sólo una de estas afecciones eleva nuestro riesgo de contraer una enfermedad seria, pero este riesgo se incrementa exponencialmente a medida que vaya creciendo el número de síntomas.

La grasa visceral se ha relacionado con una larga lista de afecciones de salud. Entre ellas las más serias son:

- Presión arterial alta, derrames cerebrales y enfermedades cardíacas
- Diabetes
- Cáncer de mama
- Demencia

Una de las razones principales por las cuales la grasa visceral es tan letal es por el papel que desempeña en la inflamación, que es una respuesta inmunitaria natural que a fechas recientes se ha vinculado con casi todas las enfermedades crónicas de las que jamás haya escuchado hablar. La grasa visceral secreta los precursores de una sustancia química inflamatoria que ayuda a echar a andar el proceso sistémico que exacerba los síntomas tempranos de una enfermedad.

De hecho, según un estudio de investigación publicado en la revista médica

Circulation: Journal of the American Heart Association,[2] la grasa visceral puede tener un impacto más fuerte en la salud cardiovascular de las mujeres mayores que la obesidad generalizada. Unos investigadores daneses encontraron que las mujeres con un exceso de grasa en el vientre presentaban un mayor riesgo de sufrir arteriosclerosis que aquellas que almacenaban grasa principalmente en las caderas, los muslos y el trasero. He aquí la razón de esto.

Al estar cerca del hígado, la grasa visceral incrementa la producción de colesterol tipo LBD que se deposita en las arterias y forma placa arterial, una sustancia cerosa.

Con el tiempo, esta placa cerosa se inflama y se hincha, estrechando las arterias y restringiendo el paso de la sangre.

El estrechamiento de las arterias hace que aumente la presión arterial, sometiendo a un esfuerzo más importante al corazón y dañado potencialmente los diminutos capilares.

La inflamación aumenta aún más nuestro riesgo de terminar con coágulos sanguíneos, que pueden desprenderse y causar un derrame cerebral.

Cómo funcionan las células adiposas

Una célula adiposa es como una diminuta cápsula expansible; tan diminuta, que sólo le cabe una gota microscópica de grasa. Pero las células adiposas prefieren no vivir solas; se agrupan y juntan entre sí como pequeñas bandas para formar el tejido adiposo. Generalmente no hacen gran cosa hasta que son llamadas a entrar en acción por señales bioquímicas precisas, generalmente enviadas por hormonas y enzimas. Cuando estas hormonas y enzimas les dan la señal a las células adiposas, se activan y liberan grasa al torrente sanguíneo, la cual se utiliza para propósitos distintos.

Cuando comemos en exceso, esas calorías adicionales viajarán directo a las células adiposas desinfladas y las volverán a llenar. Sin importar cuánto peso se pierda o cuántas horas uno pase en una clase de aeróbicos, las células adiposas nunca desaparecerán: un globo desinflado sigue siendo un globo.

Pero esto no es lo peor. La grasa visceral también contribuye a la resistencia a la insulina, la cual es un precursor temprano de la diabetes. La resistencia a la insulina es una afección en la que las células no responden a la insulina y el páncreas se ve forzado a aumentar la producción de esta hormona para eliminar la glucosa del torrente sanguíneo. Con el tiempo, la resistencia a la insulina puede conducir a un cuadro completo de diabetes, que puede afectar severamente al sistema circulatorio entero y causar problemas a largo plazo en la visión, la memoria y la curación de heridas.

Como si esto no fuera suficiente, un estudio de investigación realizado en Kaiser Permanente donde se compararon personas con distintos niveles de grasa abdominal demostró que quienes tenían la *mayor* cantidad de grasa abdominal tenían una probabilidad un 145 por ciento mayor de desarrollar demencia, en comparación con aquellas que tenían la menor cantidad de grasa abdominal.[4] ¿Por qué? Según los investigadores, se debe a la inflamación que señalamos en la página 20.

La medida salvavida

Los Institutos Nacionales de Salud han declarado que una cintura de más de 35 pulgadas (88,9 cm) para las mujeres y de 40 pulgadas (101,6 cm) para los hombres —*sin importar cuánto pese en realidad*— es un indicio poco saludable de que hay grasa visceral excedente.[5]

Una medida que refleja específicamente la concentración de grasa alrededor del abdomen es la proporción de cintura a cadera, en lugar de medir la circunferencia de las caderas o los muslos. En otras palabras, está un poco más relacionada con la grasa abdominal. Tras analizar datos de 27.000 personas en 52 países, unos científicos encontraron que las personas que habían sufrido un ataque al corazón tenían un índice de masa corporal similar. Sin embargo, tenían una proporción de cintura a cadera mayor que aquellas personas que *nunca* habían sufrido un ataque al corazón. Por lo tanto, tal parece que cuidarse esta medida quizás pueda salvarle la vida.

La proporción de cintura a cadera compara la medida de la parte más estrecha de la cintura contra la medida de la sección más amplia de las caderas. La cintura debe medirse en la parte que queda entre el tórax y el hueso de la cadera, vista desde el frente.

La medición de la cadera es más precisa si se voltea de lado frente a un espejo y se asegura que también incluya su trasero en la medición. Ahora divida la medida de su cintura entre la medida de su cadera. Por ejemplo, una mujer con una cintura que mide 30 pulgadas (76,2 cm) y caderas que miden 37 pulgadas (93,9 cm) tiene una proporción de cintura/cadera de 0,81.

Según los Centros para el Control y la Prevención de Enfermedades, una proporción de cintura a cadera saludable para las mujeres no debe exceder de 0,8.[6]

Otras maneras de medir la grasa visceral

LAS PERSONAS PUEDEN TENER una cantidad elevada de grasa visceral aunque estén en un peso normal porque la mayoría de esa grasa se deposita alrededor de los órganos abdominales. Este es un concepto que apenas a fechas recientes se ha comprendido y describe a las personas que son delgadas por fuera pero tienen grasa excedente por dentro. Es difícil imaginar que una pudiera estar delgada y gorda al mismo tiempo, pero Jimmy Bell, PhD, un profesor de Imagenología Molecular de la Universidad Imperial de Londres, ha demostrado que sí es posible.[7] El Dr. Bell y su equipo han estando usando máquinas de imagenología por resonancia magnética (*MRI* por sus siglas en inglés) para escanear a casi 800 personas en un esfuerzo por producir lo que ellos llaman "mapas de grasa". Sus hallazgos le sorprenderán: alrededor del 45 por ciento de las mujeres delgadas y del 65 por ciento de los hombres delgados que él estudió presentaban un exceso de grasa visceral.

A medida que se ha ido entendiendo más acerca de los peligros de la grasa visceral, los investigadores han ido desarrollando formas cada vez más precisas —y más costosas— de medirla. La prueba más reciente, desarrollada casi al momento en que este libro se fue a la imprenta, es una que detecta los niveles de una proteína llamada proteína ligante de retinol 4 (*RBP4* por sus siglas en inglés), que se produce en mayores cantidades en la grasa visceral que en la grasa subcutánea. En las personas con sobrepeso, los niveles en sangre de la RBP4 son del doble o triple que los niveles encontrados en personas que tienen un peso normal. Pero también se emplean otras pruebas, entre ellas las que trataremos a continuación.

Los beneficios de la grasa

Del 2 al 5 por ciento del peso corporal de un hombre se debe a la grasa esencial, mientras que en el caso de las mujeres, es del 10 a 13 por ciento. La grasa es esencial en los seres humanos para:

Energía

Mantener los niveles apropiados de hormonas

Regular la temperatura corporal

Proteger los órganos vitales

Fertilidad

Crecimiento de los huesos

La grasa corporal sólo se convierte en un problema cuando hay demasiada. Y ya cuando hay demasiada, somete a su corazón y otros órganos a un esfuerzo importante y empieza a interferir con su imagen corporal.

ANÁLISIS DE IMPEDANCIA BIOELÉCTRICA

EL ANÁLISIS DE IMPEDANCIA BIOELÉCTRICA (*BIA* por sus siglas en inglés) es portátil, fácil de usar y de bajo costo, en comparación con otros procedimientos. Un BIA consiste en hacer circular una corriente eléctrica muy débil a través del cuerpo. Luego, un dispositivo calcula la resistencia que encuentra la corriente conforme recorre el cuerpo, computando el porcentaje de grasa corporal con base en la altura, el peso y la velocidad de la corriente. Una corriente más rápida se traduce en un porcentaje más bajo de grasa corporal porque la electricidad viaja más rápido a través del músculo (dado que el músculo tiene un mayor porcentaje de agua) que a través de la grasa.

SONOGRAMA/ULTRASONIDO

LAS MÁQUINAS DE ULTRASONIDO ENVÍAN ondas sonoras de alta frecuencia que se reflejan de las estructuras del cuerpo de diferentes densidades para crear una imagen llamada sonograma. Esta prueba no expone a la persona a radiación. Se aplica un gel conductor transparente hecho a base de agua sobre la piel del área que se va a examinar para mejorar la transmisión de las ondas sonoras. Luego, el transductor de ultrasonido (una sonda portátil) se mueve sobre el abdomen para producir una imagen de lo que hay adentro.

ABSORCIOMETRÍA DE RAYOS X DE ENERGÍA DUAL

La absorciometría de rayos X de energía dual (*DEXA* por sus siglas en inglés) emplea menos radiación que una tomografía computarizada (vea abajo) para evaluar la grasa visceral y además, es menos costosa. Típicamente se usa para evaluar la densidad mineral ósea pero también puede ser una herramienta valiosa para evaluar la composición del cuerpo.

IMAGENOLOGÍA POR RESONANCIA MAGNÉTICA

La imagenología por resonancia magnética (*MRI* por sus siglas en inglés) emplea imanes potentes y ondas de radio para crear imágenes sin el uso de radiación. Las imágenes creadas por resonancia magnética generalmente son mejores —aunque también más caras— que las generadas por tomografía computarizada porque ofrecen un detalle más fino.

TOMOGRAFÍA COMPUTARIZADA

El escáner de tomografía computarizada (*CT* por sus siglas en inglés) emplea radiación para crear imágenes de cortes transversales del cuerpo. La imagen resultante es un corte transversal de su abdomen que muestra con

¿SABÍA USTED QUE...

En un estudio de investigación realizado recientemente en la Clínica Mayo se encontró que incluso un aumento modesto en la grasa visceral ocasiona una disfunción del revestimiento de los vasos sanguíneos. Y algo aún más sorprendente es que los participantes de este estudio eran personas delgadas y saludables. Por lo tanto, no necesita estar "gorda" para que la grasa visceral sea su enemiga.[9]

mucha claridad cuánta grasa rodea a sus órganos. Las máquinas de tomografía computarizada más recientes pueden obtener imágenes del cuerpo entero en menos de 30 segundos.

Más allá de su abdomen

RECUERDE, EL USO de una cinta métrica económica es la manera más fácil de determinar si su panza está poniendo en peligro su salud. Pero aun si la medida de su abdomen no indica que su salud está en riesgo, hay otras cosas que quizá la motiven a bajar de peso. Cualquier razón es válida. Sin importar cómo o por qué desarrolló grasa abdominal, sin dudas usted debe de estar ansiosa por deshacerse de ella. . . ¡para siempre! Yo le voy a dar una de las mejores razones, aparte de proteger su salud, para probar este plan: ¡la comida! En el próximo capítulo, aprenderá más acerca de los ingredientes secretos que hacen que El Plan Panza Plana sea eficaz y delicioso. Estos ingredientes secretos se llaman ácidos grasos monoinsaturados (*MUFA* por sus siglas en inglés), los ácidos que aplanan, los cuales trataremos en el próximo capítulo.

(*Nota*: si encuentra en este capítulo términos que no entiende o que jamás ha visto, favor de remitirse al glosario en la página 359).

¡APLANÓ SU PANZA!

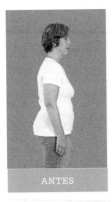

ANTES

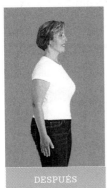

DESPUÉS

Donna Christiano

EDAD: 47

PÉRDIDA DE PESO:

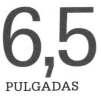

7

LIBRAS EN 32 DÍAS

REDUCCIÓN DE MEDIDAS:

6,5

PULGADAS

ES BASTANTE ASOMBROSO, DESPUÉS DE TODO —EXCLAMA Donna Christiano—. Siete libras (3,13 kg) más 6½ pulgadas (16,5 cm) en un mes. . . ¡y sin sentir hambre ni un solo día!" Donna dice que nuestro plan es el primero que ha seguido que la ha mantenido satisfecha todo el tiempo, sin sentir nada de hambre. Y según ella esto se debe a los magníficos MUFA (vea la página 31). "Realmente tienen algo especial —afirma—. Yo salí de vacaciones y pude apegarme bastante al plan de comidas, pero no siempre podía incluir un MUFA. Y cuando no lo hacía, descubría que me sentía mucho más hambrienta de lo que pensaba que me iba a sentir".

Pero hay más, agrega. Desde que empezó a seguir el Plan Panza Plana, ella ha empezado a tener más interés en cuidar mejor de su salud. En particular, ahora Donna está mucho más consciente de comer alimentos saludables. Aunque Donna sí comía comida sana antes, también comía muchos alimentos chatarra. De hecho, al seguir una dieta donde se le asignaba un cierto número de puntos a cada alimento, Donna se "gastaba" 15 puntos en alimentos chatarra y sólo 7 en alimentos que eran buenos para su salud.

Pero eso ya no ocurre. "Tengo 47 años de edad —dice—. No me estoy volviendo más joven, sino lo contrario. Esta es la edad cuando todo te empieza a afectar. Por ejemplo, antes me encantaba la leche con chocolate. Ahora he empezado a comer sólo chocolate amargo. Antes, le agregaba crema en polvo a mi café, pero ahora sé que está llena de sustancias químicas, por lo que he empezado a usar leche de soya endulzada en vez. También le agrego canela a mi café porque es otro antioxidante. Le agrego arándanos a mi yogur en un intento por potenciar al máximo mi desayuno".

Sin embargo, lo mejor de todo es que su abdomen se está aplanando. "Este plan me funciona —comenta emocionada—. Todas sus partes. A mí me gusta comer meriendas (refrigerios, tentempiés) y me gusta comer cada 4 horas. Eso es parte del plan. Me encanta la crema de cacahuate (mante-quilla de maní) a la hora del desayuno y puedo comer 2 cucharadas. ¿Y mi merienda diaria? *¡Por favor!* Puedo comer chispas de chocolate con 6 onzas de yogur sin grasa y una pieza de fruta. Chispas de chocolate *cuando estoy a dieta*. Es increíble".

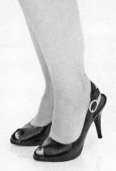

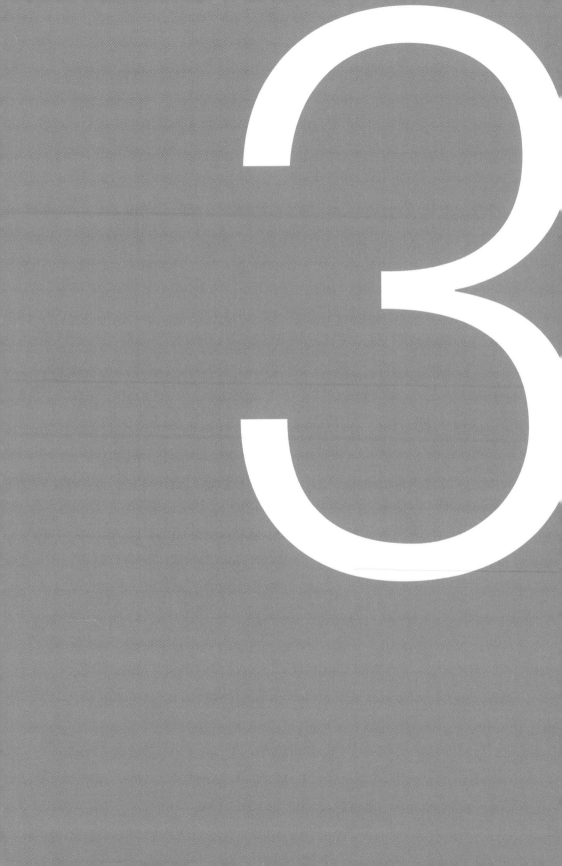

LOS ÁCIDOS QUE
APLANAN

LA GRASA ABDOMINAL BIEN PODRÍA SER uno de los tipos más peligrosos de grasa en el cuerpo, pero yo estoy aquí para decirle que no tiene que vivir con ella. No necesita pasar un día más sufriendo por su cintura y preocupándose por elevar su riesgo de contraer enfermedades, porque hay un antídoto para la grasa del vientre: los MUFA, siglas en inglés de unos nutrientes llamados *monounsaturated fatty acids* o ácidos grasos monoinsaturados. Hay cinco categorías de MUFA:

1. ACEITES
2. ACEITUNAS
3. FRUTOS SECOS Y SEMILLAS
4. AGUACATE (PALTA)
5. CHOCOLATE AMARGO

Estos alimentos milagrosos tienen el poder de transformar su cuerpo y su vida. Estas grasas de origen vegetal son, en esencia, las unidades a partir de las cuales se construyen todas las demás grasas dietéticas y, al igual que todos los elementos orgánicos, están compuestos de átomos de carbono, oxígeno e hidrógeno, todos alineados de una manera particular para formar una cadena. El término *saturado* se usa cuando cada uno de los átomos de carbono de la cadena está ligado a un átomo de hidrógeno. Esto hace que las grasas sean sólidas o cerosas a temperatura ambiente; en el cuerpo, son pegajosas e inflexibles. Una grasa *insaturada* es aquella que no está tan atiborrada de átomos y que, por lo tanto, es más flexible. Esta flexibilidad es la razón por la cual las grasas insaturadas son "buenas" y las grasas saturadas son "malas".

Imagine que las grasas saturadas son palos y las grasas insaturadas son hilos. Cuando las grasas saturadas viajan a lo largo de sus arterias, van golpeando las paredes y pegándose entre sí, a menudo atorándose en el camino. En un estudio de investigación recientemente publicado en la revista médica *Journal of the American College of Cardiology*, se encontró que comer comida rica en grasas saturadas en realidad disminuye la capacidad que tienen los vasos sanguíneos de expandirse e impide el flujo sanguíneo.[1] Este efecto ocurrió sólo tres horas después de comer. Asimismo, muchos estudios han encontrado un vínculo entre un consumo elevado de grasas saturadas a largo plazo y un mayor riesgo de sufrir de arteriosclerosis (endurecimiento de las arterias), enfermedades cardíacas, derrames cerebrales y otras enfermedades crónicas.

Dado que los MUFA son *in*saturados (es decir, más flexibles), pueden deslizarse fácilmente a través del torrente sanguíneo sin apelotonar todo. Esta flexibilidad es sólo una de las razones por las cuales los MUFA son tan saludables; un número creciente de estudios de investigación indica que en realidad podrían ayudar a destapar y proteger las arterias de la acumulación de depósitos.

No todas las grasas son malas

PARA PODER COMPRENDER REALMENTE cómo los MUFA se convirtieron en los nutrientes estrella y por qué "un MUFA en cada comida" es una parte tan

¿SABÍA USTED QUE...

Según los Centros para el Control y la Prevención de Enfermedades, más mujeres mueren por enfermedades cardíacas que por todos los tipos de cáncer combinados.

importante de nuestro plan, primero tengo que llevarla por un breve recorrido a través de la historia de los MUFA. Érase una vez en el pasado no tan distante que todas las grasas se consideraban como malas o engordadoras.

Las recomendaciones de los profesionales de la salud y el gobierno basadas en la relación que existe entre las grasas y las enfermedades cardíacas se introdujeron por vez primera en los años 50.[2] Desde entonces, se ha enfatizado específicamente que se debe disminuir el consumo de grasa saturada y el mensaje general ha sido reducir el consumo total de grasa. Una de las principales premisas de los *Dietary Guidelines* (Lineamientos dietéticos) de 1980 fue "Evitar consumir demasiada grasa, grasa saturada y colesterol".[3] Estos lineamientos del gobierno se revisan cada cinco años, pero esa parte permaneció sin cambios en las siguientes tres versiones. Un total de 15 años después, el informe de 1995 dijo así: "La grasa, ya sea de origen vegetal o animal, contiene más del doble de calorías que una cantidad igual de carbohidratos o proteínas. Opte por una alimentación en la que no más del 30 por ciento del total de las calorías diarias provenga de la grasa."[4]

El énfasis en la grasa total y la frase de "menos del 30 por ciento" dejó a muchos pensando que "entre menos, mejor", creando tumultos de consumidores "grasofóbicos" que cortaron por completo de su alimentación no sólo la mantequilla y las carnes con grasa, sino también los aceites vegetales, los frutos secos y la crema de cacahuate (mantequilla de maní). Este era un motivo de constante frustración para Cynthia, ya que como dietista ella sabía acerca de los peligros de disminuir demasiado el consumo de grasa y había estudiado los beneficios que los aceites de origen vegetal le pueden brindar a la salud.

Los *Dietary Guidelines* (Lineamientos dietéticos) de 2000 fueron ligeramente menos restrictivos. Decían: "Opte por una alimentación baja en grasa saturada y colesterol y *moderada* en grasa total" y mencionaban las propiedades saludables de las grasas de origen vegetal, incluidos los aceites y los frutos secos.[5] Pero el mensaje "Procure que su consumo total de grasa no sea de más del 30 por ciento de las calorías totales" permaneció. No fue sino hasta hace unos años, en los *Dietary Guidelines* (Lineamientos dietéticos) de 2005, que finalmente apareció una recomendación referente a un consumo mínimo de grasa.[6] El texto acerca de la grasa en esta versión dice: "Procure que su consumo total de grasa equivalga de 20 a 35 por ciento del total de sus calorías diarias, donde la mayor parte de las grasas provengan de fuentes de ácidos grasos poliinsaturados y monoinsaturados". Cynthia se puso muy contenta cuando leyó esto, particularmente porque ella sabía que había estudios de investigación emocionantes que apoyaban la idea de que no todas las grasas eran iguales.

Con menos grasa engordamos más

Los estudios de investigación realizados entre los años 50 y los 70 habían indicado que un consumo elevado de grasa total se asociaba con un mayor riesgo de desarrollar enfermedades cardiovasculares (*ECV* por sus siglas en inglés). Según la Asociación del Corazón de los Estados Unidos, las ECV han sido la principal causa de muerte en los Estados Unidos cada año durante más de un siglo, salvo durante la epidemia de gripe de 1918.[7] Y los datos demográficos mostraban que los estadounidenses tenían una alimentación en la que más de una tercera parte de las calorías totales que consumían provenían de la grasa. La *National Health and Nutrition Examination Survey* (Encuesta Nacional de Salud y Nutrición o *NHANES* por sus siglas en inglés) de 1971 encontró que las mujeres estadounidenses tenían una alimentación en la que alrededor del 36,9 por ciento del total de sus calorías diarias provenían de la grasa; y en el caso de los hombres, se trataba de un 36,1 por ciento.[8]

El mensaje de reducir el consumo de grasa funcionó. . . más o menos. Para el año 2000, ese porcentaje había disminuido a 32,8 por ciento para ambos sexos. ¡El problema está en que nuestro consumo total de grasa en gramos realmente se incrementó! El porcentaje se redujo porque aumentó el consumo total de calorías, de aproximadamente 1.542 calorías a 1.877 en el caso de las mujeres y de alrededor de 2.450 calorías a 2.618 para los hombres. La mayor parte de esas calorías adicionales provenían de los carbohidratos, ocasionando que el porcentaje de grasa en la alimentación se redujera. Según los datos, el consumo de carbohidratos en gramos se incrementó en unos 62 gramos al día en las mujeres y en unos 68 gramos al día en los hombres, mientras que el consumo total de grasa en gramos aumentó en unos 6,5 gramos en las mujeres y disminuyó en unos 5,3 gramos en los hombres. De hecho, en aquella época las galletitas, los dulces y los yogures congelados libres de grasa y altos en carbohidratos se empezaron a vender como pan caliente; era casi imposible ir al supermercado sin comprar al menos algún tipo de producto libre de grasa. Debido al fuerte énfasis que se le dio a la grasa, la mayoría de las personas lo tomaron como un visto bueno para comer grandes cantidades de alimentos libres de grasa (como cajas enteras de galletitas, bolsas de gomitas confitadas o *jelly beans* o botes enteros de yogur congelado libre de grasa). Y sí, la tasa de obesidad empezó a aumentar estrepitosamente, elevándose de un 14,5 por ciento en 1971 a un 30,9 por ciento en el 2000.

Las grasas "buenas" al rescate

CLARAMENTE, EL MENSAJE DE "CONSUMA MENOS GRASA" no fue la solución y en los 90, los científicos empezaron a prestar atención a la teoría de que comer cantidades moderadas de algunos tipos de grasas en realidad podría ofrecer protección, una idea que propuso por primera vez un científico llamado Ancel Keys, PhD, de la Universidad de Minnesota, en su informe llamado el *Seven Countries Study* (Estudio de siete países).[9]

Entre 1958 y 1970, Keys le dio seguimiento a poblaciones de hombres de 40 a 59 años de edad en 18 regiones distintas de siete países (Estados Unidos, Japón, Italia, Grecia, Holanda, Finlandia y Yugoslavia). En su investigación, estudió la alimentación, los factores de riesgo para sufrir de ciertas enfermedades (como niveles de colesterol en sangre y presión arterial alta) y tasas de enfermedades de estos hombres. Fue la primera vez que alguien estudió los vínculos que existían entre la alimentación y la evolución de las enfermedades en pobla-

Grasas: las buenas y las malas

La grasa dietética es una fuente importante de energía. Se usa en la producción de membranas celulares y ciertas hormonas y es crucial para la regulación de la presión arterial, la frecuencia cardíaca, la constricción de los vasos sanguíneos, la coagulación sanguínea y el sistema nervioso. La grasa dietética ayuda al cuerpo a absorber vitaminas como la A, D, E y K. Pero no todas las grasas son iguales. Consumir grandes cantidades del tipo incorrecto de grasa es muy peligroso para la salud. Pero no es tan fácil distinguir las grasas buenas de las malas, a menos que sepa qué es lo que debe buscar:

LAS SALUDABLES

LA GRASA MONOINSATURADA es líquida a temperatura ambiente pero puede empezar a solidificarse en el refrigerador.

LA GRASA POLIINSATURADA es líquida tanto a temperatura ambiente como en el refrigerador. Los alimentos altos en grasas poliinsaturadas incluyen los aceites vegetales, como los de alazor (cártamo), maíz, girasol, soya y semilla de algodón.

LOS ÁCIDOS GRASOS OMEGA-3 son un tipo excepcionalmente saludable de grasa poliinsaturada que se encuentra principalmente en los pescados o mariscos ricos en grasa como el salmón, la caballa (escombro) y el arenque. Si no soporta el pescado y le sería imposible comerlo dos veces a la semana (el consumo recomendado de pescados y mariscos saludables), otras buenas fuentes de ácidos grasos omega-3 son los frutos secos, la semilla de lino, el aceite de semilla de lino y, en menor grado, el aceite de *canola*.

ciones distintas. Este estudio de investigación fue muy importante porque demostró el grado al cual la composición de la dieta podía predecir la tasa de incidencia de enfermedades de las arterias coronarias. La conclusión más importante fue que un consumo elevado de grasa *no* estaba vinculado con una mayor tasa de incidencia de enfermedades cardíacas.

La región más sobresaliente fue Creta, la más grande de las islas griegas. Los hombres de Creta presentaron la menor tasa de incidencia de enfermedades cardíacas de todas las poblaciones observadas en el *Seven Countries Study*, así como la mayor longevidad en promedio, pese a que el 37 por ciento del total de calorías que consumían a diario provenían de la grasa (Finlandia y los Estados

LAS NO SALUDABLES

LAS GRASAS SATURADAS se solidifican o semisolidifican a temperatura ambiente. El marmoleado de la carne roja es un ejemplo, así como la mantequilla en barra. La grasa saturada se encuentra principalmente en los alimentos de origen animal, pero también hay tres fuentes de origen vegetal que son altas en este tipo de grasa: el aceite de coco, el aceite de palma (o aceite de almendra de palma) y la manteca de cacao. Tenga presente que es casi imposible disminuir su consumo de grasa saturada a cero. Incluso el aceite de oliva contiene 2 gramos de grasa saturada por cucharada.

LAS TRANSGRASAS elevan el colesterol tipo LBD y bajan el colesterol tipo LAD, aumentando así el riesgo de desarrollar enfermedades cardíacas. Posiblemente, son las grasas más odiadas de todo el reino de las grasas. Se crean cuando los fabricantes hidrogenan los aceites líquidos para prolongar su caducidad, por lo que se encuentran en casi todos los productos empacados y casi todos los alimentos que contienen manteca vegetal. Aunque las etiquetas de información nutrimental deben indicar el contenido de transgrasas, esta cifra es engañosa, dado que los fabricantes legalmente pueden decir que el producto contiene cero gramos de transgrasas incluso aunque contenga hasta $1/2$ gramo por ración. En vez, busque las palabras "*hydrogenated*" (hidrogenado) o "*partially hydrogenated*" (parcialmente hidrogenado) en las listas de ingredientes para identificar y evitar estas grasas letales.

Unidos tuvieron el mayor número de muertes por enfermedades cardíacas). A lo largo del estudio de investigación, Keys observó que la alimentación de los hombres de Creta era consistente. Ellos consumían los mismos tipos de platos griegos tradicionales que habían estado disfrutando durante siglos, además de muchas frutas, verduras (especialmente verduras de hojas verdes), frutos secos, frijoles (habichuelas), pescado, cantidades moderadas de vino y queso, pequeñas cantidades de carne roja de ganado de libre pastoreo, leche, huevos, algunos cereales integrales y cantidades abundantes de aceite de oliva y aceitunas ricos en MUFA. La población de Creta consume un promedio de 25 litros (100 tazas) de aceite de oliva por persona al año.

¡Viva el aceite de oliva!

Estos hallazgos fascinantes en Creta colocaron al aceite de oliva en un lugar protagónico y, finalmente, la idea de que algunas grasas son saludables empezó a ganar aceptación. Siguieron docenas de estudios de la alimentación mediterránea centrados en el aceite de oliva, todas con conclusiones asombrosas. En un estudio de investigación realizado en Grecia se concluyó que el uso exclusivo de aceite de oliva estaba relacionado con una probabilidad un 47 por ciento menor de desarrollar una enfermedad cardiovascular, incluso después de hacer ajustes para tomar en cuenta el índice de masa corporal (*IMC*), el tabaquismo, el nivel de actividad física, el nivel educativo, los antecedentes familiares de enfermedades cardíacas, la presión arterial alta, el colesterol alto y la diabetes.[10] Otro estudio publicado en la revista médica *American Journal of Clinical Nutrition* a fines de los años 90 analizó los efectos del consumo a largo plazo de aceite de oliva y los niveles de triglicéridos en sangre en un grupo de hombres saludables.[11] El grupo que consumía aceite de oliva tuvo niveles significativamente menores de colesterol tipo LBD.

Numerosos estudios controlados han encontrado que el aceite de oliva puede disminuir los niveles de colesterol tipo LBD circulante o prevenir que el colesterol se solidifique. Esto es crucial, porque esta solidificación es el inicio del efecto dominó que da como resultado daños y enfermedades de las arterias. Pero conforme se fueron realizando cada vez más estudios, se volvió claro que si bien el aceite de oliva es asombrosamente saludable, una gran parte de su poder protector radica en sus MUFA, que también se encontraron en otras grasas de origen vegetal, entre ellos los que se encuentran en los frutos secos y el aguacate (palta).

Con el tiempo, los estudios de investigación empezaron a desviar su atención del aceite de oliva para concentrarse en los MUFA y esto condujo a descubrir que la protección que brindan esto compuestos va mucho más allá del colesterol y las enfermedades cardíacas. Los MUFA ahora se han vinculado con menores tasas de incidencia de diabetes tipo II, síndrome metabólico, cáncer de mama e inflamación, además de niveles más saludables de presión arterial, funcionamiento cerebral, funcionamiento pulmonar, peso corporal y —como ya probablemente haya adivinado— grasa abdominal. De hecho, cuando Cynthia me enseñó la pila de estudios específicamente centrados en los MUFA que se han publicado, me quedé fría; era al menos tan gruesa como este libro entero. Por lo tanto, en aras de no agobiarle, he incluido unos cuantos de los estudios más impactantes. Creo que este resumen le ayudará a ver por qué somos partidarias tan fervientes de los MUFA.

Protegen al corazón

Unos científicos franceses probaron los efectos de reemplazar algunos carbohidratos dietéticos por MUFA sin disminuir las calorías. Ellos encontraron que una alimentación rica en MUFA producía mejores efectos en los niveles de triglicéridos en sangre y otros marcadores de enfermedades cardiovasculares.[12]

Unos investigadores de la Universidad Johns Hopkins compararon los efectos de tres dietas saludables, cada una con un consumo reducido de grasa saturada, sobre la presión arterial y los niveles de grasa en sangre a lo largo de 6 semanas, sin tomar en cuenta la pérdida de peso.[13] La primera dieta era rica en carbohidratos, la segunda era alta en proteínas (alrededor de la mitad de las cuales provenía de fuentes vegetales) y la tercera era alta en los MUFA. Ellos encontraron que las dietas ricas en proteínas y los MUFA bajaron aún más la presión arterial, mejoraron los niveles de grasa en sangre y redujeron el riesgo estimado de enfermedades cardiovasculares (ECV).

Académicos de la Universidad Estatal de Pensilvania compararon el perfil de riesgo de sufrir ECV de la alimentación estadounidense común contra cuatro dietas distintas para bajar los niveles de colesterol: la dieta de la Asociación del Corazón de los Estados Unidos/Dieta del Paso II del Programa Nacional de Educación en Colesterol y tres dietas altas en MUFA.[14] La dieta del Paso II y todas las dietas altas en MUFA disminuyeron el colesterol total en un 10 por ciento y el colesterol tipo LBD en un 14 por ciento. Las dietas altas en MUFA también disminuyeron la concentración de triglicéridos en un 13 por ciento (mientras que la dieta del Paso II aumentó dicha concentración en un 11 por ciento) y no disminuyeron el nivel de colesterol "bueno" tipo LAD (la Dieta del Paso II disminuyó el colesterol tipo LAD en un 4 por ciento).

Unos científicos de la Universidad de Barcelona compararon los efectos a corto plazo de dos dietas mediterráneas con una dieta baja en grasa, estudiando diversos indicadores de riesgo cardiovascular.[15] En comparación con la dieta baja en grasa, las variaciones medias en los niveles de azúcar en sangre, la presión arterial y el colesterol resultaron ser significativamente mejores tanto en la dieta mediterránea rica en MUFA y aceite de oliva como en la dieta mediterránea rica en MUFA y frutos secos.

Los estudios de investigación de los MUFA y la salud del corazón son tan contundentes que una cuota diaria de MUFA ha pasado a formar parte del protocolo científico estándar para prevenir y manejar el riesgo de sufrir ECV. El Plan de Cambios Terapéuticos en el Estilo de Vida, desarrollado por el Instituto Nacional del Corazón, Pulmones y Sangre (una rama de los Institutos Nacionales de Salud), ha sido diseñado para reducir el riesgo de sufrir enfermedades de las arterias coronarias.[16] Este plan recomienda un consumo total de grasa que represente del 25 al 35 por ciento del total de las calorías diarias, donde la grasa saturada no represente más del 7 por ciento del total de las calorías diarias y los MUFA representen hasta el 20 por ciento del total de las calorías diarias.

Previenen la diabetes tipo II

▓ Unos investigadores españoles estudiaron los efectos de tres dietas para el mantenimiento del peso sobre el metabolismo de carbohidratos y grasas y el nivel de insulina en sujetos con sobrepeso, al asignarlos aleatoriamente a dietas de 28 días ricas ya sea en grasa saturada, grasa monoinsaturada (MUFA) o carbohidratos.[17] Los niveles de azúcar en sangre en ayunas descendieron en los sujetos asignados tanto a la dieta rica en MUFA como a la dieta rica en carbohidratos, pero la dieta de MUFA también provocó una mejora en la sensibilidad a la insulina y aumentó el nivel de colesterol tipo LAD.

▓ En la Universidad de Indiana, unos científicos trataron a pacientes con diabetes tipo II ya sea con una dieta rica en MUFA para bajar de peso o con una dieta baja en grasas y alta en carbohidratos, también para bajar de peso, durante un período de 6 semanas.[18] Los pacientes de ambos grupos bajaron de peso, pero el grupo asignado a la dieta rica en MUFA registró una disminución mayor en los niveles de colesterol total y triglicéridos y una caída menor en el nivel de colesterol tipo LAD, además de que estos resultados se mantuvieron incluso después de que al grupo se le permitió volver a subir el peso que había bajado.

Ayudan a prevenir el síndrome metabólico

▓ Unos investigadores del departamento de medicina de la Universidad Columbia en Nueva York estudiaron a 52 hombres y 33 mujeres con síndrome metabólico (que se define como cualquier combinación de colesterol tipo LAD bajo, triglicéridos altos o insulina elevada).[19] Durante 7 semanas, se les asignó aleatoriamente una dieta típica estadounidense en la que el 36 por ciento de las calorías totales provenían de la grasa o dos dietas adicionales, en las que el 7 por ciento de las calorías totales que provenían de la grasa saturada se reemplazaron por carbohidratos o los MUFA. Ellos encontraron que el colesterol tipo LBD disminuyó en los sujetos asignados a ambas dietas con un porcentaje menor de grasas saturadas, pero los MUFA protegieron el colesterol tipo LAD y disminuyeron los triglicéridos, los cuales fueron significativamente más elevados en la dieta alta en carbohidratos.

Disminuyen la inflamación

EN POCAS PALABRAS, la inflamación es la respuesta de nuestro sistema inmunitario al estrés, las lesiones o las enfermedades. Se sabe que acelera el envejecimiento prematuro y las enfermedades, pero los MUFA son eficaces para bajar la inflamación.

Un estudio de investigación realizado en España se centró en un grupo numeroso de hombres y mujeres con un riesgo elevado de contraer ECV.[20] Se encontró que el consumo de ciertos alimentos mediterráneos, incluidos el aceite de oliva virgen y los frutos secos ricos en MUFA, se relacionaba con menores concentraciones en sangre de algunos marcadores de la inflamación.

En un estudio de investigación italiano, se estudió el efecto de una dieta al estilo mediterráneo sobre marcadores de la inflamación en pacientes con síndrome metabólico.[21] A lo largo de 3 años, estos investigadores asignaron aleatoriamente a casi 200 hombres y mujeres con síndrome metabólico a que siguieran una alimentación al estilo mediterránea rica en cereales integrales, frutas, verduras y frutos secos y aceite de oliva ricos en MUFA, o bien, una alimentación "prudente" compuesta de un 50 a un 60 por ciento de carbohidratos, un 15 a un 20 por ciento de proteínas y un 30 por ciento o menos de grasa (que corresponde al antiguo estándar de los *Dietary Guidelines*/Lineamientos Dietéticos). Al cabo de 2 años, los pacientes asignados a la dieta al estilo mediterráneo, que habían consumido más gramos de MUFA y fibra al día, presentaron una mayor reducción en su peso corporal medio. Esta dieta rica en MUFA también disminuyó significativamente la concentración en sangre de marcadores de la inflamación y redujo la resistencia a la insulina.

Cuidan contra el cáncer de mama

En un estudio de investigación publicado en la revista médica *Archives of Internal Medicine*, unos científicos del departamento médico del Instituto Karolinska en Estocolmo, Suecia, revisaron los datos de 61.471 mujeres de 40 a 76 años de edad de dos condados en el centro del Suecia que no habían recibido un diagnóstico previo de cáncer de mama.[22] Después de darles seguimiento a estas mujeres durante un tiempo y evaluar tanto su alimentación como la incidencia de cáncer de mama, ellos encontraron una asociación inversa entre el consumo de MUFA y el riesgo de desarrollar cáncer de mama. Se registró una disminución del 45 por ciento en el riesgo de desarrollar cáncer de mama por cada incremento de 10 gramos de MUFA consumidos al día.

Mantienen la salud cerebral

Unos científicos del departamento de geriatría del Centro del Envejecimiento del Cerebro de la Universidad Bari en Italia se dispusieron a estudiar la relación que existe entre la alimentación y los cambios relacionados con la edad en las funcionas cognitivas. Estos investigadores estudiaron una muestra de 5.632 personas de 65 a 84 años de edad en ocho regiones de Italia.[23] Usaron un montón de pruebas estandarizadas para evaluar las funciones cognitivas, la atención selectiva y la memoria y evaluaron la alimentación de los sujetos, encontrando que aquellos que consumían la mayor cantidad de MUFA como porcentaje de calorías totales contaban con la mayor protección contra el descenso cognitivo.

(continúa en la página 46)

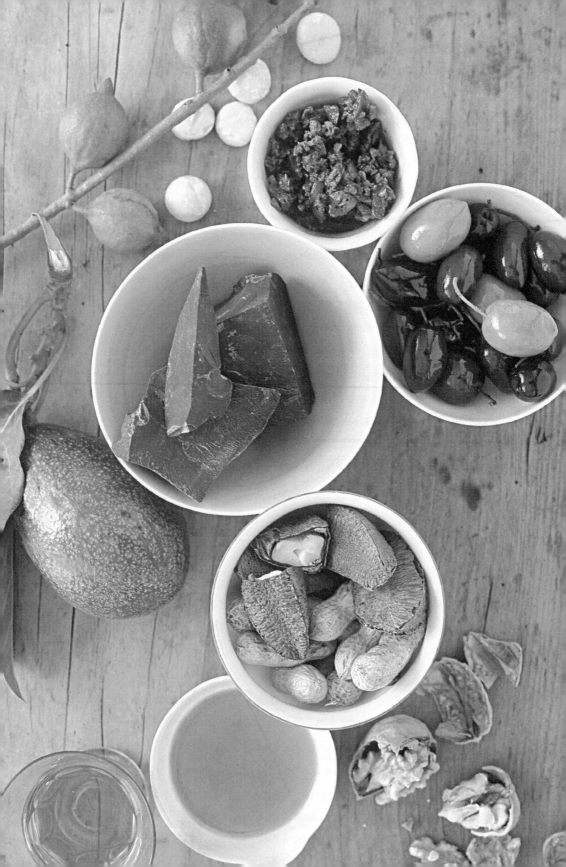

ELIJA SUS MUFA

Estos alimentos maravillosos repletos de grasas monoinsaturadas le pueden ayudar a vivir una vida larga y saludable con menos grasa abdominal. Pero estos alimentos también le brindan toda una gama de nutrientes benéficos.

1. Aceites: los aceites de semilla de lino y nuez son fuentes ricas de ácido alfa-linolénico, el cual se convierte en el cuerpo en ácidos grasos omega-3. El aceite de oliva extra virgen posee fuertes propiedades antibacterianas e incluso puede matar a la *H. pylori,* la bacteria que causa la mayoría de las úlceras pépticas y algunos tipos de cáncer de estómago.[24] Además, el aceite de oliva contiene compuestos fitoquímicos llamados polifenoles, que también ayudan a prevenir las enfermedades cardiovasculares y el cáncer y disminuyen la inflamación en el cuerpo. Asimismo, los aceites de *canola*, sésamo, girasol, alazor y frijol de soya son ricos en vitamina E.

2. Aceitunas: son una buena fuente de hierro, vitamina E, cobre y fibra, la cual regula el sistema digestivo y ayuda a controlar la glucosa y el colesterol.

3. Frutos secos y semillas: las semillas de girasol son una buena fuente de ácido linoleico. En un estudio de investigación reciente, las mujeres que consumieron la mayor cantidad de ácido linoléico presentaron un riesgo un 23 por ciento menor de desarrollar enfermedades cardíacas, en comparación con aquellas que consumieron la menor cantidad de este compuesto.[25] Se ha observado que los ácidos grasos omega-3 que se encuentran en las nueces ofrecen protección contra la inflamación, las enfermedades cardíacas, el asma y la artritis y que mejoran el funcionamiento cognitivo. Además, se ha demostrado que los pistachos ayudan a mantener la presión arterial baja en situaciones estresantes. En general, los frutos secos y las semillas son buenas fuentes de muchos nutrientes clave.

4. Aguacate: el aguacate (palta) está repleto de luteína, que puede ayudar a mantener la salud de los ojos, así como beta-sitoesterol, un esterol natural de origen vegetal que puede ayudar a mantener el colesterol a un nivel bajo. Duplica la absorción de carotenoides, unos antioxidantes que se han vinculado con un menor riesgo de desarrollar cardiopatías y degeneración macular, una de las principales causas de ceguera.[26] También es rico en fibra, vitamina K, potasio y folato.

5. Chocolate amargo: el chocolate amargo es rico en flavanoles y proantocianinas, que son compuestos que elevan el nivel del colesterol tipo LAD, el colesterol "bueno". También contiene sustancias naturales que ayudan a controlar los niveles de insulina y relajar los vasos sanguíneos, disminuyendo así la presión arterial, además de que brinda minerales importantes.

(continuación de la página 43)

Otro estudio de investigación italiano, encabezado por unos científicos de la Unidad de Memoria del centro, estudió el papel que desempeña la alimentación en el descenso cognitivo relacionado con la edad al estudiar una población de personas de edad avanzada en el sur de Italia que seguían una alimentación mediterránea típica.[27] También concluyeron que el consumo elevado de MUFA impedía dicho descenso.

Alargan la vida

Diversos estudios han revisado el vínculo que existe entre el consumo de MUFA y la expectativa de vida. Un seguimiento de 8½ años de duración del Estudio Longitudinal Italiano del Envejecimiento investigó el posible papel desempeñado por los MUFA y otros alimentos en brindar protección contra la muerte por cualquier causa.[28] Entre los sujetos sin demencia de 65 a 84 años de edad, los científicos encontraron que un consumo elevado de MUFA se relacionó con un aumento en la longevidad y este mismo efecto no se encontró en ninguno de los otros grupos alimenticios seleccionados.

CONSEJOS CONCISOS

"Un manjar masticable con MUFA"

Yo siempre guardo una variedad de alimentos con MUFA en mi oficina, pero hay uno en particular que nunca dejo que se me acabe: semillas de calabaza tostadas en seco, que son mis favoritas. Me encanta comerlas una a la vez. Es asombroso cuánto se puede una tardar en comer 2 cucharadas cuando las comes una por una en lugar de comerlas por puñados a la vez. Cuando las quiebro entre mis dientes, a veces puedo sentir cómo les sale un poco de aceite; eso se debe a que las semillas de calabaza no son tan "carnosas" como, digamos, las almendras, de modo que el aceite está menos disperso en toda la semilla.

—*Cynthia*

Atacan la grasa abdominal

En un estudio de investigación realizado en el 2007 y publicado en la revista médica *Diabetes Care* se encontró que una dieta rica en MUFA prevenía la distribución central de grasa corporal.[29]

Unos investigadores australianos asignaron aleatoriamente a hombres con sobrepeso a que siguieran diversas dietas de 4 semanas compuestas del mismo nivel de calorías pero con diferentes cantidades de grasas saturadas, monoinsaturadas y poliinsaturadas. La dieta rica en MUFA dio como resultado menor peso corporal y menor grasa corporal totales. Los autores concluyeron que una dieta alta en MUFA puede inducir una pérdida significativa de peso corporal y masa de grasa sin cambiar el consumo total de calorías o grasa.

En otro estudio australiano, se comparó la tasa posprandial de quema de grasa corporal después de dos desayunos distintos: uno con grasa saturada proveniente de la crema y otro con MUFA proveniente del aceite de oliva.[30] El grupo que desayunó MUFA presentó una tasa de quema de grasas significativamente mayor en las 5 horas siguientes a la ingestión del desayuno, particularmente en los sujetos con una mayor cantidad de grasa abdominal.

La actitud y la grasa abdominal

POR SUPUESTO, ESTA DIETA no sólo se trata de lo que coma. Tanto sus emociones como su nivel de estrés e imagen corporal desempeñan un papel en la manera en que come y cuándo lo hace e incluso en cómo y cuándo aumenta de peso. En el capítulo siguiente, exploraremos esta conexión mente-vientre a mayor profundidad y le revelaré el secreto del éxito de nuestra dieta.

(*Nota*: si encuentra en este capítulo términos que no entiende o que jamás ha visto, favor de remitirse al glosario en la página 359).

¡APLANÓ SU PANZA!

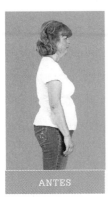

ANTES

DESPUÉS

Diane Kasparek

EDAD: 52

PÉRDIDA DE PESO:

6,5

LIBRAS EN 32 DÍAS

REDUCCIÓN DE MEDIDAS:

6,25

PULGADAS

EN MAINE, HABER AVERIGUADO QUE *PREVENTION* HABÍA PUBLI-CADO UNA convocatoria para reunir participantes para su nueva dieta resultó ser una bendición oportuna e inesperada de muchas maneras", dice Diane Kasparek. La enfermera de 52 años de edad, que también es una sobreviviente de cáncer, dice que su experiencia con el cáncer fue una experiencia que definió su vida. Cuando cumplió cinco años de haber recibido inicialmente su diagnóstico, ella decidió, "Es hora de dejar atrás la identidad de *sobreviviente* y seguir adelante con mi vida".

El primer fin de semana que empezó a hacer la dieta, Diane mandó a su esposo y su hijo a la playa y se quedó sola en casa para concentrarse en el plan alimenticio. "Me di cuenta que hay que aprender bien cómo seguir el plan, de modo que empecé muy metódica-mente, comprando los alimentos y preparando las comidas y sentándome sola a disfrutarlas. Decidí empezar a caminar todos los días, también, y de ahí todo siguió su curso con facilidad".

"Es interesante —dice—. Conforme empiezas a lidiar con problemas de salud y vas mejorando en eso, empie-zas a tratarte mejor. Te conectas más contigo misma de muchas maneras distintas. Incluso te empiezas a sentir mejor mentalmente. Las cosas ya no son tan agobiantes, quizá porque tienes más energía".

Está encantada con su renovada energía. En el pasado, solía llegar a casa del trabajar y echarse en el sofá a las 4 p.m., justo a tiempo para ver el programa de *Oprah*. "Hasta ahí llegaba; ya no podía hacer nada más. Me sentía cansada y quizá también un poco deprimida". Ahora las cosas son distintas. Ahora sale por las noches y cada vez tiene ganas de hacer más cosas. "Es como si me hubieran devuelto otras 6 horas al día de mi vida", dice.

Diane perdió sólo 6 1/2 libras (2,9 kg) durante los primeros 32 días de la dieta, pero su masa muscular y su porcentaje de grasa corporal han cambiado. Ella considera que bajar de peso lentamente es bueno. "¿Que si quiero bajar más? Por supuesto —dice—. Pero me di cuenta que, en general, así es como sucede. No aumentas o bajas de peso de la noche a la mañana. Realmente siento que he adquirido unos nuevos hábitos fabulosos que se quedarán conmigo. Y voy a seguir adelante hasta que pierda el peso que me fijé como meta desde el inicio".

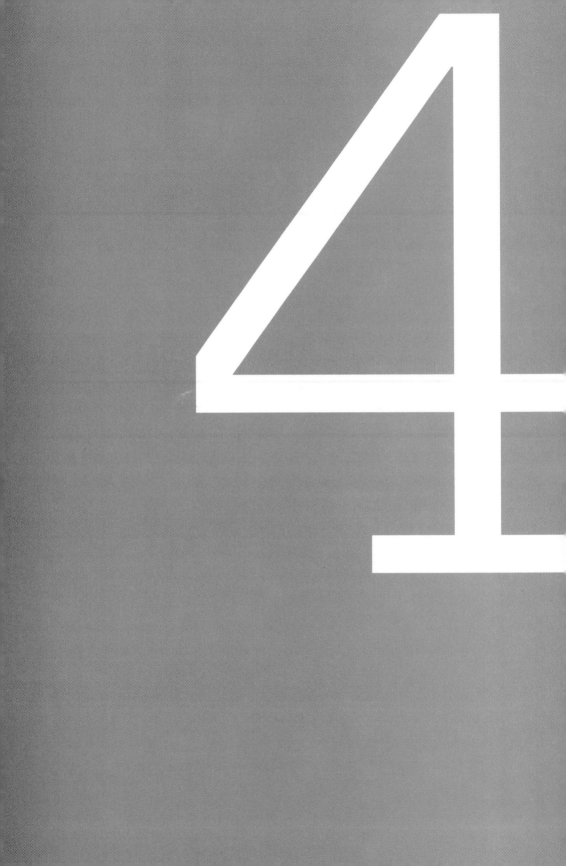

LA CONEXIÓN MENTE-

VIENTRE

LA RELACIÓN QUE EXISTE ENTRE la mente y el cuerpo es bastante sólida. Pero algo que es crucial para lograr su meta en la pérdida de peso o cualquier otro cambio en su estilo de vida, es comprender cómo funcionan juntos. ¿Por qué? Considere el papel que desempeñan sus emociones, actitudes y sentimientos en lo que come, cuánto come y cuándo come.

Yo recuerdo claramente el día que me percaté que mi relación con la comida se ha visto profundamente afectada por mi imagen corporal. Fue en los años 80 y todo tuvo que ver con un espejo. Apenas me había mudado a mi primer apartamento y como necesitaba echarme un vistazo para asegurarme que mi falda no estuviera atorada en mis medias antes de salir cada día, me compré un espejo de cuerpo entero y lo recargué contra una pared.

Durante el mes siguiente, le sonreía felizmente a la imagen más larga y delgada que veía cada mañana. Como siempre me preguntaba si mágicamente había perdido 5 libras (2,2 kg) el día de la mudanza, me pesé en la báscula del gimnasio. No, no había perdido ni un gramo. ¡Pero sí me sentía mucho más delgada! Me sentí tan motivada por esto que a lo largo de las siguientes dos semanas, decidí mantener esta inercia saludable. Corrí mayores distancias, comí raciones más pequeñas, me salté el postre y evitaba los dulces.

Entonces finalmente me dio tiempo de colgar bien el espejo. Fue en ese momento que descubrí que inclinar un espejo contra una pared (de modo que la parte inferior quede más cerca de una que la parte superior) hace que el reflejo se vea más largo y delgado. Cuando lo colgué y volteé para ver mi silueta, me enfrenté cara a cara con la realidad. Lo que vi no era "gordura", pero sí me vi un poco menos *plana* de lo que me había visto. Sin embargo, sí fue un golpe fuerte a mi imagen corporal. Me dirigí directo a un McDonald's y ordené una hamburguesa *Big Mac*®.

En *Prevention*, sabemos por años de experiencia de hablar con mujeres que han probado muchas dietas, que la actitud, las emociones, los pensamientos, los sentimientos y prácticamente todo lo que tiene que ver con la mente influye en los alimentos que elegimos comer y cómo elegimos comerlos. Por eso es que el Plan Panza Plana también le da atención a su mente y no sólo a su paladar. Sólo si logra hacer que su cerebro coopere, alcanzará el éxito.

Conquiste el hábito de comer por razones emocionales

EN TÉRMINOS FISIOLÓGICOS, nuestro apetito es controlado por señales bioquímicas que le dicen a nuestro cerebro que tenemos hambre y que necesitamos comer o que ya estamos satisfechas y podemos parar. El problema está en que todas hemos aprendido a ignorar esas señales. Comemos no sólo cuando tenemos hambre, sino también cuando nos sentimos contentas o tristes, relajadas o ansiosas.

Para poder controlar el hábito de comer por razones emocionales, usted necesita entender por qué lo hace. Por una parte, a muchas de nosotras nos han condicionado para que creamos que los alimentos nos pueden confortar. Y sí nos conforta, al menos en el corto plazo. De adultas, muchas de nosotras recurrimos a la comida para aliviar el estrés. Comer meriendas (refrigerios, tentempiés) es una respuesta común ante el aburrimiento, la ansiedad, el coraje y la soledad. Yo misma he acudido a cucharada tras cucharada de crema de cacahuate (mantequilla de maní) cuando he estado bloqueada para escribir.

En el caso de muchas de nosotras, por llevar años de comer por mil razones *salvo* para saciar nuestra hambre, ahora tenemos que volver a aprender lo que realmente se siente tener hambre. Aunque a menudo no la reconocemos, la línea que divide el hambre emocional del hambre *real* es, en realidad, muy clara. Unos investigadores del Centro de Asesoramiento y Salud Mental de la Universidad de Texas han identificado cinco maneras para distinguir entre estas dos:[1]

1. El hambre emocional llega repentinamente, mientras que el hambre física es gradual.

2. El hambre física se siente debajo del cuello (ruidos en el estómago), mientras que el hambre emocional se siente arriba del cuello (un antojo por comer helado).

3. Cuando sólo ciertos alimentos como pizza o chocolate satisfacen su necesidad, su "hambre" nace de una emoción. Cuando su cuerpo requiere combustible, usted está más abierta a otras opciones.

4. El hambre emocional quiere ser satisfecha instantáneamente. El hambre física puede esperar.

5. El hambre emocional deja culpa en su paso. El hambre física no.

Reconocer estas señales puede ayudarle a distinguir entre una necesidad emocional por comer de una física. La próxima vez que le llegue un antojo, pruebe lo siguiente: no le haga caso a las señales que le estén llegando del cuello para arriba. ¿Se siente físicamente hambrienta? Pregúntese qué está sintiendo emocionalmente y cómo puede satisfacer esas necesidades mentales (en lugar de físicas).

La verdadera cura para el hábito de comer por razones emocionales es desarrollar estrategias eficaces para lidiar con él, en lugar de sólo buscar distracciones. He aquí un ejemplo: cuando se siente triste y tiene un antojo por comer helado, puede ponerse a limpiar su armario para evitar ir al congelador, pero eso no le ayudará a exorcizar ese sentimiento de melancolía. Con demasiada frecuencia, no tomamos los pasos importantísimos de primero identificar las emociones que estamos experimentando y, segundo, de *sentirlas*. Si se está sintiendo triste, vea una película que la haga llorar y permítase una buena llorada. O llame a una amiga cercana que esté dispuesta a servirle de paño de lágrimas. Atender sus emociones en lugar de evitarlas es la mejor manera de liberarse del deseo de comer.

Agréguele el factor del estrés

Cuando los científicos estudian el estrés, siempre hacen la distinción entre dos tipos: *agudo,* o de corto plazo, y *crónico,* o de largo plazo. Un ejemplo de estrés *crónico* sería tener un empleo que le desagrada pero del cual siente que no se puede escapar. ¿Ejemplo de estrés de corto plazo o *agudo*?

¿SABÍA USTED QUE...

Unos investigadores de la Universidad de Minnesota, en un estudio de investigación en el que participaron 1.800 adultos a dieta, encontraron que los que se pesaron a diario bajaron 12 libras (5,4 kg) en promedio a lo largo de 2 años, mientras que los que sólo se pesaron una vez a la semana bajaron un promedio de 6 libras (2,7 kg).[2]

Puede ser algo tan común y corriente como llegar tarde a una reunión (junta) o tan peligroso como estar a punto de ser atropellada por un auto.

En la Edad de Piedra, la misma supervivencia de nuestra especie dependía de la capacidad de responder al instante a situaciones estresantes de corto plazo, como la persecución de un depredador. Hoy en día, seguimos estando equipados con un mecanismo disparador que ignora nuestra mente racional en una situación de emergencia o cuando nos sentimos amenazadas. Le llamamos la respuesta de luchar o huir y es exactamente igual sin importar que el factor estresante sea una bestia hambrienta o un jefe impaciente. Esta respuesta funciona así.

LA BIOLOGÍA DEL ESTRÉS AGUDO

Las respuestas ante el estrés empiezan en el sistema nervioso. El sistema nervioso central (SNC) responde a las órdenes de la mente consciente, mientras que el sistema nervioso autónomo (SNA) funciona de manera independiente. Si usted decide, por ejemplo, tomar una foto de su amiga con su teléfono celular, el SNC provoca todas las acciones que necesita llevar al cabo para completar la tarea, desde tener la idea hasta oprimir el botón. Mientras tanto, usted seguirá respirando (sin tener que pensarlo) y su cuerpo seguirá cumpliendo con las funciones de digerir los alimentos, bombear la sangre y defenderse de bacterias nocivas. Su SNA rige estas funciones, operando sin un solo pensamiento o acción consciente por parte de usted.

Dentro del SNA, hay dos ramas: el sistema nervioso simpático (SNS) y el sistema nervioso parasimpático (SNP). El primero la acelera y el segundo la tranquiliza. Digamos, por ejemplo, que está cruzando una calle transitada y ve que un auto fuera de control se dirige directamente hacia usted. Usted no le ordena conscientemente a su corazón que empiece a bombear más aprisa para llevar más sangre a sus músculos de modo que puedan reaccionar con más fuerza y permitirle salirse del camino del auto; usted sólo brinca a la banqueta (acera) naturalmente. En ese milisegundo, su cerebro percibe la amenaza y echa a andar el SNS a todo vapor. Esto es lo que ocurre después.

■ El hipotálamo en su cerebro envía un mensaje a sus glándulas suprarrenales, que están cerca de sus riñones, para que empiecen a bombear las hormonas llamadas adrenalina y cortisol (más adelante hablaremos con mayor detalle de estas hormonas).

■ La adrenalina hace que su frecuencia cardíaca aumente al doble de su velocidad normal, enviando más sangre al cerebro, así como a los músculos principales de sus brazos y piernas, para que pueda esquivar el auto.

■ Su memoria se agudiza.

■ Su sistema inmunitario entra en estado de alerta, en caso de que necesite combatir una infección en una herida inminente.

■ Sus arterias se estrechan, para que pierda menos sangre en caso de que se lesione.

■ Este estrechamiento de las arterias ocasiona un aumento en la presión arterial.

■ Sus pupilas se dilatan y su visión se vuelve más aguda.

■ Su sistema digestivo se vuelve más lento.

■ La producción de insulina aumenta, ignorando las señales de la adrenalina para que su cuerpo queme más grasa y alienta al cuerpo a almacenarlo para anticipar necesidades futuras.

Todo esto ocurre para que usted pueda salirse del camino del auto que se está dirigiendo hacia usted y, hace muchos, muchos años, para permitir que nuestros antepasados esquivaran ese tigre diente de sable hambriento y decidido a conseguir su próximo alimento. Cuando la amenaza inmediata ha pasado, también ha pasado el estrés de corto plazo. Ahí es cuando se activa el SNP, liberando hormonas tranquilizantes, y su cuerpo vuelve nuevamente al equilibrio.

EL ALTO PRECIO DEL ESTRÉS CRÓNICO

A DIFERENCIA DEL ESTRÉS AGUDO, que tiene un principio y un fin, el estrés crónico es constante. Cuando su matrimonio está pasando por una época difícil, su hijo está teniendo problemas en la escuela, finalmente le dan un ascenso

Señales de estrés crónico

- Dolores de cabeza
- Malestar estomacal frecuente, indigestión, dolor por gases, diarrea o cambios en el apetito
- Sentirse como si estuviera a punto de llorar
- Tensión muscular
- Sensación de constricción en el pecho y sensación de que no puede recuperar el aliento
- Sentirse nerviosa o triste
- Sentirse irritable y enojada
- Tener problemas en el trabajo o en sus relaciones normales
- Alteraciones del sueño: ya sea insomnio o hipersomnia (dormir demasiado)

- Apatía (falta de interés, motivación o energía)
- Fatiga mental o física
- Enfermedades frecuentes
- Ronchas o sarpullidos en la piel
- Bruxismo
- Sentirse mareada o como si se fuera a desmayar
- Zumbido en los oídos
- Alteraciones en el ciclo menstrual o ausencia del mismo; síntomas inusualmente severos de síndrome premenstrual o menopausia

Según un estudio de investigación realizado en la Universidad de Helsinki en el que participaron 7.000 adultos, aquellos que regularmente trabajaban horas extras presentaron una mayor probabilidad de haber aumentado de peso durante el año anterior. Esto podría deberse al estrés del trabajo y al papel que desempeña en la producción de cortisol o simplemente a la falta de tiempo para comer sanamente y hacer ejercicio.[4]

y su carga de trabajo se duplica, sus padres que ya están envejeciendo necesitan muchos más cuidados —io todas estas cosas a la vez!— eso es el estrés crónico. El problema es que su cuerpo también reacciona como si estos factores estresantes fueran agudos, pero —y esta es la distinción más importante— no hay un período de calma. El SNS sólo sigue haciendo lo que hace, manteniéndola en un estado fisiológico de alerta como si su propia vida corriera peligro, las 24 horas del día, 7 días a la semana. Entre más se active el sistema de respuesta al estrés de su cuerpo, más difícil es apagarlo. Y eso es algo verdaderamente preocupante, dado que del 60 al 90 por ciento de las enfermedades tienen relación con el estrés. Así funciona la conexión entre el estrés y la salud.

Durante épocas de estrés, las glándulas suprarrenales secretan una abundancia de cortisol. Normalmente, la función del cortisol es *regular* la presión arterial, el funcionamiento cardiovascular y el metabolismo. Su cuerpo puede manejar fácilmente la oleada ocasional de cortisol provocada por el estrés agudo o por una situación momentánea de mucho estrés; aquí no hay problema alguno. Pero cuando el estrés es crónico y empieza a liberarse un chorro constante de cortisol hacia el torrente sanguíneo, las cosas empiezan a salir mal. El exceso de cortisol debilita a su sistema inmunitario, hace que su corazón trabaje horas extras y eleva su presión arterial. Un nivel consistentemente elevado de hormonas del estrés circulando por su cuerpo también afecta adversamente el funcionamiento cerebral, especialmente la memoria. Y el exceso de cortisol también puede interferir con la acción de los neurotransmisores que nos hacen "sentir bien", como la dopamina y la serotonina, haciéndola más vulnerable a la depresión.

El cortisol y la grasa abdominal

NO SE PREOCUPE, no he olvidado por qué compró este libro. Este libro trata de la grasa abdominal, entonces pongamos ahora nuestra atención en el cortisol y la afinidad que tiene con nuestra pancita. Los estudios de investigación han demostrado que el cortisol no sólo estimula el apetito, sino que también específicamente induce antojos por comer azúcares y grasas, que son los "combustibles" más fáciles de quemar. Esto nos ayuda a explicar por qué muchas de nosotras comemos cuando nos sentimos estresadas; también nos da una idea de por qué casi siempre elegimos el bote de helado en lugar de una manzana crujiente.

Pero esto es lo grave: el cortisol también le indica al cuerpo que *almacene* grasa en el área central, alrededor de los órganos, o sea, en el abdomen. Es la manera que tiene la naturaleza de asegurar que haya recursos fácilmente disponibles para quemarlos como combustible cuando el cuerpo necesite hacer un esfuerzo por salvar su vida o sobrevivir una época de hambruna. Esto tiene aún más sentido si consideramos el hecho de que la grasa abdominal cuenta tanto

No todo el estrés es dañino

Aunque usted no lo crea, algunos tipos de estrés agudo son benéficos. Unos investigadores de la Universidad Estatal de Ohio encontraron que el estrés ocasionado por realizar tareas mentales activaba el sistema inmunitario, mientras que el estrés creado por mirar pasivamente un video violento debilitaba la inmunidad (medida como la concentración en saliva de sIgA, uno de los principales factores inmunitarios). Estos resultados sugieren que los retos mentales menores y los tiempos límite de entrega en el trabajo podrían ayudar a fortalecer las defensas de su cuerpo.[5]

con un mayor suministro de sangre (para que el cortisol llegue ahí rápidamente) como más receptores de cortisol.

¡Puede tomar el control!

Después de cada uno de los momentos más aterradores de mi vida —el recital de piano a los 9, la competencia de gimnasia olímpica a los 12, la primera vez que aparecí en la televisión a los 25— mi mamá siempre me decía, para mi gran sorpresa, que no me veía nerviosa en lo absoluto. ¡Si tan sólo supiera lo que estaba ocurriendo en mi interior! Conforme he ido creciendo, he aprendido unos cuantos métodos probados y comprobados para manejar las presiones cotidianas de administrar una revista, educar a mis hijas y desarrollar cientos de otros proyectos, como escribir este libro. Mi táctica principal es inundar de gratitud al marido más maravilloso del mundo y a la mejor niñera de Nueva Jersey. Después de eso, procuro hacer ejercicio con regularidad, reírme a carcajadas al menos una vez al día y siempre que puedo, pronunciar las palabras "soy tan afortunada de tenerlos" a mi esposo, Steve, y a mis hijas, Sophia y Olivia.

En mi caso, estas tácticas me permiten centrarme, ver las cosas desde un punto de vista distinto y tranquilizarme (¡la mayoría de los días de la semana!). Es fácil para mí decirle que disminuya su nivel de estrés "encontrando un pasatiempo" o "pidiéndole a sus hijos que laven los trastos con más frecuencia", pero, ¿qué tan útiles son realmente estas sugerencias? La ganadora del premio *Picture of Health* (El retrato vivo de la salud) de 2007 de *Prevention* escribe todos los días en su diario de gratitud. Mi esposo rema en kayac en el lago más tranquilo que pueda encontrar. Y una amiga editora medita todas las mañanas, que es una idea que me encanta pero hasta la fecha mi cerebro no quiere cooperar conmigo al respecto. (Sigo tratando). En todo caso, lo que quiero decir es que, debido a que las fuentes del estrés son tan personales, también deben ser personales las maneras de contrarrestar sus efectos.

Sin embargo, los investigadores han identificado ciertos comportamientos que son útiles para la mayoría de las mujeres que están tratando de manejar una vida ajetreada, evitar la ansiedad y encontrar la felicidad. Las siguientes siete estrategias para combatir el estrés no sólo le ayudarán a sentirse más tranquila y vivir una existencia más relajada, sino que también le ayudarán a prevenir el aumento de peso inducido por el estrés. Emplee esta lista como si fuera un *kit* de herramientas. Entre más herramientas use, más beneficios obtendrá.

Siete estrategias antiestrés

1. DUERMA MÁS. A principios del siglo XX, un estadounidense común típicamente dormía alrededor de 9 horas cada noche. Hoy en día, con mucha suerte dormimos 7. Esto no sólo hace que se sienta cansada, sino que también puede hacer que se sienta estresada... y que engorde. Si una persona se priva consistentemente del reposo necesario, está sujetando a su cuerpo a un nivel constantemente elevado de estrés. La privación de sueño da como resultado niveles reducidos de leptina, que es una proteína que regula la grasa corporal, y aumenta la grelina, que estimula el apetito. Por lo tanto, no dormir lo suficiente hace que nuestro cuerpo almacene grasa, hace que nuestro metabolismo sea más lento y ocasiona que querramos comer más. Nuestro cuerpo necesita el reposo suficiente para revitalizar y reabastecer nuestras reservas. Esto es particularmente cierto para cualquiera que estamos a dieta, porque si no dormimos lo suficiente por cualquier razón, es mucho más difícil reunir la energía física y la concentración mental que necesitamos para apegarse a cualquier dieta *o* rutina de ejercicio. Por favor: aunque no haga ninguna otra de las cosas que se sugieren en esta lista, anote dormir bien al principio de su lista de cosas por hacer para aplanar su panza.

■ Colóquese unos calcetines. El calentamiento instantáneo que le brinda un par de calcetines (medias) hace que se ensanchen sus vasos sanguíneos y permite que su cuerpo transfiera calor desde el centro hacia las extremidades, refrescándola un poco. Esto induce el sueño, dice Phyllis Zee, PhD, directora de trastornos del sueño de la Facultad de Medicina Feinberg de la Universidad del Noroeste. Puede lograr el mismo resultado usando un gorrito para dormir, como los que usaban nuestros abuelos.[6]

■ Observe los horarios. Las personas que se apegan a la misma rutina diaria reportan menos problemas para dormir que aquellas que llevan un estilo de vida impredecible, según un estudio de investigación del Centro Médico de la Universidad de Pittsburgh. Las señales temporales recurrentes sincronizarán los ritmos de su cuerpo y sus ciclos de sueño-vigilia, explica Lawrence Epstein, de Maryland.[7]

■ Opte por la oscuridad. Cualquier tipo de luz le enviará una señal a su cerebro para que se despierte, pero la "luz azul" de su teléfono celular o de su reloj digital es la peor. Baje la intensidad de la luz de su reloj y elimine los dispositivos iluminados de su recámara (dormitorio).

2. RETÍRESE. Tome nota de las cosas que le estén causando un estrés crónico y, cuando sea posible, evítelas. Cuando sus emociones estén a flor de piel, quizá empiece a morderse las uñas, a tocar el claxon de su auto sin parar, a olvidar citas importantes o incluso a gritarles a sus hijos. Si reflexiona acerca de qué es lo que *realmente* le está molestando, lo más probable es que descubra que el problema no son sus uñas ni sus hijos ni el tráfico. Más bien, ha agotado lo que a mí me gusta llamar las "reservas" de estrés y necesita interrumpir el ciclo del estrés. Cuando esto ocurre, retírese de la escena. Simplemente, dése la media vuelta y váyase. Literalmente. Camine alrededor de la cuadra o al cuarto contiguo. Y si hasta eso le es imposible, sencillamente cierre sus ojos, cuente a 10 y respire profundamente. Puede que esos momentos le den la oportunidad de procesar emociones fuertes antes de que se le salgan de las manos. Físicamente deberá de sentirse mejor casi de inmediato.

3. MUÉVASE A DIARIO. Los estudios de investigación han demostrado que incluso 10 minutos de actividad física le ayudarán a disminuir el nivel de cortisol en el torrente sanguíneo. El ejercicio cambia la bioquímica del cuerpo, provocando que el cerebro produzca beta-endorfinas, que son sustancias químicas que la tranquilizan, regulan las hormonas del estrés y la hacen sentir bien. Entonces, la próxima vez que sienta ganas de jalarse el cabello o acabarse la bolsa entera de papitas fritas, salga a andar en bicicleta o incluso a caminar alrededor de la cuadra. Quizá un poco de ejercicio no resuelva el problema en cuestión, pero sin duda le ayudará a lidiar con él.

4. CONÉCTESE. Hablar con otras personas puede ayudarle a calmar la tensión, pero los estudios de investigación han mostrado que tan sólo estar en compañía de alguien —sin decir una sola palabra— ayuda a aliviar el estrés. También promueve la buena salud: los estudios de investigación han mostrado que las personas que mantienen relaciones personales y con su comunidad tienen una mejor salud que aquellas que no.

Una advertencia importante que deberá tener presente: sólo pase tiempo con personas que la dejen sintiéndose energizada y no emocionalmente agotada. Si tiene duda, hágase esta pregunta después de haber estado con la persona: ¿me divertí o tuve que trabajar arduamente para asegurar que mi *amiga* se divirtiera? Por supuesto, la respuesta a ambas preguntas puede ser sí, pero si la respuesta a la primera pregunta es no, entonces puede estar bastante segura de

Camine para dormir profundamente

Una pequeña caminata hace mucho por ayudarle a dormir bien en la noche. Cuando unos investigadores estudiaron a más de 700 hombres y mujeres, encontraron que quienes caminaban al menos seis cuadras al día a un paso moderado presentaban una probabilidad un tercio menor de tener problemas para dormir que quienes caminaban distancias más cortas. Los que caminaban a un paso más aprisa eran quienes presentaban la mayor probabilidad de dormir profundamente. Otros estudios han mostrado que un programa de caminatas regular es tan eficaz para mejorar el sueño como los medicamentos. Si desea consultar programas de caminatas y un calendario completo, visite la siguiente página *web:* prevention.com/walking.[8]

que necesita encontrar a otra persona con quién pasar el tiempo. Las personas que la dejan emocionalmente agotada —o como les dicen popularmente hoy en día, las personas tóxicas— hacen muy poco por aumentar su seguridad en usted misma o mantenerla caminando hacia sus metas.

5. POSITIVÍCESE. Olvídese del diálogo interno negativo. Me estoy refiriendo a esa vocecita interior que juzga cada uno de sus movimientos. Siempre que se descubra pensando algo como, "Nunca terminaré este informe" o "Mi casa está hecha un asco", deténgase y redirija su pensamiento. En vez, reproduzca el pensamiento pero dándole un giro positivo: "Haré mi mejor esfuerzo por terminar el informe a tiempo" y "Adoro esta casa por todos los recuerdos maravillosos que guarda". Quizás se sienta un poco ridícula al forzarse a tener estos pensamientos, pero algo sí le prometo: le ayudará a sentirse más en control de su vida y le ayudará a aumentar el respeto y la seguridad que siente por usted misma. Y, como ahora ya sabemos, ¡eso es fundamental para lograr sus metas de salud y de pérdida de peso!

6. CÉNTRESE, PERO EN SÍ MISMA. Antes de que siga adelante, quiero que vaya por un lápiz para poder llenar los espacios en blanco en la página siguiente.

Detenga el tiempo

Aprender a administrar su tiempo puede hacer mucho por aliviar su estrés. Tenga presente lo siguiente: "administrar su tiempo" no necesariamente significa hacer más cosas, sino hacer más de las cosas que *desea* hacer. Trate de llevar un registro de su tiempo durante uno o dos días para averiguar realmente en qué lo está ocupando.

Haga un itinerario diario en su computadora o diario y divídalo en bloques de 15 minutos. Anote qué es lo que hace en cada bloque de tiempo desde que se despierte hasta que se vaya a la cama y evalúe cada día. Al ver cómo ocupa su tiempo a lo largo del día, usted puede determinar cuáles son los pequeños cambios que puede hacer para disminuir su estrés y mejorar su capacidad de incorporar a su horario cosas como comidas saludables, más actividad física o simplemente un poco de tiempo para relajarse.

"La estrategia del éxito"

Si algo he aprendido durante los años que llevo trabajando como asesora en nutrición, es que para hacer cambios duraderos, una tiene que creer que lo que está obteniendo es muchísimo mejor que lo que está sacrificando. Lo que les ha funcionado a mis clientes es hacer un poco de trabajo de autoexploración para llegar a un lugar donde los pros realmente pesen más que los contras, ¡no sólo porque *piensen* que ahí es donde deberían estar, sino porque realmente lo crean!

Una vez tuve una clienta que me dijo que nunca había entendido a esas personas que *realmente* preferían comer una manzana y almendras que unas cuantas galletitas *Oreo*. Ella siempre pensaba que estaban mintiendo o que tenían una voluntad de hierro cuando rechazaban las golosinas gratis en el trabajo y optaban, en vez, por comer la comida saludable que traían de casa. Luego, un lunes por la tarde, cuando su mano estaba a punto de alcanzar el plato de dulces, lo entendió todo. Ella había pasado la semana anterior comiendo alimentos saludables y había podido ir con su familia a andar en bicicleta. Por primera vez en mucho tiempo, no habían ido sin ella. La satisfacción que le provocó andar en bicicleta le significó más que la satisfacción momentánea que el chocolate le brindaba. En ese instante, ella en realidad prefirió comer una manzana crujiente en vez del puñado de chocolates *M&M's*. Y su elección no tuvo nada que ver con la fuerza de voluntad. —*Cynthia*

A continuación, escriba el nombre de las personas más importantes en su vida.

_____

_____

_____

_____

Cuando haya completado su lista, pase a la siguiente página de este libro. *No voltee la página hasta que haya terminado su lista.*

¿SABÍA USTED QUE...

Es probable que su presión arterial esté más elevada en el invierno que durante el verano. Los científicos piensan que el clima frío puede causar que los vasos sanguíneos se estrechen, constriñendo el flujo de sangre.

Bien. ¿Escribió su propio nombre al principio de su lista? Sin ir más lejos, ¿escribió su nombre en *alguna* parte de su lista? Adivino que si *en efecto* se incluyó en su lista, su nombre aparece hasta el final. Y eso no es sorprendente, porque la mayoría de las mujeres se concentran tanto en los *demás* que ignoran por completo su propia felicidad y sus propias necesidades. Si yo le preguntara acerca de su relación con su esposo, sus padres o sus hijos, sin duda me podría dar respuestas específicas y detalladas. Pero si le pidiera que me describiera cómo se trata a sí misma, ¿qué tan distinta sería su respuesta?

Cuando está tratando de cambiar un comportamiento (particularmente una conducta relativa a su salud, como comer mejor y hacer más ejercicio), es absolutamente indispensable que aprenda a colocarse a usted misma en primer lugar. Después de todo, ¿qué es una dieta sino un contrato entre usted y usted misma? Usted ha elegido leer y seguir los principios de esta dieta. Supongo que lo ha hecho para verse y sentirse mejor y para mejorar su salud. Y aunque ya se comprometió con usted misma a apegarse al plan alimenticio, su compromiso va mucho más allá de eso. Es un compromiso de colocarse al principio de su lista de prioridades, de reconocer que usted es una persona especial y que merece el mismo tiempo, energía y esfuerzo que cualquier otra cosa en su vida.

Ahora quiero que encuentre una hoja en blanco nueva y limpia y que vuelva a escribir su lista de las personas más importantes en su vida. Esta vez, escriba su nombre al principio, porque ese es el lugar que por derecho le corresponde. Pegue su lista en algún lugar donde la vea con frecuencia, como en el espejo de su baño o en la puerta del refrigerador. Se sorprenderá al ver cuánto bajará su nivel de estrés cuando recuerde cuidarse y consentirse a usted misma.

7. CALENDARÍCELO. Ahora que se ha colocado al principio de su lista, reconozca que el tiempo para "usted" no es un lujo que se está permitiendo sino un

CONSEJOS CONCISOS

"Termine con las transgrasas"

Yo creo firmemente en que debemos consumir grasa, pero al crear este plan, insistí en que un cierto tipo de grasa debería ser excluida por completo: los ácidos transgrasos o transgrasas. Estas grasas artificiales se crean a partir de aceites vegetales mediante un proceso llamado hidrogenación parcial, que agrega hidrógeno a los aceites insaturados líquidos. Esto cambia su estructura de una manera que ayuda a que los ingredientes se mantengan juntos en alimentos como conchas para pay, galletitas o galletas saladas. Debido a que las transgrasas tardan más en echarse a perder, también alargan la vida útil del producto. Los estudios de investigación han demostrado que las transgrasas no sólo son malas para el corazón porque tapan las arterias y elevan el nivel de colesterol "malo" tipo LBD, sino que también aumentan la acumulación de grasa abdominal, según una investigación realizada en la Universidad Wake Forest. Para evitar estas grasas, lea la información nutricional que aparece en la etiqueta de los productos y revise la lista de ingredientes. Los fabricantes tienen permitido indicar un contenido de transgrasas de cero gramos si el producto contiene menos de medio gramo de estas grasas por ración. Por lo tanto, si la palabra *"hydrogenated"* (hidrogenado) aparece en la lista de ingredientes, limite su consumo de ese alimento o evítelo por completo, aunque la etiqueta diga *"zero transfats"* (cero gramos de transgrasas). —*Cynthia* factor *esencial* para su salud y su felicidad, por no mencionar para su éxito al seguir el Plan Panza Plana. Lo único que tiene que hacer para dedicarse un poco de tiempo a usted misma es estar dispuesta a declarar lo siguiente, "Este es *mi* momento y tiene prioridad por encima de cualquier otra cosa". Dado eso, ¿qué le parece si empieza con 15 minutos al día?

Ya sé lo que está pensando: *¡Mire, yo no tengo 15 minutos al día!* Está equivocada y se lo voy a demostrar. Durante los primeros cuatro días de este plan, le voy a pedir que se tome 2 ó 3 minutos antes de cada comida para centrarse en usted misma, en su meta final y en cuánto puede lograr si se lo propone. Yo les llamo a estos pequeños ejercicios "Trucos Mentales" porque son tareas simples que le ayudarán a despertar su cerebro y prestar atención al acto de comer. Si puede darse unos cuantos minutos antes de cada comida, ya encontró sus 15 minutos al día.

Cuando vaya a pasar el cuarto día de seguir esta dieta, hablaré de la importancia de llevar un diario. Cada día, le daré otro ejercicio mental, que yo llamo una Confidencia del Corazón. Estas reflexiones son fundamentales porque la

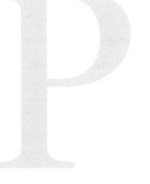

¿Por qué tengo que llevar un diario de lo que como?

El diario de alimentos cumple con diversas funciones. En primer lugar, los diarios de alimentos le ayudan a estar más consciente de lo que come y de la cantidad que está comiendo. Los estudios de investigación también nos dicen que las personas que están a dieta se benefician de contabilizar lo que comen, particularmente cuando están empezando a seguir un nuevo plan alimenticio. Escribir en su diario todos los días le ayudará a mantenerse comprometida con sus metas y a mantener sus conductas bajo control, y esto le permitirá lograr mejores resultados.

actitud mental es clave para lograr aplanarse la panza. Asimismo, estos ejercicios le ayudarán a concentrarse mejor en lo que escriba cada día en su diario y le dará un tema específico para tratar en la página. ¿Y sabe qué? *Cada uno tarda alrededor de sólo 15 minutos.*

Las tres preguntas más importantes

AHORA COMPRENDE los detalles científicos tanto del hábito de comer por razones emocionales como de la respuesta fisiológica del cuerpo ante el estrés. Y ahora puede dominar los elementos que intervienen en la conexión mente-vientre. Ya también está equipada con siete estrategias útiles para vencer el estrés que le ayudarán a manejar el estrés en su vida durante este viaje hacia una manera más saludable de alimentarse.

Pero antes de que nos embarquemos en la primera parte del Plan Panza Plana —el plan antiabotagamiento de cuatro días— quiero que se tome unos minutos para reflexionar en estas tres preguntas esenciales que tienen que ver con el cambio.

1. *¿Para quién estoy haciendo esto?*

Sólo hay una respuesta aceptable a esta pregunta y esa respuesta es "para mí". Y nadie más. Y punto. No puede hacerlo por más nadie, ni su cónyuge, ni sus hijos, si es que quiere tener éxito al seguir el plan. Probablemente usted se sienta mucho más cómoda haciendo cosas por los demás pero, ¿realmente con cuánta frecuencia hace algo por usted misma? Bajar de peso, si necesita hacerlo, es realmente la expresión máxima de autoamor, incluso más que hacer una cita ocasional para que le den un masaje o la manicura y pedicura que se hace con regularidad. Eso es porque bajar de peso ahora, especialmente si tiene sobrepeso o está obesa, puede marcar la diferencia entre sentirse cansada y sentirse revitalizada. Puede marcar la diferencia entre disfrutar su retiro o vivir plagada de problemas de salud como diabetes o enfermedades cardíacas. Como mencioné anteriormente, la grasa que tiene en el vientre es la más peligrosa y letal. Elegir curarse a sí misma y, en especial con un plan como este que le promete no sólo que bajará de peso sino también toda otra gama de beneficios a su salud, bien podría ser el mejor regalo que jamás se haya dado.

2. ¿Cómo me puedo facilitar la vida durante los próximos 32 días?

¿Sabe algo del *feng shui*? *Feng shui* es una práctica china basada en el concepto de que existe una energía vital llamada *chi*. Según las ideas del *feng shui*, el flujo del *chi* puede ser modificado por la forma y disposición del espacio, las orientaciones (puntos cardinales) y los cambios temporales. Ciertas escuelas de *feng shui* enfatizan el estudio de las formas, desde las montañas y los ríos hasta la colocación de los muebles en una casa. Además, un especialista en el *feng shui* puede recomendar la colocación de espejos en ciertos cuartos en ciertos lugares, todo con el fin de maximizar el flujo del *chi*. Sin embargo, la aplicación del *feng shui* va más allá de la colocación de muebles. De hecho, en el Oriente se consultan a especialistas en la práctica durante la construcción de edificios.

Pues bueno, no le voy a pedir que baje su refrigerador al sótano ni que cuelgue un espejo encima de su estufa. Simplemente le estoy sugiriendo que considere todas las maneras en que puede hacer que las áreas en las que más tiempo pasa, como su casa u oficina, la apoyen en la consecución de su meta. Eso significa eliminar de su despensa y refrigerador todos los alimentos tentadores o guardar toda la comida basura en el segundo gabinete de izquierda a derecha. En cuanto a su oficina, quizá sería una buena idea que limpie su cajón de alimentos chatarra. Ese guardadito de dulces para una emergencia no le va a hacer ningún favor. Y ahora es la hora de buscarle un lugar fijo a sus Meriendas.

3. ¿Quién está en mi equipo?

Antes de comenzar le recomiendo que, considere sostener una conversación seria con todas las personas de su círculo inmediato. Cuénteles por qué esta haciendo esto, por qué es tan importante para usted, lo que necesita de ellos y cómo cree usted que podría afectar su relación con ellos. Después de todo, seguir este plan conlleva ciertos cambios para su vida. Estará probando alimentos nuevos, cambiando su forma de cocinar, preparando recetas nuevas, todo lo cual puede afectar a su familia, ya que es probable que la que prepare la comida en casa sea usted. Además, necesitará apartar tiempo para usted misma con el fin de probar los ejercicios que aplanarán su panza. En todo caso, dedicarse a su meta de aplanarse la panza afectará su vida de muchas maneras, algunas de ellas inesperadas. Por ejemplo, quizá tenga que sustituir la obligada salida familiar a desayunar panqueques los domingos por un desayuno en casa más saludable o cambiar la hora feliz en el bar con sus amigas por una taza de infusión de hierbas en la cafetería local. Cuando se den cuenta de lo importante que es esto para usted, la escucharán y, ¡apuesto a que algunas hasta se unirán al esfuerzo!

(*Nota:* si encuentra en este capítulo términos que no entiende o que jamás ha visto, favor de remitirse al glosario en la página 359).

¡APLANÓ SU PANZA!

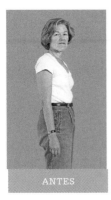

ANTES

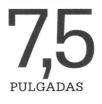

DESPUÉS

Kathy Brechner

EDAD: 53

PÉRDIDA DE PESO:

5

LIBRAS EN 32 DÍAS

REDUCCIÓN DE MEDIDAS:

7,5

PULGADAS

REALMENTE NO TENÍA QUE PERDER MUCHO PESO", dice Kathy Brechner. "Sólo 5 libras (2,2 kg), en realidad. Pero créanme, fueron las 5 libras más difíciles de bajar en mi vida". Ella consideraba que gran parte de la dificultad de perder este peso se debía al hecho de que tiene 53 años de edad y que ya se está acercando a la menopausia. Pero su actual estilo de vida tampoco le estaba ayudando. "Como trabajo como voluntaria en el consejo educativo de mi localidad, casi siempre me la paso en la calle. Como en el auto la mitad de las veces, luego como a altas horas de la noche, no hago suficiente ejercicio y entre una actividad y otra, les sirvo de chofer a mis hijos. Esto no iba a parar bien".

A Kathy le preocupaba que parara mal en cuanto a su salud porque ella tiene antecedentes familiares de enfermedades cardíacas, diabetes tipo II y presión arterial alta. Entonces se dio cuenta que era hora de determinar cuáles serían los pasos que tendría que tomar para mejorar lo que ya estaba haciendo.

Fue entonces que escuchó hablar del Plan Panza Plana y de su enfoque tanto en lograr una buena salud como en perder peso. Ella ya estaba familiarizada con los beneficios de los MUFA y los alimentos saludables al estilo mediterráneo. Pero ella sentía que necesitaba más estructura. "Creo que eso fue lo que primero me atrajo de este plan —explica—. Simplemente me agradó la idea de los 32 días. Yo sabía que podía hacer lo que fuera durante 32 días, entonces me dije, '¿qué pierdo con tratar?'"

Comenta que este plan cambió completamente el concepto que ella y su familia tienen de las raciones. "Mi esposo vio el menú que había elegido para una de nuestras cenas y dijo, *'¿Un octavo de taza de pasta? ¿Quién puede sobrevivir con 1/8 de taza de pasta?'* Pero no sólo podíamos, sino que lo hicimos. En cuanto a meriendas (refrigerios, tentempiés), siempre tengo una charola plana de mimbre en la mesa de la cocina con pequeños platitos con distintos frutos secos. También dejo ahí una cuchara medidora porque es demasiado fácil tomar un puñado y comértelos todos de una vez sin darte cuenta. El plan también incluye cosas que puedo "agarrar" cuando estoy apurada durante aquellas noches en que tengo reuniones (juntas). Yo podía comer una comida preparada y saber que le estaba dando algo saludable a mi familia sin tener que salirme del plan".

¿Y está contenta con los resultados? "¡Estoy contentísima! —dice—. Este plan me llevó a la meta que me fijé desde el inicio: esas 5 libras desaparecieron como si fuera por arte de magia. Por primera vez. Y cómo beneficio adicional, mi nivel de energía es mucho más elevado que en el pasado".

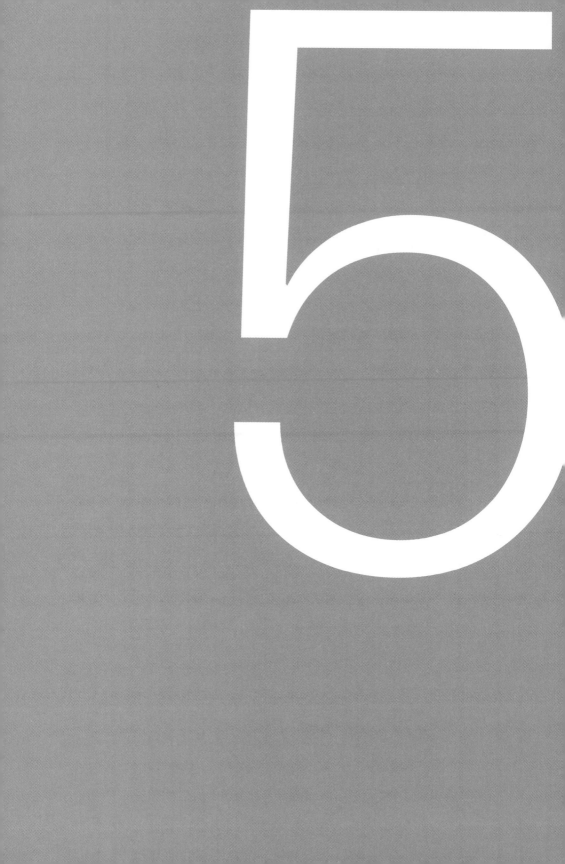

LIQUIDE
LAS LIBRAS
DE MÁS

ESTE CAPÍTULO ES UN SUEÑO HECHO REALIDAD **para cualquier mujer que haya sufrido de abotagamiento. Son diversos los factores que influyen en lo inflada que pueda sentirse cualquier día dado, entre ellos, lo que come y cómo se cuida. Pero este capítulo le ayudará a resolver el abotagamiento —sea cual sea su causa— de inmediato. En tan sólo 4 días, usted perderá varias libras y pulgadas, lo que iniciará la cascada de motivación y energía que inmediatamente la prepararán para el éxito al seguir el resto del Plan Panza Plana.**

Yo estaba en la veintena cuando comprendí por primera vez lo que realmente es el fenómeno de la retención de líquidos. En aquel entonces, era la editora de una revista en Cleveland y todos los viernes en la mañana, el personal se reunía a las 9 a.m. en punto en una gran sala de conferencias nueva que estaba en uno de los extremos del piso. En esa sala fue donde me di cuenta que mi anillo de compromiso misteriosamente siempre parecía quedarme más apretado.

Una vez que noté la conexión entre mi hinchazón misteriosa y un día y una hora en particular, empecé a prestar más atención a lo que comía y bebía durante el resto de la semana. Y entonces entendí lo que estaba ocurriendo: los jueves era noche de pizza. Cada semana, me reunía con mi entonces prometido, Steve, a comer pizza en Mama Santa's en la Pequeña Italia. *Y yo siempre le agregaba sal a cada rebanada.*

El abotagamiento realmente puede arruinarle el día a una mujer, por no mencionar su seguridad en sí misma. Por eso, esta dieta arranca con un plan antiabotagamiento de cuatro días de duración. Esta fase dará inicio a una cascada de seguridad porque promete aplanar su panza —reduciéndolo hasta por 5 ¾ pulgadas (14,6 cm) en total— en tan sólo 4 cortos días. ¿Cómo lo sé? Porque probamos todo el plan, incluido el arranque, en mujeres como usted, pesándolas dos veces por semana. Usted estará leyendo sus historias a lo largo de este libro.

¿SABÍA USTED QUE...

La palabra *metabolismo* se refiere al número de calorías que uno quema al día. Parte de eso tiene que ver con la energía que sus células usan para realizar las funciones cotidianas que la mantienen viva (como mantener las contracciones del músculo cardíaco que hacen que su sangre siga fluyendo). Eso se conoce como su ritmo metabólico basal. Usted también quema calorías a través de la actividad, ya sea sacando la basura o corriendo 5 kilómetros. La última pieza del rompecabezas tiene que ver con la digestión de los alimentos, que también quema calorías. Esto se conoce como el "efecto térmico" de los alimentos. La suma de todas las calorías que quema (basal + actividad + digestión) equivale a su metabolismo total o ritmo metabólico total.

Si usted es menos activa, su metabolismo se ve afectado de dos maneras distintas: hace que el segundo "sumando" de la ecuación sea menor, pero también pierde músculo, lo que lleva a que también disminuya la cifra basal de la ecuación.

Más de la mitad de las integrantes de nuestro panel de prueba perdieron al menos 1 pulgada (2,54 cm) completa durante el período de arranque.

No hay nada que sea más satisfaciente ni que le dé un empujón tan grande a su autoestima cuando está iniciando un nuevo plan alimenticio que poder ver, casi de inmediato, cómo le quedan más flojos los pantalones, cómo se empiezan a notar más sus pómulos, cómo sus músculos empiezan a definirse. Esto inspira compromiso y el deseo de lograr el éxito. Y eso es lo que quiero que usted le saque a este libro más que cualquier otra cosa: éxito.

El plan antiabotagamiento ha sido creado con el propósito específico de eliminar gas, sólidos pesados y líquido excedente para que rápidamente se sienta y se vea más ligera. Tenga presente lo siguiente: este *no* es un plan de "desintoxicación" alocado ni peligroso. Usted estará comiendo frutas y verduras frescas, cereales integrales y también estará tomando agua naturalmente saborizada. En fin, estará comiendo alimentos nutritivos preparados de manera sencilla y deliciosa. De hecho, lo que hace que este plan inicial sea tan eficaz es lo que *no* estará comiendo y bebiendo. Y para entender cómo funciona, creo que ayuda hablar un poco acerca de cómo funciona el sistema digestivo.

Curso básico de digestión

Su tracto gastrointestinal (GI) mide alrededor de 35 pies (10,5 metros) de largo de extremo a extremo. Sí, leyó correctamente: *¡35 pies de largo!* Eso equivale más o menos a siete personas acostadas a lo largo una tras otra. Y está todo enroscado dentro de su torso (junto con la mayoría de sus órganos principales y, sí, también junto con la grasa abdominal). Por esta razón, cuando su tracto GI se irrita o no funciona bien, produce un gran impacto en su bienestar general. Pero antes de que empecemos a hablar de los problemas potenciales, hagamos un repaso de los fundamentos.

La función principal de su tracto GI es extraer los nutrientes esenciales como carbohidratos, proteínas, grasas, vitaminas, minerales y agua de los alimentos

CONSEJOS
CONCISOS

*"Cómo
Cynthia
venció el
abotaga-
miento"*

Cuando Cynthia aceptó el puesto de directora de nutrición en *Prevention*, se mudó a la ciudad de Nueva York de Tampa, Florida, pero su esposo, Jack, se quedó en Tampa durante los primeros meses. Debido a que Jack seguía trabajando en Florida durante parte de los fines de semanas, la única manera que podían verse era si Cynthia volara cada viernes después del trabajo para regresar el domingo por la noche. Durante unos cuantos meses, ella pasó al menos 6 horas en un avión cada fin de semana. Según recuerda, "¡Mi abdomen se quejó! Yo salía de Nueva York con un abdomen plano y me iba a la cama el viernes por la noche como si tuviera 3 meses de embarazo. Para cuando mi sistema digestivo ya empezaba a asentarse, yo ya estaba nuevamente a una altitud de 30,000 pies (9,000 metros) el domingo en la noche". Después de unas cuantas semanas de experimentar con los alimentos que, a fin de cuentas, se convirtieron en el plan antiabotagamiento de cuatro días, finalmente Cynthia pudo controlar su vientre. "Bebí mucha agua, intercambié mi manzana fresca y crujiente por unos cuantos higos deshidratados (menos volumen) y reemplacé mis cacahuates (maníes) por semillas de calabaza o semillas de girasol", explica. Es asombroso lo que pueden hacer unos cuantos cambios pequeños. —*Cynthia*

que come y de las bebidas que bebe. Estos nutrientes son transportados a través de las paredes de los intestinos delgado y grueso hacia el torrente sanguíneo, desde donde se distribuyen a cualquier parte del cuerpo donde se necesiten. Por ejemplo, cuando usted come un sándwich (emparedado) de pavo, su tracto GI lo descompone en pedacitos de carbohidratos (el pan y las verduras), proteínas (el pavo), grasa (la mayonesa), fibra (del pan) y todo tipo de vitaminas y minerales. Los carbohidratos, las proteínas y las grasas se descomponen todavía más en azúcares, aminoácidos y ácidos grasos, respectivamente. Los azúcares se usan como combustible para el cerebro y la actividad muscular (por no mencionar para los quehaceres de cada célula de su cuerpo), los aminoácidos se emplean para formar músculo y hueso y las grasas se almacenan para necesidades futuras de energía o se emplean para fabricar hormonas y otros compuestos esenciales.

A fin de cuentas, son cientos de reacciones bioquímicas las que ocurren y los productos químicos finales de aquel sándwich de pavo tienen miles de usos. Pero entonces es claro ver que el trabajo principal de su sistema digestivo es extraer la mayor nutrición posible de todo lo que se mete a la boca.

El proceso entero empieza con la saliva. La saliva contiene enzimas digestivas que ayudan a descomponer los enlaces químicos que mantienen juntos a los

Si como una libra de comida, ¿aumentaré una libra de peso?

Medio galón de agua pesa 4 libras (1,8 kg), pero si bebe medio galón de agua, no ganará unas 4 libras de grasa. Sin embargo, temporalmente sí pesará 4 libras más en la báscula; así será hasta que sus riñones eliminen esa agua. Esto se debe a que cuando se sube a la báscula, está pesando cualquier cosa que pese: el agua que acaba de beber, los alimentos no digeridos que comió hace unas horas, los desperdicios de los alimentos que comió ayer y que todavía no acaban de pasar por su tracto GI, sus músculos, su esqueleto, su grasa corporal y la ropa que trae puesta (en su caso).

La mayoría de las fluctuaciones de peso que vemos en la báscula tienen que ver con la cantidad de fluidos que tenemos en el cuerpo, porque esa es la variable que más cambia de hora a hora y de día a día. Si está reteniendo líquidos, fácilmente podría pesar 5 libras (2,2 kg) más y si está deshidratada (quizá porque estuvo enferma), podría pesar 5 libras menos. Sin embargo, los cambios en la grasa corporal real ocurren con mucha mayor lentitud y son controlados exclusivamente por las calorías. Se necesita un exceso de 3.500 calorías (eso significa por encima de las calorías que quema) para crear 1 libra (0,448 kg) de grasa corporal. Si consume 700 calorías más de lo que su cuerpo podría quemar en 1 día, aumentaría $\frac{1}{5}$ de libra (89,6 gramos). Si hace eso 5 días seguidos empezando el lunes, para el final de la semana de trabajo habrá acumulado 1 libra de grasa. (Por cierto, una libra de grasa equivale a 4 barras de mantequilla). Por lo tanto, aunque el numerito de la báscula pareciera subir y bajar como un yoyo, es claro ver que realmente necesitaría comer en exceso varios días para aumentar incluso una libra de grasa corporal real. ¡La báscula es mucho menos voluble cuando se trata de grasa que cuando se trata de agua!

alimentos para que sus dientes puedan molerlos y macerarlos con mayor facilidad. Estas enzimas son de acción bastante rápida; si usted se pone una galleta o pedazo de pan tostado en la lengua, notará que rápidamente se empieza a descomponer, incluso antes de que empiece a masticar. Su lengua ayuda a posicionar los alimentos en la boca y los mueve hacia la parte trasera de la garganta para que pasen al esófago, que es el tubo de 10 pulgadas (25,4 cm) que conecta su boca con su estómago. No es lo mismo que su tráquea, la cual conecta su boca con sus pulmones. Cuando usted traga, una pequeña válvula llamada epiglotis cubre la apertura de la tráquea para que no se vaya a asfixiar. (Si alguna vez la comida se le ha ido "por el camino viejo", es porque su epiglotis no cubrió la tráquea con suficiente rapidez).

Una vez que ya están en el esófago, empiezan a darse contracciones musculares rítmicas y automáticas que empujan los alimentos hacia el estómago. Ahí, se producen unos ácidos que descomponen todavía más la comida, mientras que los músculos del estómago revuelven la mezcla hasta formar un puré denso en nutrientes, que luego es impulsado hacia el túnel de 22 pies de largo (6,6 metros) que se conoce como intestino delgado. Ahí, con la ayuda de la bilis, que es un emulsificante de grasas producido por la vesícula biliar, y otras enzimas producidas por el páncreas, la comida se absorbe a través de las paredes del intestino hacia el torrente sanguíneo en la forma de unidades nutrientes individuales, es decir, azúcares, ácidos grasos y aminoácidos, que provienen de los carbohidratos, grasas y proteínas, respectivamente. Las vitaminas y los minerales también son absorbidos durante el recorrido a través del intestino delgado.

Quizá notó que no mencioné la fibra dietética. Esto se debe a que no se absorbe. La fibra la hace sentirse satisfecha, pero no agrega calorías a su consumo calórico total. Aunque la fibra sí contiene tantas calorías como cualquier otro tipo de carbohidrato —alrededor de 4 calorías por gramo— su cuerpo no la puede usar para convertirla en energía. En vez, la fibra sólo pasa a través de su cuerpo casi intacta. En el camino, se liga con el colesterol, ayudando a transportarlo fuera de su organismo. Unos cuantos estudios de investigación también han encontrado que la fibra puede prevenir la absorción de otras calorías que consume, hasta un total de 90 por día.

Todos los nutrientes que sí entran al torrente sanguíneo viajan directo al hígado, que filtra los desperdicios y decide a dónde debe ir todo lo que sí se puede usar. Cualquier cosa que no se haya absorbido —fibra, productos secundarios de desperdicio— viajan hasta el intestino grueso y finalmente a través del colon y recto. Antes de salir de su cuerpo, se absorben pequeñas cantidades de agua y minerales en un último esfuerzo por extraer hasta la última gota de algo importante que haya traído ese sándwich de pavo.

Ahora que se ha familiarizado con su tracto GI, miremos más de cerca lo que ocurre cuando usted se siente como si se hubiera tragado una pelota de playa completita.

Gases, sólidos y líquidos: los infladores

PARA ENTENDER el tracto GI mejor, visualice uno de esos globos largos y delgados que siempre hay en las fiestas infantiles, los que usan los payasos para hacer diferentes figuras. Ese globo representa su tracto GI. Ahora imagínese el mismo globo lleno de agua, aire o alimentos sólidos. Cada una de estas sustancias expande el globo pero lo hace de forma diferente.

AIRE: cuando entra aire al intestino —digamos, por ejemplo, por masticar chicle, hablar, tomar bebidas carbonatadas o incluso fumar— no se absorbe al torrente sanguíneo. En vez, permanece atrapado hasta que eventualmente pueda ser expelido mediante un eructo o flato. Hasta entonces, anda vagabundeando por el tracto GI, causando distensión y malestar.

ALIMENTOS SÓLIDOS: generalmente sólo es cuestión de tiempo para que los alimentos sólidos se descompongan y sean absorbidos o expelidos. Pero hasta entonces, usted se sentirá como una ballena en la playa que ya no puede regresar al mar.

¿SABÍA USTED QUE...

Una caloría es la unidad de energía necesaria para aumentar la temperatura de 1 gramo de agua por 1°C. Dicho de manera más sencilla, es la energía que puede tener uno de cuatro orígenes y uno de tres destinos. Hay cuatro fuentes de calorías: carbohidratos, proteínas, grasas y alcohol. Los tres primeros tipos son esenciales para el cuerpo, pero el alcohol no lo es. Cuando uno de estos tipos se pone a disposición del cuerpo, las células harán una de tres cosas con esta energía. En esencia, hay un sistema de prioridades.

El combustible es la prioridad principal de cada célula del cuerpo. Al igual que los autos necesitan gasolina, las células necesitan combustible para realizar sus funciones (respiración, circulación, movimiento, etc.). Las calorías que provienen de los carbohidratos son la fuente de energía preferida de las células. La siguiente prioridad es reparar, curar y mantener. Su cuerpo toma la energía de las proteínas y las grasas y las utiliza para reparar las células que se han dañado o para crear células nuevas. Sus músculos, huesos, piel y sistema inmunitario dependen de la energía proveniente de las proteínas y las grasas para llevar al cabo este trabajo. Por último, si todas las células tienen un abasto adecuado de combustible y ya han sido reparadas o reemplazadas, entonces su cuerpo toma la energía sobrante o que ya no necesita y la almacena en sus células adiposas.

Cuando su cuerpo está en "equilibrio energético", significa que el número de calorías que se presentaron a trabajar (la cantidad ingerida) fue perfectamente equivalente a sus necesidades. Si está en un equilibrio energético positivo, entonces se presentaron demasiadas y terminará almacenando algunas (es decir, aumentando de peso); un equilibrio energético negativo significa que no hay suficientes calorías disponibles. Esto puede dar como resultado la fatiga, el cansancio, las enfermedades o las lesiones. Esta dieta se ha diseñado para mantenerla en equilibrio; le brinda suficiente energía en la forma de carbohidratos, proteínas y grasas, pero sin que llegue a ser demasiada.

LÍQUIDOS: al igual que los alimentos sólidos, los líquidos eventualmente se absorben, pero a veces retenemos más líquidos de los que nuestro cuerpo realmente necesita.

Los cuatro ases del abotagamiento

EL PLAN ANTIABOTAGAMIENTO ha sido creado con el propósito específico de eliminar gases, sólidos pesados y líquidos excedentes para que usted se sienta y se vea más ligera casi instantáneamente. Antes de pasar a los detalles finos del plan —qué y cuándo comerá— quiero explicarle cuatro factores de estilo de vida que también pueden afectar su propensión al abotagamiento o a la retención de líquidos.

1. ESTRÉS: el estrés echa a andar una secuencia compleja de fluctuaciones hormonales que elevan la presión arterial y desvían la sangre a las extremidades, donde más necesita energía. Este proceso nos permite correr más aprisa o levantar objetos más pesados, en caso necesario, pero también hace que nuestro sistema digestivo se vuelva significativamente más lento, absorbiendo nutrientes con mayor lentitud (y a veces dejando de absorber algunos también). Como resultado de esta desaceleración, nuestra última comida puede quedarse más tiempo en el intestino, causando la sensación de abotagamiento.

2. FALTA DE LÍQUIDOS: probablemente ya ha oído hablar de la necesidad de tomar ocho vasos de agua al día. Beber agua e incluso comer alimentos "acuosos" como melón, verduras de hojas verdes y otras frutas y verduras produce enormes beneficios para la salud, entre los cuales encontramos que ayuda a combatir la fatiga, a mantener el equilibrio apropiado de líquidos en su cuerpo y a protegerla de la retención de líquidos y el estreñimiento, que también puede causar abotagamiento. La cantidad de ocho vasos es sólo un lineamiento; las necesidades de líquidos varían de una persona a otra dependiendo de su nivel de actividad y tipo de cuerpo. Aunque todos los líquidos (y alimentos repletos de agua) cuentan a la hora de calcular su consumo total de líquidos, no todos estos se permiten en el plan antiabotagamiento.

3. FALTA DE SUEÑO: la falta de sueño altera el funcionamiento intrincado de nuestro sistema nervioso, que controla las contracciones rítmicas del tracto GI y ayuda a mantener todo funcionando correctamente. También afecta nuestra capacidad general de manejar y lidiar con el estrés. Es importante dormir cuando menos 7 horas cada noche. Si usted tiene problemas para dormir, consulte a un experto en trastornos del sueño o consulte la página *web* de la Fundación Nacional del Sueño en la dirección sleepfoundation.org.

4. VIAJES EN AVIÓN: en un avión común, la cabina se mantiene a una presión de 5.000 a 8.000 pies (1.500 a 2.400 metros) por encima del nivel del mar para que la atmósfera sea cómoda para los pasajeros. A esa altitud, el aire libre en el cuerpo tiende a expandirse por alrededor de un 25 por ciento.[1] Los cambios de presión también aumentan la producción de gases en el tracto GI. A medida que va bajando la presión en la cabina, el aire que hay en los intestinos se expande, causando abotagamiento y molestias. La presurización de la cabina también ocasiona una mayor retención de líquidos porque afecta el equilibrio natural de fluidos del cuerpo. Súmele la deshidratación causada por el aire recirculado, y entonces es claro ver por qué una siempre se baja abotagada de un avión. Su mejor defensa es beber la mayor cantidad de agua posible antes y durante su vuelo y pararse a caminar con la mayor frecuencia posible.

¡Adelgace y aligérese en cuatro días!

EL PLAN ANTIABOTAGAMIENTO literalmente elimina los alimentos, las bebidas y las conductas que hacen que la vientre se infle. Y como ventaja adicional, le da los lineamientos necesarios para que casi nunca se vuelva a sentir así otra vez en su vida. A medida que vaya pasando por esta fase, recuerde que está dando el primer paso en su viaje hacia un estilo de vida más saludable. No sólo estará logrando entrar en un vestido más entallado, sino que también estará ganando lo siguiente:

Cuando el abotagamiento se vuelve agobiante

El abotagamiento es algo común, pero en algunos casos, puede ser una señal de un problema más serio de salud. Es hora de consultar a su médico si:

- Sus síntomas no mejoran al terminar los cuatro días del plan antiabotagamiento.
- Sufre de estreñimiento crónico, diarrea, náusea o vómito.
- Tiene dolor abdominal o rectal o acidez (agruras, acedía) estomacal persistentes.
- Ha bajado de peso sin tratar.
- Tiene fiebre que no puede explicar.
- Detecta sangre en su orina.

- Una solución fácil, segura y basada en la alimentación para la parte de su cuerpo que más desea cambiar
- Una atención más intensa hacia su salud a largo plazo
- Un menor riesgo de padecer enfermedades cardíacas, diabetes y cáncer
- Una comprensión cabal de lo que constituye una comida saludable
- Una manera más consciente de abordar las comidas que prácticamente elimina el hábito de comer por razones emocionales

Recuerde: este plan antiabotagamiento de cuatro días ha sido diseñado para eliminar tanto el abotagamiento como la retención de líquidos. Dejar de estar abotagada no es lo mismo que quemar grasa (¡ese tema lo abordaremos en el siguiente capítulo!), pero sí crea un cambio importante en su apariencia y seguridad en sí misma.

¡Pero con esto no queremos decir que no perderá peso en serio! Y empezará ahora mismo. Si sigue las instrucciones que le damos durante los próximos 4 días, calculamos que puede esperar bajar hasta 7 libras (3,1 kg) y perder hasta un total combinado de 5¾ pulgadas (14,6 cm) de su cintura, caderas, muslos, busto y brazos. *Sin sudar una sola gota*. Leyó bien; no necesita hacer ejercicio.

(continúa en la página 88)

¿ES PROPENSA AL ABOTAGAMIENTO ABDOMINAL?

DESCUBRA QUÉ TAN SUSCEPTIBLE ES AL ABOTAGAMIENTO ABDOMINAL Y A LA RETENCIÓN DE LÍQUIDOS AL TOMAR ESTE *TEST* SENCILLO. CUANDO HAYA TERMINADO, CALCULE SU PUNTUACIÓN Y COMPARE EL RESULTADO CON LAS CALIFICACIONES QUE APARECEN EN LA PÁGINA SIGUIENTE.

PREGUNTA	A	B
¿Tiende a comer demasiado aprisa? Si la respuesta es **sí**, anote 1 punto por cada comida que hace aprisa al día y súmelos (por ejemplo, si come 4 veces al día y todas las comidas las hace aprisa, anote un 4 en la columna A). Si la respuesta es no, anote 1 punto en la columna B.		
¿Cree que es intolerante a la lactosa? Si la respuesta es **sí**, anote 1 punto en la columna A. Si la respuesta es **no**, anote 1 punto en la columna B.		
¿Tiende a hablar mucho mientras come? Si la respuesta es **sí**, anote 1 punto en la columna A. Si la respuesta es **no**, anote 1 punto en la columna B.		
¿Le agrega sal de mesa a su comida? Si la respuesta es **sí**, anote 1 punto por cada comida con sal que come al día y súmelos (por ejemplo, si come 4 veces al día y le agrega sal a cada comida, anote un 4 en la columna A). Si la respuesta es **no**, anote 1 punto en la columna B.		
¿Regularmente consume carbohidratos en exceso? En otras palabras, ¿tiene episodios de comer más de lo que usualmente comería de alimentos ricos en carbohidratos al menos una vez por semana? Si la respuesta es **sí**, anote 1 punto por cada episodio de ingerir carbohidratos en exceso que pueda recordar durante la última semana y súmelos. Si la respuesta es **no**, anote 1 punto en la columna B.		
Anote 1 punto a la columna A por cada uno de los alimentos que coma al menos una vez por semana: frijoles, lentejas, frutos secos, coliflor, brócoli, repollitos de Bruselas, repollo, cebolla, pimientos y frutas cítricas crudas. Después súmelos. Si usted no come ninguno de estos alimentos al menos una vez por semana, anote 1 punto en la columna B.		
¿Masca chicle, incluida la variedad sin azúcar? Si la respuesta es **sí**, anote 1 punto por cada pieza de chicle que masca a la semana y súmelos (por ejemplo, si masca 1 pieza de chicle al día, anote un 7 en la columna A). Si la respuesta es **no**, anote 1 punto en la columna B.		
¿Usa sustitutos de azúcar? Si la respuesta es **sí**, anote 1 punto por cada paquetito que utilice al día y súmelos (por ejemplo, si usa dos paquetitos en el café que se toma en la mañana, anote un 2 en la columna A). Si la respuesta es **no**, anote 1 punto en la columna B.		
¿Come dulces o golosinas sin azúcar? Si la respuesta es **sí**, anote 1 punto por cada ración de alimentos sin azúcar que coma a la semana y súmelos (por ejemplo, si chupa dulces sin azúcar en la tarde cuando está en el trabajo de lunes a viernes, anote un 5 en la columna A). Si la respuesta es **no**, anote 1 punto en la columna B.		
¿Sufre de apnea del sueño? Si la respuesta es **sí**, anote 1 punto. Si la respuesta es **no**, anote 1 punto en la columna B.		

PREGUNTA	A	B
¿Come alimentos fritos? Si la respuesta es **sí**, anote 1 punto por cada ración de alimentos fritos que coma a la semana y súmelos (por ejemplo, si sólo come papas a la francesa una vez a la semana, anote 1 punto en la columna A). Si la respuesta es **no**, anote 1 punto en la columna B.		
¿Toma bebidas carbonatadas? Si la respuesta es **sí**, anote 1 punto por cada lata o envase de bebida carbonatada que tome a la semana y calcule el total (por ejemplo, si toma 2 gaseosas de dieta al día, anote un 14 en la columna A). Si la respuesta es **no**, anote 1 punto en la columna B.		
¿Toma café, té o jugo ácido (de naranja) o tomate diariamente? Si la respuesta es **sí**, anote 1 punto por cada vaso o taza que beba a la semana y súmelos (por ejemplo, si toma 2 tazas de café al día, anote un 2 en la columna A). Si la respuesta es **no**, anote 1 punto en la columna B.		
¿Calificaría su nivel cotidiano de estrés como elevado? Si la respuesta es **sí**, anote 1 punto en la columna A. Si la respuesta es **no**, anote 1 punto en la columna B.		
Sume su puntuación en cada columna:	TOTAL de la columna A:	TOTAL de la columna B:

TOTAL FINAL (Reste la puntuación de la columna B de la puntuación de la columna A) _____

SI SU PUNTUACIÓN FINAL FUE:

UN NÚMERO NEGATIVO: ¡felicidades! Su riesgo de abotagarse es relativamente bajo. Usted ya está evitando muchos de los alimentos y malas costumbres que contribuyen al abotagamiento y la retención de líquidos excesivos. Pero eso no significa que el plan antiabotagamiento no le ayudará. Quizá sus medidas no se reduzcan mucho, pero sí *se sentirá* más ligera y saludable y estará andando por un mejor camino hacia un bienestar duradero.

0–5: NO TAN MAL QUE DIGAMOS. Su abotagamiento probablemente va y viene. Es lo que yo llamo "abotagamiento fluido": un día está inflada y unos cuantos días después, ya se ha vuelto a desinflar. La buena noticia es que puede domar su abdomen sin tener que hacerle demasiados cambios a su estilo de vida. Sí puede esperar obtener cierta gratificación inmediata al seguir los cuatro días del plan antiabotagamiento.

5–10: quizá experimente los efectos de abstenerse de sus hábitos usuales, pero la recompensa será hermosa, ya que deberá observar una diferencia notoria al cabo de tan sólo 2 días de haber iniciado el plan antiabotagamiento.

10+: ¡felicidades de nuevo! Si está confundida, no lo esté. Digo felicidades porque usted es la candidata ideal para ver resultados fantásticos con el plan antiabotagamiento, de modo que usted virtualmente no podría estar mejor preparada para lograr el éxito con esta dieta en su conjunto. El plan antiabotagamiento realmente es una depuración —de alimentos, bebidas y conductas— que hacen que su cuerpo retenga líquidos que no necesita o produzca gases y desperdicios en exceso. No es un plan para desintoxicarse, sino una manera más limpia y sencilla de comer en comparación con lo que quizá usted esté acostumbrada. Y debido a eso, es probable que su abdomen se reduzca en tamaño de manera importante.

(*continuación de la página 85*)

Yo no inventé estas cifras. Son las libras que realmente perdieron, calculados por una experta que pesó y midió a los integrantes de nuestro panel de prueba. Así que no debe preocuparse: se ha comprobado que este plan funciona en mujeres de la vida real, como usted.

Cuatro días: lo que debe evitar

■ EL SALERO, CONDIMENTOS A BASE DE SAL Y ALIMENTOS ALTA-MENTE PROCESADOS: el sodio atrae el agua, de modo que cuando ingiere cantidades mayores de lo normal de sodio, temporalmente retendrá más líquidos, lo que contribuye a que se sienta aletargada, se vea inflada y pese más por el agua adicional que tiene en su cuerpo. Al disminuir su consumo de sodio y aumentar su consumo de agua, usted ayudará que su cuerpo regrese al equilibrio. También ayudará a disminuir su riesgo de desarrollar presión arterial alta y osteoporosis. Si le parece que su comida le falta sabor si no le agrega sal, utilice los condimentos sin sal recomendados.

■ CARBOHIDRATOS EN EXCESO: como fuente energética de respaldo, sus músculos almacenan un tipo de carbohidrato llamado glucógeno. Cada gramo de glucógeno se almacena junto con alrededor de 3 gramos de agua. Pero a menos que mañana vaya a correr en un maratón, no necesita todo este combustible almacenado. Disminuya su consumo de alimentos altos en carbohidratos como pasta, plátanos amarillos (guineos), *bagels* y *pretzels* para entrenar temporalmente a su cuerpo a acceder a este combustible almacenado y quemarlo. Al mismo tiempo, se estará deshaciendo de todo ese líquido excedente almacenado.

■ ALIMENTOS CRUDOS VOLUMINOSOS: una ración de media taza de zanahorias cocidas le brinda los mismos nutrientes que una taza de zanahorias crudas, pero ocupa menos espacio en su tracto GI. Sólo coma verduras cocidas, raciones más pequeñas de fruta seca sin endulzar y fruta enlatada en su jugo natural. Esto le permitirá cubrir sus necesidades nutricionales sin expandir su tracto GI con el volumen adicional.

ALIMENTOS GASEOSOS: ciertos alimentos simplemente generan más gases en su tracto GI. Entre ellos encontramos las legumbres, la coliflor, el brócoli, los repollitos (coles) de Bruselas, el repollo (col), la cebolla, los pimientos (ajíes, pimientos morrones) y las frutas cítricas.

MASTICAR CHICLE: probablemente no lo sepa, pero cuando masca chicle, usted traga aire. Todo ese aire se queda atrapado en su tracto GI y causa presión, abotagamiento y expansión del vientre.

ALCOHOLES DULCES: estos sustitutos del azúcar, que se conocen como xilitol o maltitol, a menudo se encuentran en los productos bajos en calorías o bajos en carbohidratos como galletitas, dulces y barras alimenticias porque tienen un sabor dulce. Al igual que la fibra, su tracto GI no puede absorber la mayoría de estos compuestos. Eso es algo bueno en términos del conteo de calorías, pero no tan bueno para su abdomen. Los alcoholes dulces causan gases, distensión abdominal, abotagamiento y diarrea. Evítelos.

ALIMENTOS FRITOS: los alimentos grasosos, especialmente los fritos, se digieren más lentamente, haciendo que se sienta pesada y abotagada.

COMIDA CONDIMENTADA O PICANTE: la comida condimentada con pimienta negra, nuez moscada, clavo de olor, chile en polvo, salsas picantes, cebolla, ajo, mostaza, salsa barbacoa, rábano picante, *catsup*, salsa de tomate (jitomate) o vinagre pueden estimular la producción de ácidos estomacales, que pueden causar irritación.

¿SABÍA USTED QUE...

Una manera de ocupar menos espacio en su estómago es estar consciente de lo que come. Por ejemplo, 1 taza de uvas ocupa hasta cuatro veces más espacio que $1/4$ de taza de pasas sin endulzar.

■ BEBIDAS CARBONATADAS: ¿adónde cree usted que van a parar todas esas burbujas? ¡Se juntan todas en su abdomen!

■ ALCOHOL, CAFÉ, TÉ, CHOCOLATE CALIENTE Y JUGOS DE FRUTAS ÁCIDAS: cada una de estas bebidas con un alto contenido de ácidos puede irritar su tracto GI, ocasionando que se hinche.

Cuatro días: lo que debe hacer

■ SIGA EL PLAN AL PIE DE LA LETRA. Esto incluye hacer cuatro comidas más pequeñas. Una de estas debe consistir en un batido (licuado) refrescante. Esto disminuye la cantidad de comida que habrá en su sistema digestivo en cualquier momento dado, reduce la producción de ácidos estomacales y hace que su cuerpo se acostumbre al horario de cuatro comidas al día (que estará siguiendo a lo largo de esta dieta).

■ HAGA CUATRO COMIDAS AL DÍA. El arranque incluye menos calorías —aproximadamente 1.200 al día— de las que estará consumiendo cuando ya pase a la dieta, que le permite ingerir alrededor de 1.600 calorías al día. Comer menos durante estos 4 días disminuye la cantidad de comida que habrá en su tracto GI en cualquier momento dado, reduce la producción de ácidos estomacales y hace que su cuerpo se acostumbre al horario de cuatro comidas al día.

Notará que incluimos algunos alimentos básicos, como semillas de girasol, aceite de semilla de lino, palitos de queso y zanahorias. Son tres los motivos por los cuales usted verá que estos alimentos aparecen repetidamente. Primero, tratamos de limitar la cantidad de alimentos que tendrá que comprar para empezar y también tratamos de asegurarnos que se los coma antes de que se echen a perder. Segundo, queríamos elegir alimentos antiabotagamiento que también le ofrecieran un gran valor nutricional. Por último, elegimos alimentos que no necesitan sal u otros condimentos para que sepan bien, de modo que usted no se sienta tentada a optar por alguno de esos promotores del abotagamiento.

"Mis trucos personales para aplanar mi panza"

Cynthia, la coautora de este libro, es muy propensa a retener líquidos. Le atraen los alimentos salados más que los dulces y siempre que come una golosina especialmente salada (palomitas/rositas de maíz en el cine, por ejemplo), se "infla" durante al menos el día siguiente. "Por lo tanto, si tengo que salir en la televisión una mañana, tengo especial cuidado con lo que como la noche anterior. Y le aseguro que no comeré nada a lo que le tenga que agregar salsa de soya", comenta. Algunas personas somos genéticamente más propensas a este fenómeno que otras, pero no hay nada que ella pueda hacer al respecto. A continuación listamos ciertas cosas acerca de la retención de líquidos que usted debe tener presente, ya sea que este problemita sea su compañero fiel o sólo una molestia ocasional.

Recuerde, ¡no es grasa! En una ocasión, una amiga de Cynthia la llamó en un completo estado de pánico diciendo que había aumentado 4 libras (1,8 kg) de peso en un día. Le preguntó si había hecho todas las comidas que normalmente hacía y que si además había ingerido un total de 14.000 calorías adicionales, porque eso precisamente es lo que se tendría que comer para aumentar 4 libras de grasa corporal en un día. No había estado comiendo en exceso. Por lo tanto, uno no debe atacarse cuando aumente así de peso. Es probable que uno sólo está reteniendo líquidos y volverá a perder el peso en cuanto deje de retenerlos.

Conozca su cuerpo. Llevar un diario le puede ayudar a identificar ciertos patrones. Quizá sea más propensa a retener líquidos durante cierta parte de su ciclo menstrual y llevar un diario le mostrará cuándo y durante cuánto tiempo su cuerpo tiende a retener el líquido excedente.

Planee con anticipación. Si va a tener que usar un traje de baño o si sólo quiere verse lo más delgada posible, evite comer alimentos salados durante al menos varios días antes. Este es un cambio para bajar de peso que está completamente bajo su control. *—Cynthia*

HAGA UNA CAMINATA RÁPIDA DE 5 MINUTOS DESPUÉS DE COMER. Mover su cuerpo ayuda a liberar el aire que se ha quedado atrapado en su tracto GI, aliviando la presión y el abotagamiento. Todo lo que necesita hacer es salir a darle la vuelta a la cuadra, o bien, caminar en su edificio o en un centro comercial; una caminata rápida con su perro, una vecina o algún familiar después de la cena. . . lo que sea que la haga moverse durante tan sólo 5 minutos. Puede caminar más tiempo si gusta, pero necesita al menos 5 minutos para ayudar a echar a andar las cosas dentro de su panza.

BEBA UNA RECETA ENTERA AL DÍA DE LA REFRESCANTE AGUA APLANADORA DISEÑADA POR CYNTHIA. Esta agua es mucho más que agua simple, pues sus ingredientes no sólo se incluyen para darle sabor: el jengibre también ayuda a calmar y aliviar el tracto GI. Lo que es aún más importante: el simple acto de preparar esta Agua Aplanadora le servirá para recordarle que durante estos 4 días, su vida será un poco diferente y que las cosas van a cambiar. La mantendrá centrada en la tarea de aplanar su panza que está por venir.

COMA LENTAMENTE. Con frecuencia, cuando come muy aprisa, está tragando mucho aire sin darse cuenta. Todo ese aire excedente se queda atrapado en su sistema digestivo y le provoca abotagamiento (imagine un globo estirado al máximo de su capacidad). Esta expansión se puede prevenir si se toma su tiempo para comer. También le ayudará a mantenerse tranquila y permitirá que se conecte con el concepto de la hora para comer como un momento para detenerse, descansar y reflexionar. A menudo nos apuramos mucho mientras

AGUA APLANADORA

- 2 litros de agua (alrededor de 8½ tazas)
- 1 cucharadita de raíz de jengibre recién rallada
- 1 pepino mediano, pelado y cortado en rebanadas delgadas
- 1 limón mediano, cortado en rebanadas delgadas
- 12 hojas de menta

Combine todos los ingredientes en una jarra grande, enfríe la mezcla en el refrigerador y deje que los sabores se mezclen durante toda una noche.

La lista de compras para los primeros cuatro días

FRUTAS Y VERDURAS

- ❑ 2 botes de 1 pinta de tomates tipo uva
- ❑ Bote de 1 pinta de habichuelas verdes frescas o congeladas
- ❑ 2 papas rojas grandes
- ❑ 1 bolsa de 10 onzas de zanahorias cambray
- ❑ 1 bote de ½ pinta de hongos *cremini*
- ❑ 1 *squash* amarillo, grande
- ❑ 4 pepinos medianos
- ❑ 4 limones medianos

LÁCTEOS

- ❑ ½ galón de leche descremada sin lactosa
- ❑ 1 paquete de palitos de queso bajos en grasa

ALIMENTOS CONGELADOS

- ❑ 1 bolsa de 10 onzas de arándanos congelados sin endulzar
- ❑ 1 bolsa de 10 onzas de melocotones congelados sin endulzar
- ❑ 1 bolsa de 10 onzas de fresas congeladas sin endulzar

COMIDAS NO PERECEDERAS

- ❑ Una caja de 12 onzas de *cornflakes* sin endulzar (*unsweetened cornflakes*)
- ❑ Una caja de 12 onzas de cereal de la marca *Rice Krispies*®
- ❑ Una caja de 12 onzas de cereal de la marca *Cream of Wheat*®, instantáneo
- ❑ Una caja de 14 onzas de arroz integral instantáneo
- ❑ Un frasco de 24 onzas de puré de manzana sin endulzar

- ❑ Una lata de 8 onzas de trocitos de piña enlatados en jugo de piña
- ❑ 1 taza a granel de semillas de girasol tostadas o crudas sin sal
- ❑ Un frasco de 8 onzas aceite de semilla de lino orgánico prensado en frío
- ❑ Un frasco de 8 onzas de aceite de oliva
- ❑ Un paquete de 15 onzas de pasas
- ❑ Un paquete de 7 onzas de ciruelas secas

ESPECIAS

- ❑ 1–2 trozos de raíz fresca de jengibre
- ❑ 2 manojos de menta fresca

CARNES/MARISCOS

- ❑ 2 paquetes de jamón de pavo orgánico
- ❑ ¼ de libra de tilapia
- ❑ ⅓ de libra de pechuga de pollo deshuesada sin piel
- ❑ ¼ de libra de chuleta de pechuga de pavo
- ❑ 1 lata de 3 onzas de trocitos de atún en agua

CUALQUIERA DE ESTOS CONDIMENTOS LIBRES DE SAL QUE ENCAJAN EN EL PLAN

- ❑ Mezclas para condimentar sin sal de la marca *Mrs. Dash*®, ya sea la original o la mezcla italiana
- ❑ Especias frescas o secas: albahaca, canela, eneldo, estragón, jengibre, jugo de limón o limón verde, laurel, mejorana, menta, orégano, pimentón, pimienta, polvo de *curry*, romero, salvia o tomillo
- ❑ Vinagre balsámico añejado

comemos, siempre tratando de llegar al siguiente bloque de tiempo en nuestra lista de cosas por hacer. Pongámosle fin a esto durante estos 4 días y en adelante, y recuerde el gozo que puede sentir al respetar su hora de comer.

■ EJERCITE SU MENTE. Los primeros días de una dieta nunca son fáciles y estos 4 días no son la excepción. Le estoy pidiendo que cambie su forma de comer y que deje de comer algunos alimentos que ya está acostumbrada a comer o beber y que quizá imagine que no puede vivir sin ellos. Por supuesto, verá que habrá valido la pena al final; sí funciona y usted verá cómo se encoge su abdomen. Pero hasta que vea cómo desaparece su pancita inflada, necesitará afinar su mente. Aquí es donde los Trucos Mentales entran en juego.

Los Trucos Mentales son una manera de darle importancia a la comida, de hacerla un momento especial en el que usted se centre sólo en usted. Le ayudarán a estar siempre consciente de lo que está comiendo y de por qué lo está comiendo. Cuando empiece a practicar los Trucos Mentales que he diseñado para estos cuatro días —16 en total, uno para cada comida— seguramente encontrará algunos que son tan atractivos que querrá repetirlos una y otra vez.

Anote sus avances

LOS ESTUDIOS DE INVESTIGACIÓN CONTINUAMENTE HAN demostrado que llevar una bitácora de lo que come y de qué es lo que siente mientras esté

CONSEJOS CONCISOS

"Mida lo que come"

Siempre mida sus alimentos, especialmente los que contengan muchas calorías en una cantidad pequeña, por ejemplo, el aceite, los frutos secos, las semillas, la crema de cacahuate (mantequilla de maní), el aguacate (palta), la pasta, el arroz y los copos de avena. Medirlos le ayudará a asegurar que este plan cuidadosamente calculado le dé los resultados adecuados. Si no los mide, es muy fácil fallarle al cálculo e ingerir cientos de calorías adicionales.

—Cynthia

comiendo le ayuda a mantener los cambios en su estilo de vida. Ahora hay cada vez más pruebas que apoyan el concepto de que llevar un diario tiene un impacto positivo en el bienestar físico. Un investigador llamado James Pennebaker, PhD, de la Universidad de Texas en Austin, ha demostrado científicamente que llevar un diario con regularidad fortalece unas células inmunitarias llamadas linfocitos T.[2] Otros estudios han indicado que llevar un diario podría ayudar a disminuir los síntomas del asma y la artritis reumatoidea. Pennebaker cree que escribir acerca de eventos estresantes puede ayudarle a aceptarlos, disminuyendo así el impacto que estos factores estresantes producen en su salud física.

Durante los cuatro días del plan antiabotagamiento, su diario se incorpora a su plan de comidas. Más adelante, cuando termine con los cuatro días iniciales e inicie la dieta, le pediré que pase un poco más de tiempo anotando inquietudes especiales que quizá usted tenga con respecto a la comida y su imagen corporal. Por ahora, tómese estos cuatro días para acostumbrarse al formato del diario y empiece a crearse el hábito de sentarse y anotar todo lo que haya comido.

Unas cuantas reglas para llevar un diario:

1. Olvídese de la ortografía y la puntuación.
2. Escriba aprisa para que no intervenga su crítico interno.
3. Escriba desde su corazón.

El cuarto día y más allá

A MEDIDA QUE VAYA LLEGANDO AL último día del plan antiabotagamiento, se va a estar sintiendo más ligera, más fuerte, más segura y más centrada en sí misma de lo que jamás se ha sentido. Esa es exactamente la actitud correcta para seguir adelante y comenzar la siguiente fase de la dieta: el programa de 28 días que le dará las herramientas necesarias para manejar su salud y mantenerse en su peso deseado durante el resto de su vida.

(*Nota*: si encuentra en este capítulo términos que no entiende o que jamás ha visto, favor de remitirse al glosario en la página 359).

MENÚ DEL PLAN ANTIABOTAGAMIENTO, DÍA Nº1

FECHA:

DESAYUNO

- ❏ 1 taza de *cornflakes* sin endulzar
- ❏ 1 taza de leche descremada
- ❏ ½ taza de puré de manzana sin endulzar
- ❏ ¼ de taza de semillas de girasol tostadas o crudas sin sal
- ❏ 1 vaso de Agua Aplanadora

TRUCO MENTAL: disfrute su desayuno cerca de una ventana soleada. Se ha observado que la luz solar de la mañana mejora el estado de ánimo y configura el reloj maestro del cuerpo para tener el máximo de energía durante todo el día.

ALMUERZO

- ❏ 4 onzas de jamón de pavo orgánico, en rollitos
- ❏ 1 palito de queso bajo en grasa
- ❏ 1 bote de 1 pinta de tomates
- ❏ 1 vaso de Agua Aplanadora

TRUCO MENTAL: antes de sentarse a comer, arregle unas cuantas flores en un florero y póngalo sobre la mesa. Está trabajando muy arduamente para seguir esta dieta. Se merece algo especial por su esfuerzo.

MERIENDA

- ❏ Licuado de arándano: mezcle 1 taza de leche descremada y 1 taza de arándanos congelados sin endulzar en una licuadora durante 1 minuto. Vierta el licuado en un vaso e incorpore 1 cucharada de aceite orgánico de semilla de lino prensado en frío o sirva con 1 cucharada de semillas de girasol o semillas de calabaza.

TRUCO MENTAL: tómese unas vacaciones virtuales. Ponga un poco de música tropical mientras esté cocinando y transpórtese a la playa con olas y palmeras. También úntese un poquito de bronceador en el rostro e inhale profundamente. ¿Estará nevando afuera? Nooo. Usted está el Caribe.

CENA

- ❏ 1 taza de habichuelas verdes, cocidas
- ❏ 4 onzas de tilapia a la parrilla
- ❏ ½ taza de papas rojas rostizadas con 1 cucharadita de aceite de oliva
- ❏ 1 vaso de Agua Aplanadora

TRUCO MENTAL: cambie su forma de poner la mesa. Use platos y tazones más pequeños. Esto le hará sentir que tiene más comida de la que realmente se está sirviendo.

DIARIO, DÍA Nº1

FECHA:

DESAYUNO	
ESTADO DE ÁNIMO:	PENSAMIENTOS/RETOS:
HAMBRE ANTES: -5 -3 0 3 5 7	HAMBRE DESPUÉS: -5 -3 0 3 5 7

ALMUERZO	
ESTADO DE ÁNIMO:	PENSAMIENTOS/RETOS:
HAMBRE ANTES: -5 -3 0 3 5 7	HAMBRE DESPUÉS: -5 -3 0 3 5 7

MERIENDA	
ESTADO DE ÁNIMO:	PENSAMIENTOS/RETOS:
HAMBRE ANTES: -5 -3 0 3 5 7	HAMBRE DESPUÉS: -5 -3 0 3 5 7

CENA	
ESTADO DE ÁNIMO:	PENSAMIENTOS/RETOS:
HAMBRE ANTES: -5 -3 0 3 5 7	HAMBRE DESPUÉS: -5 -3 0 3 5 7

Escala de hambre

−5 = excesivamente hambrienta. Quiere devorar lo primero que le pongan delante y tiene dificultades para comer más despacio.

−3 = muy hambrienta e irritable. Considera que esperó demasiado tiempo para comer.

0 = leve a moderadamente hambrienta. Puede que tenga algunos síntomas físicos de hambre, como ruidos en el estómago y esa sensación de que "necesita comer pronto", pero no está excesivamente hambrienta ni presentando síntomas desagradables como dolor de cabeza o temblores.

3 = hambrienta pero con algunos antojos. Está llena, pero no se siente completamente satisfecha; sus pensamientos siguen centrados en la comida.

5 = perfecta. Ya no tiene hambre y se siente satisfecha. Ya no está pensando en comer y está lista para empezar a realizar su siguiente tarea. Se siente energizada.

7 = comió demasiado. Siente que comió de más. Su abdomen se siente estirado y molesto. Se siente un poco aletargada.

MENÚ DEL PLAN ANTIABOTAGAMIENTO, DÍA Nº2

FECHA:

DESAYUNO

- ❏ 1 taza de cereal de la marca *Rice Krispies*®
- ❏ 1 taza de leche descremada
- ❏ ¼ de taza de semillas de girasol tostadas o crudas sin sal
- ❏ 4 onzas trocitos de piña enlatados en su jugo
- ❏ 1 vaso de Agua Aplanadora

TRUCO MENTAL: encuentre un *mantra* para comer. Elija una palabra o frase que la tranquilice, por ejemplo, "Estoy haciendo esta dieta para mí". Repítala después de cada bocado.

ALMUERZO

- ❏ 3 onzas de trocitos de atún en agua
- ❏ 1 taza de zanahorias cambray al vapor
- ❏ 1 palito de queso bajo en grasa
- ❏ 1 vaso de Agua Aplanadora

TRUCO MENTAL: invite a una amiga a almorzar con usted hoy y explíquele lo que está comiendo. Trate de recordar la mayor cantidad de principios del plan antiabotagamiento como pueda. Esto le ayudará a recordar por qué está haciendo esto, incluso aunque no tenga nada que ver con su rutina normal.

MERIENDA

- ❏ Licuado de piña: mezcle 1 taza de leche descremada, 4 onzas de trocitos de piña enlatados en su jugo y un puñado de hielo en la licuadora durante 1 minuto. Vierta el licuado a un vaso e incorpore 1 cucharada de aceite orgánico de semilla de lino prensado en frío o sirva con 1 cucharada de semillas de girasol o semillas de calabaza.

TRUCO MENTAL: cuelgue unos pantalones que usaba cuando era más flaca en un gancho a plena vista para que los tenga que ver todos los días. Le ayudarán a recordar su meta final. *Sí* le van a volver a quedar.

CENA

- ❏ 1 taza de hongos *cremini* frescos, salteados con 1 cucharadita de aceite de oliva
- ❏ 3 onzas de pechuga de pollo a la parrilla
- ❏ ½ taza de arroz integral cocido
- ❏ 1 vaso de Agua Aplanadora

TRUCO MENTAL: cante mientras prepara la cena. Según unos investigadores alemanes, su sistema inmunitario puede fortalecerse hasta en un 240 por ciento y puede elevar su nivel de hormonas antiestrés simplemente cantando.

DIARIO, DÍA Nº2

FECHA:

DESAYUNO	
ESTADO DE ÁNIMO:	PENSAMIENTOS/RETOS:
HAMBRE ANTES: -5 -3 0 3 5 7	HAMBRE DESPUÉS: -5 -3 0 3 5 7

ALMUERZO	
ESTADO DE ÁNIMO:	PENSAMIENTOS/RETOS:
HAMBRE ANTES: -5 -3 0 3 5 7	HAMBRE DESPUÉS: -5 -3 0 3 5 7

MERIENDA	
ESTADO DE ÁNIMO:	PENSAMIENTOS/RETOS:
HAMBRE ANTES: -5 -3 0 3 5 7	HAMBRE DESPUÉS: -5 -3 0 3 5 7

CENA	
ESTADO DE ÁNIMO:	PENSAMIENTOS/RETOS:
HAMBRE ANTES: -5 -3 0 3 5 7	HAMBRE DESPUÉS: -5 -3 0 3 5 7

MENÚ DEL PLAN ANTIABOTAGAMIENTO, DÍA Nº3

FECHA:

DESAYUNO

- ❑ 1 taza de *cornflakes* sin endulzar
- ❑ 1 taza de leche descremada
- ❑ ¼ de taza de semillas de girasol tostadas o crudas sin sal
- ❑ 2 cucharadas de pasas
- ❑ 1 vaso de Agua Aplanadora

TRUCO MENTAL: esta mañana, desayune sin distracciones. No prenda la radio, no vea el programa matutino en la televisión, no lea el periódico. Concéntrese en el sabor de cada bocado.

ALMUERZO

- ❑ 4 onzas de jamón de pavo orgánico, en rollitos
- ❑ 1 palito de queso bajo en grasa
- ❑ 1 bote de 1 pinta de tomates
- ❑ 1 vaso de Agua Aplanadora

TRUCO MENTAL: almuerce con elegancia. Sirva su Agua Aplanadora en la copa de cristal más fina que tenga. Convierta esta copa en su vaso especial para aplanar su vientre y úselo en cada comida.

MERIENDA

- ❑ Licuado de melocotón: mezcle 1 taza de leche descremada y 1 taza de melocotones congelados sin endulzar en una licuadora durante 1 minuto. Vierta el licuado en un vaso e incorpore 1 cucharada de aceite orgánico de semilla de lino prensado en frío o sirva con 1 cucharada de semillas de girasol o semillas de calabaza.

TRUCO MENTAL: dese un momento para dar las gracias por los alimentos que está comiendo, el cuerpo que está nutriendo y la vida que está mejorando. No necesita ser una ceremonia religiosa. ¡Está perfectamente bien que sólo les dé las gracias al productor de melocotones y a sus padres!

CENA

- ❑ 1 taza de habichuelas verdes, cocidas
- ❑ 3 onzas de chuleta de pechuga de pavo a la parrilla u horneada
- ❑ ½ taza de papas rojas rostizadas con 1 cucharadita de aceite de oliva
- ❑ 1 vaso de Agua Aplanadora

TRUCO MENTAL: piense en usted misma. ¿Recuerda la lista que escribió en el Capítulo 4, la que incluía a todas las personas importantes en su vida? Cuando esté cenando, piense en todo lo que está haciendo para cuidar su cuerpo y su espíritu.

DIARIO, DÍA Nº3

FECHA:

DESAYUNO	
ESTADO DE ÁNIMO:	PENSAMIENTOS/RETOS:

HAMBRE ANTES: -5 -3 0 3 5 7 | HAMBRE DESPUÉS: -5 -3 0 3 5 7

ALMUERZO	
ESTADO DE ÁNIMO:	PENSAMIENTOS/RETOS:

HAMBRE ANTES: -5 -3 0 3 5 7 | HAMBRE DESPUÉS: -5 -3 0 3 5 7

MERIENDA	
ESTADO DE ÁNIMO:	PENSAMIENTOS/RETOS:

HAMBRE ANTES: -5 -3 0 3 5 7 | HAMBRE DESPUÉS: -5 -3 0 3 5 7

CENA	
ESTADO DE ÁNIMO:	PENSAMIENTOS/RETOS:

HAMBRE ANTES: -5 -3 0 3 5 7 | HAMBRE DESPUÉS: -5 -3 0 3 5 7

Escala de hambre

-5 = excesivamente hambrienta. Quiere devorar lo primero que le pongan delante y tiene dificultades para comer más despacio.

-3 = muy hambrienta e irritable. Considera que esperó demasiado tiempo para comer.

0 = leve a moderadamente hambrienta. Puede que tenga algunos síntomas físicos de hambre, como ruidos en el estómago y esa sensación de que "necesita comer pronto", pero no está excesivamente hambrienta ni presentando síntomas desagradables como dolor de cabeza o temblores.

3 = hambrienta pero con algunos antojos. Está llena, pero no se siente completamente satisfecha; sus pensamientos siguen centrados en la comida.

5 = perfecta. Ya no tiene hambre y se siente satisfecha. Ya no está pensando en comer y está lista para empezar a realizar su siguiente tarea. Se siente energizada.

7 = comió demasiado. Siente que comió de más. Su abdomen se siente estirado y molesto. Se siente un poco aletargada.

MENÚ DEL PLAN ANTIABOTAGAMIENTO, DÍA Nº4

FECHA:

DESAYUNO

- ❏ 1 paquete de cereal de trigo de la marca *Cream of Wheat®*, instantáneo
- ❏ 1 taza de leche descremada
- ❏ ¼ de taza de semillas de girasol tostadas o crudas sin sal
- ❏ 2 ciruelas secas
- ❏ 1 vaso de Agua Aplanadora

TRUCO MENTAL: ríase. Un niño de 4 años de edad se ríe alrededor de 400 veces al día; un adulto, alrededor de 15. Hoy, aunque esté sola cuando se siente a comer, ríase con su tazón de cereal, carcajéese con su vaso de Agua Aplanadora.

ALMUERZO

- ❏ 4 onzas de jamón de pavo orgánico, en rollitos
- ❏ 1 taza de zanahorias cambray al vapor
- ❏ 1 palito de queso bajo en grasa
- ❏ 1 vaso de Agua Aplanadora

TRUCO MENTAL: tómese unos minutos para preparar el almuerzo de hoy con la elegancia de un *chef*. Envuelva el palito de queso y las zanahorias con las rebanadas de jamón de pavo, luego rebane los rollitos de forma inclinada y arréglelos en el plato. Decore su platillo con hierbas frescas.

MERIENDA

- ❏ Licuado de fresa: mezcle 1 taza de leche descremada y 1 taza de fresas congeladas sin endulzar en una licuadora durante 1 minuto. Vierta el licuado en un vaso e incorpore 1 cucharada de aceite orgánico de semilla de lino prensado en frío o sirva con 1 cucharada de semillas de girasol o semillas de calabaza.

TRUCO MENTAL: antes de sentarse a comer, cierre sus ojos y diga algo amable y reconfortante acerca de su cuerpo. Mencione cuánto ama sus brazos o cómo la gente le dice que tiene unos ojos hermosos o una sonrisa maravillosa.

CENA

- ❏ 1 taza de *squash* amarillo salteado con 1 cucharadita aceite de oliva
- ❏ 3 onzas de pechuga de pollo a la parrilla
- ❏ ½ taza de arroz integral cocido
- ❏ 1 vaso de Agua Aplanadora

TRUCO MENTAL: sirva la cena de hoy en su mejor vajilla. Ponga la mesa con sus cubiertos finos y servilletas de tela.

DIARIO, DÍA Nº4

FECHA:

DESAYUNO	
ESTADO DE ÁNIMO:	PENSAMIENTOS/RETOS:
HAMBRE ANTES: -5 -3 0 3 5 7	HAMBRE DESPUÉS: -5 -3 0 3 5 7

ALMUERZO	
ESTADO DE ÁNIMO:	PENSAMIENTOS/RETOS:
HAMBRE ANTES: -5 -3 0 3 5 7	HAMBRE DESPUÉS: -5 -3 0 3 5 7

MERIENDA	
ESTADO DE ÁNIMO:	PENSAMIENTOS/RETOS:
HAMBRE ANTES: -5 -3 0 3 5 7	HAMBRE DESPUÉS: -5 -3 0 3 5 7

CENA	
ESTADO DE ÁNIMO:	PENSAMIENTOS/RETOS:
HAMBRE ANTES: -5 -3 0 3 5 7	HAMBRE DESPUÉS: -5 -3 0 3 5 7

Escala de hambre

–5 = excesivamente hambrienta. Quiere devorar lo primero que le pongan delante y tiene dificultades para comer más despacio.

–3 = muy hambrienta e irritable. Considera que esperó demasiado tiempo para comer.

0 = leve a moderadamente hambrienta. Puede que tenga algunos síntomas físicos de hambre, como ruidos en el estómago y esa sensación de que "necesita comer pronto", pero no está excesivamente hambrienta ni presentando síntomas desagradables como dolor de cabeza o temblores.

3 = hambrienta pero con algunos antojos. Está llena, pero no se siente completamente satisfecha; sus pensamientos siguen centrados en la comida.

5 = perfecta. Ya no tiene hambre y se siente satisfecha. Ya no está pensando en comer y está lista para empezar a realizar su siguiente tarea. Se siente energizada.

7 = comió demasiado. Siente que comió de más. Su abdomen se siente estirado y molesto. Se siente un poco aletargada.

¡APLANÓ SU PANZA!

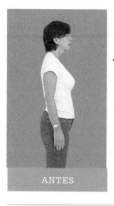

ANTES

DESPUÉS

Colleen O'Neill-Groves

EDAD: 45

PÉRDIDA DE PESO:

6

LIBRAS EN 32 DÍAS

REDUCCIÓN DE MEDIDAS:

5,5

PULGADAS

HE PASADO MI VIDA ENTERA HACIENDO UNA U OTRA DIETA —SE LAMENTA Colleen O'Neill-Groves—. En verdad, las he probado todas, pero ninguna con resultados duraderos. Siempre había una desventaja en algún lado". Según cuenta Colleen, con todas estas dietas, cuando *en efecto* bajó de peso, los primeros lugares donde perdía grasa eran su cara y sus senos, los cuales se veían bien desde antes que empezara la dieta. Y su panza —donde *más* necesitaba deshacerse de la grasa— siempre era el último lugar en adelgazar. Otro aspecto que no podía manejar era que todo el tiempo tenía hambre. "Terminaba mi almuerzo y de inmediato empezaba a pensar, *'Bueno, ¿qué tan pronto puedo comerme mi merienda?'*"

Esta dieta, dice la mamá de tres niños, que actualmente tiene 45 años de edad, incluye todo lo bueno y maravilloso. Ella dice que la comida es asombrosa pero explica que para que el plan funcione, una tiene que deshacerse de cualquier idea preconcebida acerca de cosas como el aceite de oliva y los frutos secos. Ella se seguía preguntando cómo alguien podía bajar de peso comiendo todos esos alimentos deliciosos. "Las barras fueron una sorpresa agradable. Y el *waffle*, la salsa *pesto*, la *pizza*. . . simplemente maravilloso. Por supuesto, cuando hacía las otras dietas podía comer cantidades ilimitadas de verduras, pero después de un rato, ya no podía ni mirar otra hoja de lechuga. Y nunca me permitieron comer sándwiches (emparedados) enrollados ni aguacate (palta) ni salsa *pesto*".

Sin embargo, no todo fue color de rosa, admite. Ella describe los primeros 4 días —el plan antiabotagamiento— como "no tan fáciles", pero agrega que sólo duró 4 días y "a fin de cuentas, definitivamente resultó ser la mejor manera de empezar. Supuse que podría hacer lo que fuera durante 4 días. Ahora, cuando me excedo en un fin de semana, vuelvo a seguir el plan antiabotagamiento para compensar".

Durante las primeras 4 semanas, Colleen bajó 6 libras (2,7 kg) de peso. "No estaba tan gorda para empezar —dice—, entonces realmente quedé muy contenta con los resultados. Perdí 1 pulgada (2,54 cm) en cada muslo, 1 pulgada en cada brazo y unas cuantas pulgadas en mi abdomen —mientras que mi busto permaneció igual— que es exactamente lo que siempre había querido lograr".

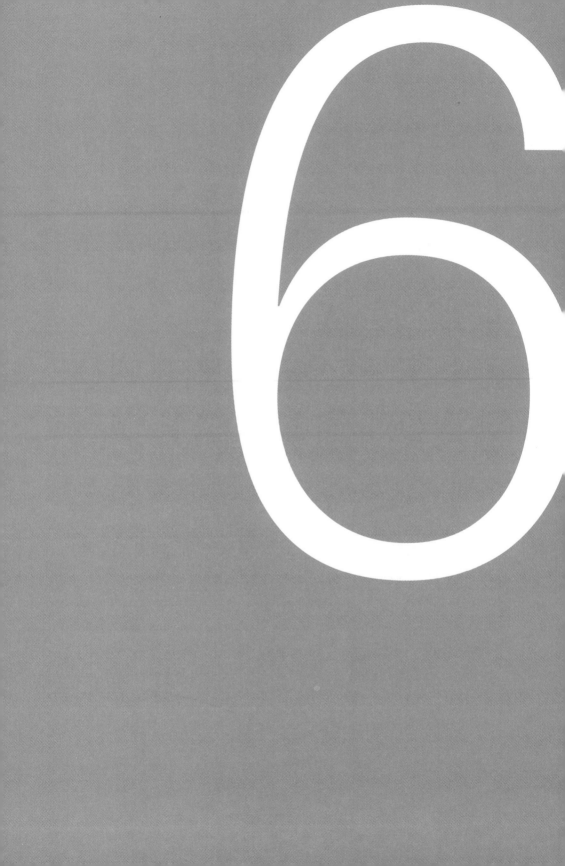

LAS PAUTAS APLANADORAS

¿NO ES ASOMBROSA la manera tan dramática en que puede cambiar cómo piensa y cómo se siente en tan sólo 4 cortos días? Usted acaba de completar una de las principales fases de la dieta: ha dominado el difícil arte de abolir el abotagamiento de su vida para siempre. Y si completó cada uno de los Trucos Mentales, también ha acumulado muchas estrategias útiles que podrá emplear en cualquier lugar y en cualquier momento para sentirse más segura y mantenerse motivada. Pero ahora que ya ha visto cómo luce un vientre más plano y que ha sentido la confianza renovada que surge al lograr resultados tan rápidos, está lista para pasar a la fase de la dieta que le transformará la vida: está lista para deshacerse de la grasa abdominal.

Para casi todas las personas que alguna vez en su vida han tratado de bajar de peso, la palabra *dieta* significa una larga lista de alimentos prohibidos, hambre constante, luchas para que la fuerza de voluntad no flaquee y, a la larga, el retorno a una alimentación "normal" tras haber llegado a la meta. Para Cynthia y para mí, la palabra *dieta* tiene un significado completamente diferente, uno que ha sido inspirado por los Institutos Nacionales de Salud, que simplemente definen una dieta como "lo que una persona come y bebe; un tipo de plan alimenticio". Por lo tanto, nuestro plan ofrece una forma de alimentarse que le permite llegar a su peso ideal y luego quedarse ahí, al mismo tiempo que optimiza su salud y su energía y disminuye enormemente su probabilidad de contraer casi cualquier enfermedad crónica.

Nuestro plan, como usted ya sabe, le hace una promesa específica: menos grasa abdominal. Y una menor cantidad de grasa abdominal reducirá, a su vez, su riesgo de contraer enfermedades. Pero incluso después de que habíamos encontrado estudios de investigación que apoyaban la noción de que un grupo alimenticio en particular —aquellos queridos ácidos grasos monoinsaturados (*MUFA* por sus siglas en inglés)— podían lograr justo eso, e incluso después de que Cynthia calculó los conteos de calorías y se aseguró que se cumpliera con los requerimientos de nutrientes de una mujer común, aún nos quedaba bastante trabajo por hacer. Yo sabía que esta dieta iba a tener que competir con una repisa entera (o varias) atestadas de dietas populares, cada una de las cuales promete una pérdida de peso significativa. Yo sabía que para que sobresaliera de todos los demás planes en la repisa, esta dieta tenía que ofrecer algo —o muchas cosas— que las otras dietas no tuvieran.

El primer paso fue preguntarle a las lectoras de la revista *Prevention* qué era lo que amaban y odiaban de las dietas tradicionales para bajar de peso. Pronto descubrí que lo que es una pesadilla para una mujer, es el sueño de otra, razón por la que, hoy en día, probablemente hay un libro de dieta en el mercado para cada mujer. Hay libros para personas con cierto tipo de sangre, para personas que odian los carbohidratos, para personas con fobia a las grasas, y hasta para personas que les gusta la sopa de repollo (col), sean quienes sean estas personas únicas y aventureras. Pero hablé con Cynthia y descubrí algunas verdades universales acerca de las dietas que realmente funcionan para la gran mayoría de las personas.

- Ofrecen consejos sabios y sí cumplen lo que prometen. (De acuerdo: yo no les ofrecería menos que eso a las lectoras de *Prevention*).
- Ofrecen un plan al que las mujeres pueden volver una y otra vez, cada vez que sus pantalones de mezclilla (mahones, pitusas, *jeans*) favoritos empiecen a sentirse un poco entallados. (De acuerdo: el plan antiabotagamiento de cuatro días es una solución segura y eficaz a la que puede recurrir cada vez que necesite adelgazar al instante).
- Son fáciles de seguir durante el resto de la vida. (¿De acuerdo?)

Bueno, ahí estaba el meollo del asunto: ¿cómo podíamos diseñar un plan que funcionara para todo el mundo, todo el tiempo? Le di muchas vueltas a este asunto y empecé a creer que no sería posible, simplemente porque hay tantas definiciones de "perfecto" como lectoras de este libro. Sin embargo, Cynthia me aseguró que sí era posible. Sus años de experiencia como asesora en nutrición y la planeación rigurosa que llevó al cabo para diseñar esta dieta son las columnas vertebrales de este estilo de vida. Sí era posible porque nuestra dieta ofrece:

■ UN ÉNFASIS EN LA BUENA SALUD Y EN MÁS ENERGÍA. Cualquiera puede perder peso al consumir 1.200 calorías al día. Pero estas son algunas otras cosas que también perderá: músculo, densidad ósea, alegría de vivir, salud mental y, si sigue una dieta así durante demasiado tiempo, su sentido del humor. (¡Lo he visto con mis propios ojos!) Con sus alimentos nutritivos y satisfacientes y sus 1.600 calorías al día, nuestro plan es de lo más saludable.

■ SABOR. ¡Después de todo, este plan consiste en comida! Nosotras creemos que ninguna dieta está "completa" o es "saludable" a menos que esté repleta de alimentos y comidas deliciosas que cualquier paladar pueda disfrutar. Nuestro plan ofrece tanto sabor como nutrición.

■ REALISMO. No le pediríamos a nadie que hiciera algo que nosotras mismas no estaríamos dispuestas o no fuéramos capaces de hacer nosotras mismas.

■ FLEXIBILIDAD. Si no tiene mucho tiempo de sobra, queríamos que pudiera prepararse sus comidas rápidamente, teniendo que cocinar poco o nada. Si, por otra parte, quiere cocinarles a sus amistades o familiares, queríamos facilitarle eso sin poner en peligro su meta. Y por último, si no le agrada alguna comida que le sugerimos, puede intercambiarla por algo que *sí* quiera comer. Esta dieta no podría ser más flexible.

Las tres reglas de oro

A LO LARGO DE LOS PRÓXIMOS 28 días —y en adelante— usted va a comer muy bien. ¿Qué tal le suenan unos camarones picantes glaceados? ¿O chuletas de cerdo? ¿O qué tal unas papitas fritas o un pudín de chocolate? Estos son sólo unos cuantos de los platos "antidietéticos" que estará disfrutando. Y tampoco tendrá que pasar mucho tiempo preparándolos. Hemos desarrollado dos maneras distintas de seguir esta dieta: la primera, en el Capítulo 7, le resultará perfecta si usted está demasiado ocupada para siquiera pensar en preparar el almuerzo o la cena. También es una manera maravillosa de familiarizarse con esta nueva forma de alimentarse, porque ya nos hemos encargado de los detalles importantes. No tendrá que romperse la cabeza para calcular el tamaño de las porciones porque todo viene por porciones. El Capítulo 8 está repleto de recetas cargadas con MUFA y adiciones alimenticias que le permitirán no dejar la dieta cuando no tenga la opción de comer nuestros platos prácticos, por ejemplo, una noche que salga a cenar con su familia o cuando tenga invitados en su casa. Ambos planes se adhieren a tres reglas muy importantes que deberá seguir si quiere cosechar los beneficios que le ofrece este plan, tanto en términos de su salud como de pérdida de peso. Las reglas de oro son las siguientes:

- Regla Nº1: consuma 400 calorías por comida.

- Regla Nº2: nunca pase más de 4 horas sin comer.

- Regla Nº3: coma un MUFA en cada comida.

REGLA Nº1: CONSUMA 400 CALORÍAS EN CADA COMIDA.

PROBABLEMENTE HA NOTADO simplemente al ver la lista de alimentos con MUFA que aparece en la página 45, que no son exactamente bajos en calorías. Todos son alimentos —frutos secos, aceites, chocolate— que normalmente le dicen que debe evitar cuando está tratando de bajar de peso. Pero debido a que estos MUFA son esenciales para deshacerse de la grasa abdominal, es sumamente importante que controle las calorías de los alimentos que los acompañan. Todas las comidas de esta dieta brindan un MUFA *y* suman alrededor de 400 calorías en total. Otra ventaja adicional de este plan de calorías controladas es que puede sustituir una comida entera por otra. Puede comer el desayuno a la hora de la cena o el almuerzo a la hora del desayuno. Si gusta, incluso puede comer cuatro desayunos en un día. Eso también es otra cosa que hace que este plan sea muy fácil. Yo no espero que le agrade cada una de las comidas que hemos diseñado. Pero por otra parte, si encuentra unas cuantas que simplemente le encantan, puede disfrutarlas cuantas veces guste.

Esta dieta es de 1.600 calorías al día porque eso es lo que necesita una mujer de talla, constitución y nivel de actividad comunes para llegar a su peso corporal ideal y mantenerse ahí. Por lo tanto, un plan de 1.600 calorías no la hará morirse de hambre; es suficiente para mantener su nivel de energía, apoyar a su sistema inmunitario y mantenerla con el tejido muscular, el cual es clave para quemar calorías. Eso significa que no se sentirá agotada, de mal humor, irritable, voluble ni hambrienta mientras va deshaciéndose de la grasa abdominal.

REGLA N°2: NUNCA PASE MÁS DE 4 HORAS SIN COMER.

Yo NO TENGO que decirle que una dieta no funcionará si la hace sentirse hambrienta o cansada. Por eso, en esta dieta usted *tiene* que comer cada 4 horas. Si espera demasiado para comer, puede llegar a tener tanta hambre (y a estar tan irritable) que le será difícil hasta pensar con claridad. Eso significa que no tendrá la energía ni la paciencia para elegir alimentos sanos, por no mencionar para prepararlos. Probablemente querrá atiborrarse de lo primero que vea (una bolsa de papitas fritas, puñados de cereal seco directo de la caja, galletitas y demás) y probablemente le costará trabajo tomarse su tiempo mientras coma y evitar servirse otra vez.

TABLA DE RACIONES DE MUFA

ALIMENTO	RACIÓN	CALORÍAS
EDAMAMES, SIN CÁSCARA Y HERVIDOS	1 taza	298
CHISPAS DE CHOCOLATE SEMIAMARGO	¼ de taza	207
MANTEQUILLA DE ALMENDRA	2 cucharadas	200
MANTEQUILLA DE NUEZ DE LA INDIA	2 cucharadas	190
MANTEQUILLA DE SEMILLA DE GIRASOL	2 cucharadas	190
CREMA DE CACAHUATE NATURAL, CON TROCITOS	2 cucharadas	188
CREMA DE CACAHUATE NATURAL, SIN TROCITOS	2 cucharadas	188
TAHINI	2 cucharadas	178
SEMILLAS DE CALABAZA	2 cucharadas	148
ACEITE DE *CANOLA*	1 cucharada	124
ACEITE DE SEMILLAS DE LINO	1 cucharada	120
NUECES DE MACADAMIA	2 cucharadas	120
ACEITE DE ALAZOR (ALTO EN ÁCIDO OLEICO)	1 cucharada	120
ACEITE DE SÉSAMO O ACEITE DE FRIJOL DE SOYA	1 cucharada	120
ACEITE DE GIRASOL (ALTO EN ÁCIDO OLEICO)	1 cucharada	120
ACEITE DE NUEZ	1 cucharada	120
ACEITE DE OLIVA	1 cucharada	119
ACEITE DE CACAHUATE	1 cucharada	119
PIÑONES	2 cucharadas	113
NUECES DEL BRASIL	2 cucharadas	110
AVELLANAS	2 cucharadas	110
CACAHUATES	2 cucharadas	110
ALMENDRAS	2 cucharadas	109
NUECES DE LA INDIA	2 cucharadas	100
AGUACATE DE CALIFORNIA	¼ de taza	96
PACANAS	2 cucharadas	90
SEMILLAS DE GIRASOL	2 cucharadas	90
CREMA DE ACEITUNA NEGRA	2 cucharadas	88
PISTACHOS	2 cucharadas	88
NUECES	2 cucharadas	82
PESTO	1 cucharada	80
AGUACATE DE FLORIDA	¼ de taza	69
ACEITUNAS VERDES O NEGRAS	10 grandes	50

Las meriendas (refrigerios, tentempiés) son especialmente importantes, pero la hora en que tiene que comérselas depende enteramente de usted. A mí me gusta comerme mi merienda en la noche mientras estoy leyendo manuscritos, pero algunas de las editoras con la que trabajo necesitan hacer una comida pequeña a media tarde para que puedan seguir funcionando hasta la hora de la cena. Su hora de merendar es enteramente personal y enteramente esencial. Para ayudarla a incluir su merienda cada día, Cynthia ha creado una variedad de Meriendas que podrá preparar con antelación y llevar con usted cada mañana. Son portátiles y están cargadas de MUFA. Use las Meriendas como su comida para llevar.

REGLA Nº3: CONSUMA UN MUFA EN CADA COMIDA.

"Un MUFA en cada comida" se ha convertido casi en un *mantra* para mí. Cómo ya sabe, "MUFA" son las siglas en inglés de "ácido graso monoinsaturado", que es un tipo de grasa "buena", saludable para el corazón y que le ayuda a combatir las enfermedades, que se encuentra en ciertos alimentos como las almendras, la crema de cacahuate (mantequilla de maní), el aceite de oliva, el aguacate (palta) e incluso en el chocolate. Los MUFA están repletos de grasas insaturadas y producen el efecto exactamente opuesto al de las grasas saturadas y las transgrasas poco saludables de las que ya ha oído hablar en las noticias.

¡Pero aún hay más! Los MUFA son deliciosos en sí mismos. ¿A quién no le encanta verter un poco de aceite de oliva sobre su ensalada o comer un puñado de chispas de chocolate? Usted encontrará alimentos ricos en MUFA incluidos en los menúes de comidas y las meriendas. Puede sustituir un MUFA por otro siempre y cuando los conteos de calorías sean prácticamente equivalentes. Por ejemplo, puede cambiar la mantequilla de almendra (200 calorías) por chispas de chocolate semiamargo (207). Para averiguar más acerca de las cantidades que corresponden a una ración de MUFA por comida, consulte la tabla que aparece en la página opuesta. Mejor aún, fotocopie esta tabla y péguela en la parte interna de la puerta de su despensa. Para familiarizarse más con los cinco grupos de MUFA y aprender a comprarlos, almacenarlos y prepararlos, pase a la página 117.

(*Nota*: si encuentra en este capítulo términos que no entiende o que jamás ha visto, favor de remitirse al glosario en la página 359).

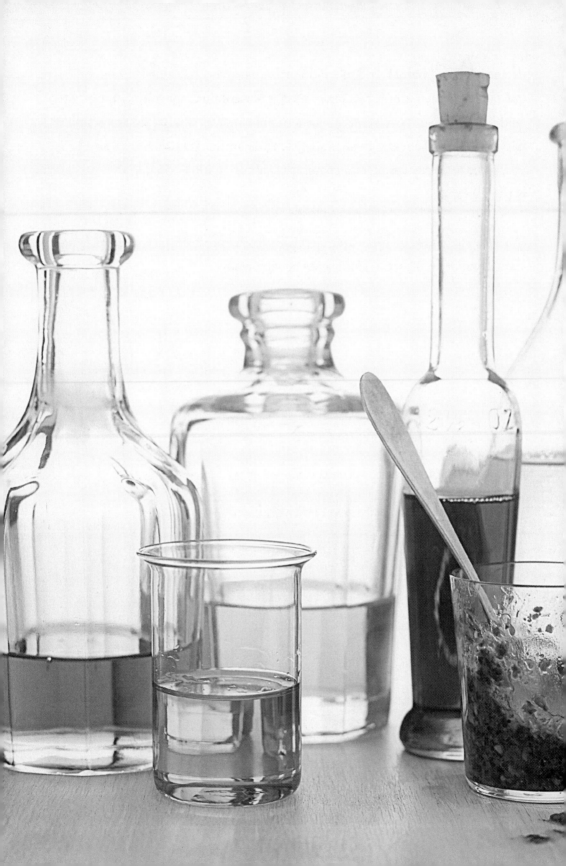

1. Aceites

ROCÍE SU COMIDA con los MUFA más versátiles que hay en la cocina. Elija su aceite según para lo que lo vaya a usar, ya sea para cocinar o verter, y también según su sabor: fuerte o suave.

GUÍA DE COMPRA Y USO: recomendamos los aceites extraídos por el método de prensado, dado que este es un proceso de extracción en el que no se emplean sustancias químicas. Este método natural permite que el aceite conserve su color, aroma y nutrientes naturales. Los aceites prensados en frío (*cold pressed*) son extraídos por prensa en un ambiente de temperatura controlada para mantenerla por debajo de 120°F. Esto es importante para los aceites delicados como el de semilla de lino.

GUÍA DE ALMACENAMIENTO: elija un envase que sólo contenga la cantidad que usará durante 2 meses. A medida que el envase se va vaciando, se va llenando de oxígeno, el cual ocasiona que el aceite se oxide o deteriore. A la larga, esto produce un sabor rancio o amargo (como a cartón mojado) y contribuye a la descomposición de la vitamina E y los preciados MUFA que contiene. Opte por envases de vidrio oscuro o latas (en vez de botellas de plástico transparente) para proteger el aceite de la luz, que es otra fuente de oxidación que deteriorará su sabor. Puede almacenar las botellas abiertas de aceite de oliva, de *canola* y de cacahuate (maní) en un lugar fresco y oscuro, como la parte trasera de su despensa, pero siempre debe guardar el aceite de semillas de lino en el refrigerador porque se descompone con mayor rapidez a temperaturas más cálidas.

HISTORIA

Los aceites que se extraen de alimentos de origen vegetal han sido usados en casi todas las culturas alrededor del mundo desde épocas ancestrales. Una cocina que data de 4.000 años atrás descubierta por un arqueólogo en Indiana reveló que se usaban grandes lozas de piedra para triturar frutos secos y luego extraer el aceite.

UN DATO INTERESANTE

EL ACEITE DE ALAZOR QUE DICE "*HIGH-OLEIC*" (ALTO EN ÁCIDO OLEICO) EN LA ETIQUETA ES EL QUE CONTIENE LOS MUFA MÁS BENÉFICOS. SEGUIDO POR EL ACEITE DE OLIVA Y LUEGO EL ACEITE DE *CANOLA*.

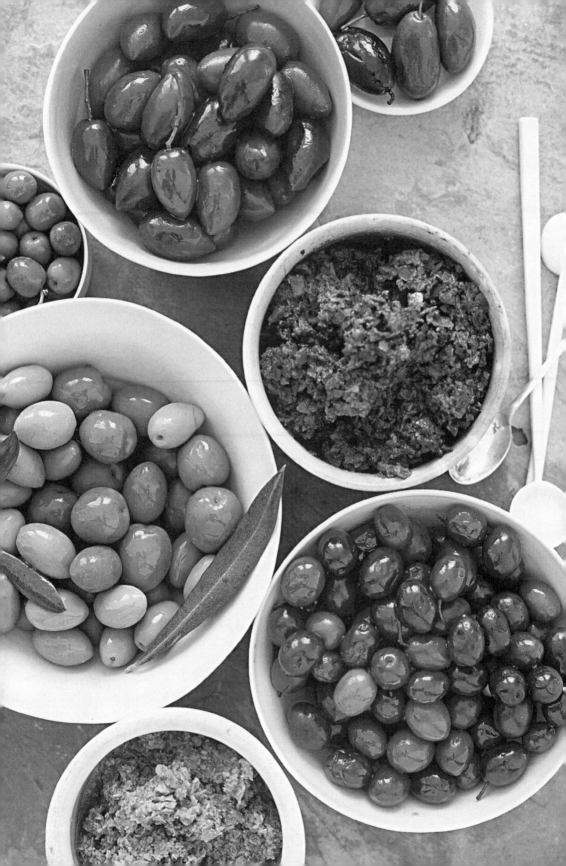

2. Aceitunas

CON TANTOS TIPOS DE ACEITUNAS, debe de haber por lo menos uno que agradará a su paladar. Elíjala según su color (negra o verde) o su sabor (salada, dulce o condimentada). Cuando sienta que ya no puede comer una aceituna más, opte por *tapenade,* una pasta untable deliciosamente picante hecha de aceitunas molidas.

GUÍA DE COMPRA Y USO: las aceitunas frescas están disponibles durante el verano en los supermercados especializados, pero no se deje atraer a menos que usted sea una cocinera *gourmet* en serio; son increíblemente amargas e incomestibles, gracias a un compuesto que contienen naturalmente llamado oleuropeína. En vez, elija las aceitunas más apetitosas en la sección de salchichonería (*deli*) de su supermercado, donde podrá encontrar aceitunas pasteurizadas y curadas en aceite, sal o salmuera y condimentadas con hierbas o chiles picantes. Las aceitunas se pueden comprar en frascos y latas y también a granel.

GUÍA DE ALMACENAMIENTO: las aceitunas se deben guardar en el refrigerador después de abiertas, ya sea en el mismo frasco o en un envase hermético. Si compró aceitunas en lata, transfiera las sobrantes a otro envase hermético antes de guardarlas en el refrigerador.

HISTORIA

Procedentes de las regiones costeñas del Mediterráneo, Asia y algunas regiones de África, las aceitunas han sido cultivadas desde el año 6.000 a.C. y son uno de los alimentos más antiguos que se conocen. Estas gemas fueron traídas al continente americano por los exploradores españoles y portugueses durante los siglos XV y XVI y a las misiones de California a fines del siglo XVIII. Actualmente, la mayoría de las aceitunas comerciales se cultivan en España, Italia, Grecia y Turquía.

UN DATO INTERESANTE

LA MEDICINA CHINA TRADICIONAL EMPLEA LA SOPA DE ACEITUNA COMO RECETA PARA ALIVIAR EL DOLOR DE GARGANTA Y ESTA ES LA ÚNICA RECETA EN QUE LA ACEITUNA APARECE EN LA COCINA CHINA.

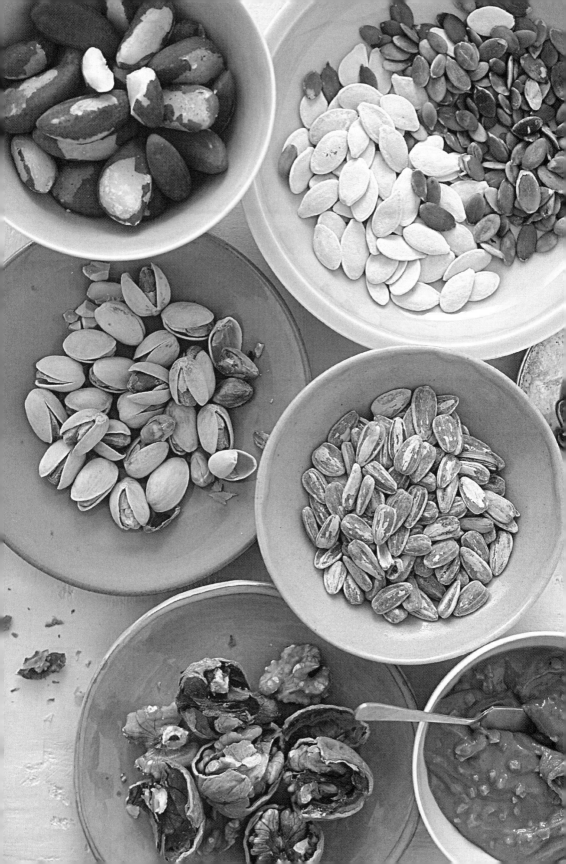

3. Frutos secos y semillas

ESTOS ALIMENTOS han sido reverenciados durante mucho tiempo por sus altos niveles de proteína, fibra y antioxidantes (¡por no mencionar esas grasas saludables!). Agréguelos a su yogur, cereal y ensaladas; úselos para adornar el pescado y el pollo o simplemente cómalos directo de la bolsa como merienda (refrigerio, tentempié).

GUÍA DE COMPRA Y USO: los frutos secos y las semillas se venden de una gran variedad de formas, entre ellas, en latas selladas al vacío, frascos de vidrio, bolsas selladas y a granel. Pueden venir enteros, rebanados o picados; crudos o tostados; con o sin cáscara. Si prefiere comprarlos a granel, elija un mercado que tenga una alta rotación de productos y que los guarde en recipientes cubiertos, para que siempre estén perfectamente frescos. Los frutos secos con cáscara deberán estar libres de grietas u hoyos, sentirse un poco pesados para su tamaño y no cascabelear dentro de la cáscara. Los frutos secos sin cáscara deben verse regordetes y de tamaño y forma uniforme.

GUÍA DE ALMACENAMIENTO: debido a su alto contenido de grasa, los frutos secos y las semillas tienden a arranciarse con rapidez una vez que se les quita la cáscara, especialmente si están expuestos al calor, la luz y la humedad durante su almacenamiento. Por lo tanto, cómprelos lo más frescos posible. Cuando se guardan en un lugar fresco y seco y en un envase hermético, los frutos secos crudos con cáscara le durarán de seis meses hasta un año, mientras que los frutos secos sin cáscara se mantendrán frescos de tres a cuatro meses bajo las mismas condiciones. Los frutos secos sin cáscara se pueden almacenar hasta 4 meses en el refrigerador y seis meses en el congelador.

HISTORIA

Los frutos secos y las semillas tienen una historia larguísima. Las almendras eran uno de los alimentos preferidos de los faraones egipcios. El uso de la semilla de lino data de la Era de Piedra y la Antigua Grecia. Los indios norteamericanos han estado usando semillas de girasol durante más de 5.000 años, y los cacahuates (maníes) eran uno de los alimentos básicos de la alimentación de los aztecas.

UN DATO INTERESANTE

LAS NUECES DE MACADAMIA BRINDAN MÁS MUFA QUE CUALQUIER OTRO FRUTO SECO O SEMILLA.

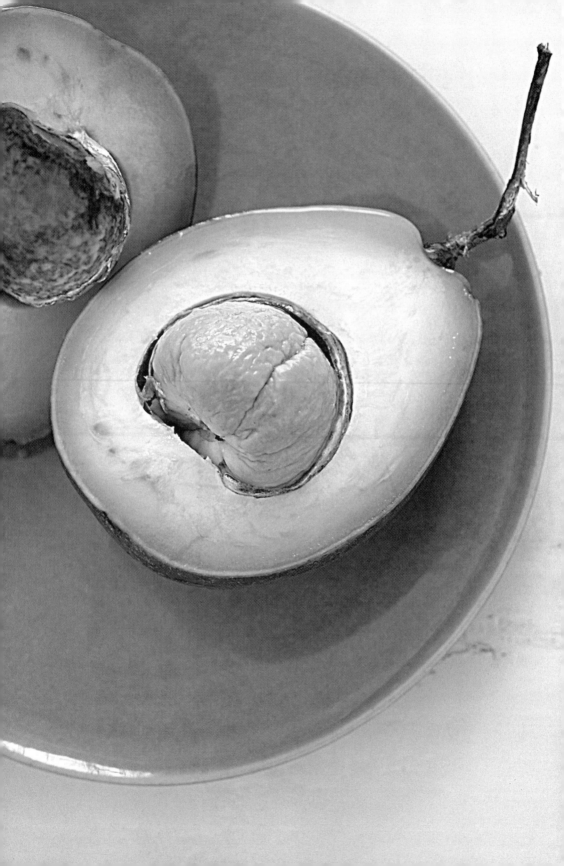

4. Aguacate

ALGUNA VEZ UN ALIMENTO de lujo reservado sólo para la realeza, el aguacate (palta) supercremoso es un festín de riquezas. Ya sea machacado para hacer un *dip* o rebanado en una ensalada, este alimento delicioso y rico en MUFA es como mantequilla, sólo que mejor.

GUÍA DE COMPRA Y USO: cuando esté seleccionando cualquier aguacate, busque una fruta con cáscara ligeramente blanda que se hunda un poco cuando la presione con su pulgar. Evite las frutas magulladas, agrietadas o con hendiduras. Los aguacates con cuello en forma de gota usualmente se han dejado madurar en el árbol y tendrán un sabor más intenso que las frutas redondas. Ya que haya madurado, utilice un cuchillo filoso para rebanarlo longitudinalmente, guiando el cuchillo suavemente alrededor del hueso. Luego, gire ambas mitades en direcciones opuestas para separarlas. El hueso se quedará en una de las mitades. Inserte cuidadosamente el cuchillo en el hueso y gírelo para sacarlo. Puede pelar la cáscara o rebanar cuidadosamente el aguacate mientras sigue en su cáscara, cortándolo en rebanadas largas o trozos y luego usar una cuchara para separarlo de la cáscara.

GUÍA DE ALMACENAMIENTO: un aguacate entero y maduro con cáscara durará uno o dos días en el refrigerador. Un aguacate ligeramente inmaduro se puede madurar en tan sólo uno o dos días guardándolo en una bolsa de papel y dejándolo sobre el mostrador de la cocina. Para evitar que cualquier sobrante se ponga café, recubra la pulpa expuesta con jugo de limón, envuélvalo bien con envoltura plástica y guárdelo en el refrigerador.

HISTORIA

El aguacate se ha cultivado en América Central y del Sur desde el año 8.000 a.C. No se introdujo a los Estados Unidos sino hasta principios del siglo XX, cuando se plantó por primera vez en California y Florida.

UN DATO INTERESANTE

EL AGUACATE HASS TIENE UNA CONSISTENCIA MUCHO MÁS CREMOSA QUE EL AGUACATE QUE SE CULTIVA EN FLORIDA Y BRINDA CASI EL DOBLE DE MUFA POR RACIÓN DE ¼ DE TAZA.

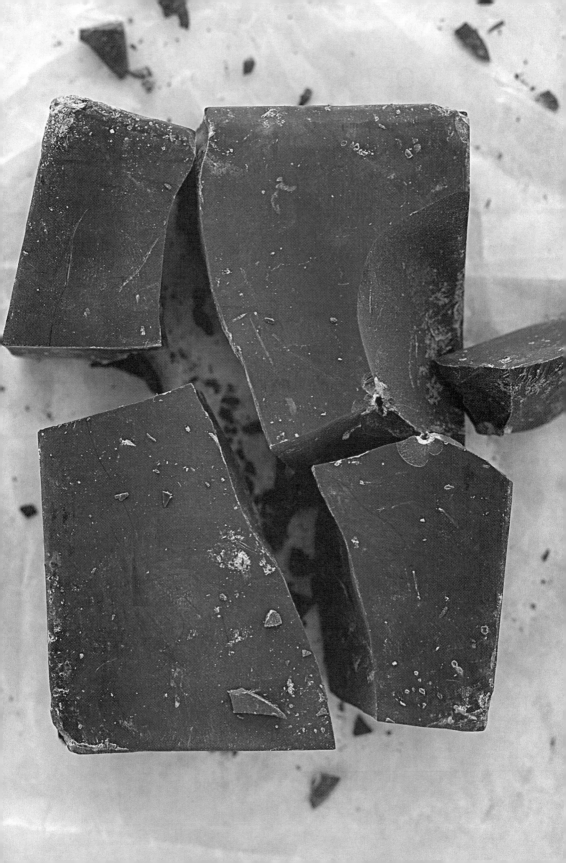

5. Chocolate amargo

NUESTRO ALIMENTO RICO EN MUFA MÁS AMADO. El que nos hace desvanecer. El que hace que cada comida o merienda (refrigerio, tentempié) sea un poco más dulce. Y el que hace que todas queramos iniciar esta dieta y no dejar de seguirla jamás.

GUÍA DE COMPRA Y USO: el chocolate semiamargo y otros chocolates amargos tienen un contenido suficientemente bajo de azúcar y suficientemente alto de ácidos grasos monoinsaturados para haberse ganado el premio "MUFA" en nuestro libro. El chocolate con un mayor contenido de cacao —en el empaque generalmente se lista el porcentaje— típicamente es más oscuro, menos dulce y ligeramente más amargo, pero esto nos conviene. Si está acostumbrada a comer chocolate hecho con leche, conviértase al chocolate amargo gradualmente para que entrene a su paladar a apreciar el sabor más fuerte del verdadero chocolate amargo. Puede comprarlo en trozos grandes (que popularmente se vende con el *kit* para hornear), en barras o en forma de chispas. A mí me gustan las chispas porque es fácil medirlas y usarlas. (Y cuando quiero comer chocolate, ¡no quiero tener que molestarme en usar un cuchillo y un rallador!)

GUÍA DE ALMACENAMIENTO: guarde el chocolate amargo en su empaque sellado original y en un lugar fresco y seco (60 a 75°F). Una vez abierto, el chocolate se debe transferir a un envase o bolsa herméticos y guardar en el refrigerador (bueno) o en el congelador (mejor). Durante su almacenamiento prolongado, el chocolate a menudo "florecerá" o desarrollará una capa blanquecina en su superficie. Aunque esto no se ve muy apetitoso, sigue siendo perfectamente seguro para comer. Solución: derrítalo y así desaparecerá la capa blanquecina.

HISTORIA

Usted no es la única a quien le encanta el chocolate. Los antiguos mayas y aztecas lo llamaban el alimento de los dioses y ha sido un pilar culinario desde entonces.

UN DATO INTERESANTE

EL CHOCOLATE EN REALIDAD SÍ SE DERRITE EN LA BOCA PORQUE SU PUNTO DE FUSIÓN ESTÁ LIGERAMENTE POR DEBAJO DE LA TEMPERATURA DEL CUERPO HUMANO.

¡APLANÓ SU PANZA!

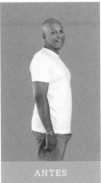

ANTES

DESPUÉS

Kevin Martin

EDAD: 50

PÉRDIDA DE PESO:

13,5

LIBRAS EN 32 DÍAS

REDUCCIÓN DE MEDIDAS:

11,5

PULGADAS

"

NO ES QUE YO NO HAYA CONTRI-BUIDO A FORMAR ESTA PANZA —SE LAMENTA Kevin Martin—. Soy un supervisor, entonces paso todo el día manejando mi camión. . . también paso todo el día comiendo una gran cantidad de alimentos poco saludables. Yo solía salir rumbo al trabajo a las 6 a.m., y paraba en el camino para comprarme un café y tal vez un par de *donuts* para acompañarlo. Para las nueve de la mañana, ya me estaba comprando un sándwich (emparedado) de tocino, huevo y queso y una bebida de la marca *Snapple*. Ese era mi desayuno. A las doce, ya estaba comiendo pizza o un sándwich enorme y eso me mantenía hasta las dos, cuando ya era hora de ir por unas golosinas y otra bebida. A las cuatro, llegaba a casa e iba directa-mente a la despensa por unas galletitas y luego llegaba la hora de cenar. Después de la cena, me ponía a jugar póker en la computadora. ¿Al día siguiente? "Lo mismo de siempre". Después de una larga pausa, se pre-gunta: "¿No es una gran sorpresa que la llanta que tenía alrededor de mi cintura se estuviera inflando lentamente, verdad?"

"Quería perder de 12 a 15 libras (5,4 a 6,7 kg) y deshacerme de la llanta", dice este hombre de 50 años de edad, comentando además que nunca antes había estado a dieta, al menos no con éxito.

Esta vez, dice, fue diferente. "Supongo que era el momento exacto con esta. El verano ya se estaba aproximando. Y quería poder quitarme la camisa en público". También sabía que necesitaba algo que lo alejara de la computadora —jugar póker en línea se había convertido en su actividad nocturna— y lo acercara a un gimnasio. Kevin admite que los primeros 4 días —el plan antiabotagamiento— fueron todo un reto para él. Dejar de tomar café de la noche a la mañana fue muy difícil también, recuerda. ¿Pero que además tuviera que dejar de comer alimentos chatarra? Eso sí fue *realmente* difícil. No obstante, ya había hecho un compromiso consigo mismo. Y lo cumplió.

Al cabo de la primera semana completa, él mismo estaba asombrado de lo maravilloso que se había empezado a sentir. Se siente contento de que está haciendo algo productivo para él mismo y para su cuerpo. Ahora cuando llega a casa del trabajo, en lugar de ir por galletitas y sentarse frente a la computadora, sale con dirección al gimnasio o a andar en bicicleta, o a veces ambos. Ahora tiene la energía, dice. "Me siento mucho mejor. Nunca me siento cansado ni hambriento. Mi objetivo principal era poder quitarme la camisa en público y ya lo logré".

LOS ALIMENTOS
QUE APLANAN

A DIFERENCIA DE CASI TODAS LAS DEMÁS DIETAS, **en nuestra**
dieta no es necesario que siga un menú día por día, comida por
comida. Dígalo conmigo: ¡Aleluya! En vez, tendrá un horario pres-
crito de comidas (cuatro al día, lo cual incluye la Merienda) y una
cuenta calórica predeterminada por comida y merienda (alrededor de
400). Más allá de eso, nosotras no le dictamos qué comer ni cuándo.
En vez, le ofrecemos sugerencias. . . muchísimas. *Todas las comidas
son intercambiables*, de modo que usted puede combinarlas y mez-
clarlas las veces que quiera. Los integrantes de nuestro panel de
prueba reportaron felizmente que esta libertad de elección les facilitó
muchísimo seguir fielmente nuestro plan, incluso después del período
de 4 semanas de prueba.

Recuerde, comerá cuatro comidas de 400 calorías cada día:
tres comidas más una Merienda. Las comidas se categorizan como

desayuno, almuerzo y cena, pero gracias a que todas cumplen con la regla de "400 calorías con un MUFA", puede intercambiarlas como guste. Si quiere desayunar *pizza* con piña y jamón y cenar *waffles* con manzana y canela, ¡adelante! Hay 28 comidas para elegir en cada categoría, de modo que si gusta, puede tirarle a la variedad máxima y comer algo diferente en cada comida, cada uno de los días, durante 4 semanas. Por otra parte, si hay un desayuno que le encante y quiere hacerlo parte de su rutina matutina diaria, también puede hacerlo. (Si usted es una animal de costumbres, ¡únase al club! ¡Yo he desayunado lo mismo todos los días durante 3 años!) Para sus días de descanso cuando tenga más tiempo y sienta ganas de cocinar, pase al Capítulo 8, donde encontrará más de 80 fabulosas recetas aplanadoras.

¿No sabe qué va a hacer cuando no tenga tiempo ni para prepararse un sándwich (emparedado)? No se preocupe: al final de este capítulo se incluye una lista de 61 Comidas Preparadas, entre ellas barras para reemplazar comidas, cenas congeladas saludables e incluso opciones de comida rápida que podrá aparear con una ración de MUFA de la tabla que se encuentra en la página 113.

Quizá esté tentada a crear sus propios platillos desde el inicio, pero no se lo recomendamos, al menos no durante los primeros 28 días. Es importante que primero se adapte al ritmo de esta nueva manera de alimentarse. Una vez que ya esté totalmente familiarizada con el tamaño de las porciones, las raciones de MUFA y la composición básica de las comidas, entonces sí siéntase libre a crear sus propias comidas cuantas veces guste. Sin embargo, es fácil personalizar las recetas a su gusto. Las dos preguntas siguientes le aclararán los puntos más importantes que deberá tener en cuenta cuando esté modificando y adaptando las comidas que aparecen en este capítulo.

Preguntas acerca de los alimentos que aplanan

¿Puede cambiar unos alimentos por otros en las comidas?

Sí y no. No debe pasar los alimentos de una comida a otra, es decir, no puede omitir los MUFA del desayuno y agregarlos al almuerzo. Pero *sí* puede intercambiar algunos alimentos en una comida, siempre y cuando:

■ Sean del mismo grupo alimenticio, como tomates y pimientos (ajíes, pimientos morrones) rojos o pavo y pollo, y:

■ Los alimentos que haya agregado le brinden más o menos el mismo número de calorías que los alimentos que eliminó. Las calorías de cada ingrediente aparecen entre paréntesis.

¿Tengo que comprar exactamente las marcas que indican?

Cynthia seleccionó marcas específicas de productos por su sabor, su calidad, su disponibilidad, y sobre todo, su valor nutricional. La calidad nutricional de estos alimentos en ciertas categorías varía mucho, de modo que se peinó los pasillos de los supermercados (colmados) y tiendas de productos naturales, leyó un número incontable de etiquetas y eligió a consciencia las marcas de alta calidad que sí cumplían con sus altos estándares nutricionales. La inclusión de estos alimentos le garantizará una pérdida de peso constante debido a que su nivel preciso de calorías por ración ya se ha incorporado al Plan Panza Plana. De modo que, sí, yo la aliento a que use estas marcas. Sin embargo, si no puede o prefiere no hacerlo, simplemente reemplácelos por alimentos comparables con un nivel de calorías similar.

Desayunos aplanadores

El *waffle* con cerezas y chocolate que aparece en la página 134 fue todo un éxito entre los integrantes de nuestro panel de pruebas, ¡y también sus familiares! Los alimentos que contienen MUFA aparecen en **negritas** y las calorías que brinda cada ingrediente aparecen entre paréntesis. A continuación indicamos varias marcas de alimentos que Cynthia ha seleccionado debido a su valor nutricional. En muchos casos listamos las marcas junto con la variedad específica que debe buscar, dándole una explicación en español cuando sea necesario. Por ejemplo, recomendamos *Organic Valley® Shredded Italian Four-Cheese Blend* y en parentésis indicamos que se trata de una mezcla de cuatro quesos italianos rallados. Muchas de estas marcas se consiguen en los supermercados, pero en algunos casos habrá que buscarlas en las tiendas de productos naturales. Por último, si encuentra alimentos nombrados que no entiende o que jamás ha visto, favor de remitirse al glosario en la página 359.

Avena con manzana y almendras:
½ taza de avena seca instantánea *Quaker® Old Fashioned Quick 1-Minute Oats* (150) (cocida con agua hasta que adquiera la consistencia de su elección), mezclada con 1 manzana grande rebanada (116) y espolvoreada con especia para pay de manzana y 2 cucharadas de **almendras** (109)

◼ **Total de calorías = 375**

Waffle con manzana y canela:
2 *waffles* orgánicos congelados *LifeStream® Organic FlaxPlus®*, tostados (200), con 1 taza de compota de manzana natural sin endulzar *Mott's®* (100) y espolvoreados con canela, nuez moscada y 2 cucharadas de **nueces** (82)

◼ **Total de calorías = 382**

Tacos de aguacate y tomate:
4 tortillas de maíz de 6 pulgadas, calentadas (180), untadas con 2 triángulos de *Laughing Cow® Light Garlic and Herb Wedges* (queso bajo en calorías con ajo y hierbas) (70) y rellenas a partes iguales con ½ taza de claras de huevo *Organic Valley®* revueltas con aceite en aerosol (50) y 4 hojas frescas de albahaca (0); adorne con 1 tomate de pera rebanado (12) y ¼ de taza de **aguacate** rebanado (96)

◼ **Total de calorías = 408**

Avena con plátano amarillo y pacanas:
½ taza de avena seca instantánea *Quaker® Old Fashioned Quick 1-Minute Oats* (cocida con agua hasta que adquiera la consistencia de su elección) (150) mezclada con

1 taza de plátano amarillo (140) y espolvoreado con canela, nuez moscada y 2 cucharadas de **pacanas** (90)

▨ Total de calorías = 380

Avena con plátano, fresas y chocolate: ½ taza de avena seca

instantánea *Quaker® Old Fashioned Quick 1-Minute Oats* (cocida con agua hasta que adquiera la consistencia de su elección) (150) mezclada con ¼ de taza de fresas congeladas calentadas en el horno de microondas (20), ¼ de taza de plátano amarillo (35), 1 cucharada de chispas de chocolate semiamargo (50) y 2 cucharadas de **cacahuates** (110)

▨ Total de calorías = 365

Waffle con plátano: 2 *waffles*

orgánicos congelados *LifeStream® Organic*

FlaxPlus®, tostados (200), con ½ taza de plátano amarillo rebanado (70) y espolvoreados con canela, nuez moscada y 2 cucharadas de **pacanas** (90)

▨ Total de calorías = 360

Avena con arándanos y frutos secos: ¾ de taza de avena seca instantánea

Quaker® Old Fashioned Quick 1-Minute Oats (cocida con agua hasta que adquiera la consistencia de su elección) (225) mezclada con 1 taza de *Cascadian Farm® Frozen Blueberries* (arándanos congelados), calentados en el horno de microondas durante 1 minuto (70) y 2 cucharadas de **nueces de la India** (100)

▨ Total de calorías = 395

CONSEJOS CONCISOS

"Por qué tantos conteos de calorías"

Los números que aparecen entre paréntesis corresponden al contenido calórico de cada ingrediente. Los incluyo por varias razones: primero, para ayudarle a familiarizarse con los niveles calóricos de diversos ingredientes; quizá le sorprenda averiguar cuántas o cuán pocas calorías tienen ciertos alimentos. Segundo, para ayudarle a personalizar el plan. Si le desagrada cierto ingrediente, no tiene la misma marca a la mano, quiere terminarse algo que ya tiene o quiere experimentar con una manera diferente de preparar su comida, puede hacerlo. Sólo asegúrese que los alimentos que haya agregado le brinden aproximadamente el mismo número de calorías que los que haya suprimido. Emplee la etiqueta de información nutrimental para verificar el número de calorías que contienen los alimentos empacados; en el caso de alimentos frescos, puede consultar su contenido calórico en la base de datos de alimentos de prevention.com. —*Cynthia*

Sándwich de tocino, lechuga y tomate: 1 *muffin* inglés 100% de trigo integral *Thomas'®* (120) untado con 2 cucharadas de **tapenade** de aceituna negra (88) y con ¹/₂ tomate de pera fresco, rebanado (6), 3 hojas grandes de lechuga romana (3), 2 lascas de *Applegate Farms® Antibiotic-free Honey-Maple Turkey* (pavo libre de antibióticos con glaseado de miel y arce) (60) y 1 lasca de *Applegate Farms® Organic Muenster Käse* (queso Muenster Käse) (85)

▨ **Total de calorías = 362**

Tacos de huevo y espinacas:
4 tortillas de maíz de 6 pulgadas, calentadas (180), rellenas a partes iguales con 4 claras de huevo revueltas (¹/₂ taza de claras de huevo *Organic Valley®* hace alrededor de 1 taza de huevos revueltos) (50), ¹/₂ taza de hojas de espinacas tiernas y frescas (3), ¹/₄ de taza de salsa picante (40) y ¹/₄ de taza **aguacate** rebanado (96)

▨ **Total de calorías = 369**

Pan tostado con nuez de la India: 1 rebanada de *Food For Life® Ezekiel 4:9® Sesame Sprouted Bread* (pan de cereales germinados con sabor a sésamo), tostado (80), untado con 2 cucharadas de **crema de nuez de la India** (190) y ¹/₄ de taza de pasas (130)

▨ **Total de calorías = 400**

Waffle con cerezas y chocolate:
1 *waffle* orgánico congelado *LifeStream® Organic FlaxPlus®*, tostado (100), con 1 taza de *Cascadian Farm® Organic Pitted Dark Sweet Cherries* (cerezas orgánicas dulces sin hueso), descongeladas (90) y espolvoreado con nuez moscada y ¹/₄ de taza de **chispas de chocolate semiamargo** (207)

▨ **Total de calorías = 397**

Pan tostado con canela y pasas:
2 rebanadas de *Food For Life® Ezekiel 4:9® Cinnamon Raisin Sprouted Bread* (pan de cereales germinados con sabor a canela y pasas), tostado (160), con ¹/₄ de taza de queso *ricotta* sin grasa (50) y 2 cucharadas de **nueces** (82); 1 manzana mediana (80)

▨ **Total de calorías = 372**

Sándwich de huevo con mostaza *Dijon*: ¹/₂ taza de claras de huevo *Organic Valley®* (50) revueltas con aceite en aerosol, con ¹/₄ de taza de cebolla morada rebanada (23), aderezadas con 1 cucharada de mostaza *Dijon* orgánica *Annie's Naturals®* (0), 1 lasca de *Applegate Farms® Organic Muenster Käse* (queso Muenster Käse) (85), ¹/₂ tomate de pera fresco, rebanado (6), ¹/₄ de taza de hojas de espinacas tiernas y frescas (1) y ¹/₄ de taza de **aguacate** rebanado (96), sobre 1 *muffin* inglés de 100% de trigo integral *Thomas'®* (120)

▨ **Total de calorías = 381**

Desayuno del granjero: 2 panqueques de papa caseros congelados *Dr. Praeger's®* (150) dorados en un sartén con 1 cucharada de **aceite de alazor alto en ácido oleico** (120); 2 lascas de *Applegate Farms® Antibiotic-free Honey-Maple Turkey* (pavo libre de antibióticos con glaseado de miel y arce) cocido (60); 1 taza de leche descremada (80)

▨ **Total de calorías = 410**

Cereal con fruta y almendras:

1½ tazas de cereal integral *Kashi® 7 Whole Grain Puffs* (105) con 1 taza de leche descremada (80), 2 cucharadas de **almendras** (109) y 8 albaricoques deshidratados (98)

▨ **Total de calorías = 392**

Sándwich mediterráneo de tocino, tomate y lechuga: 1 *muffin*

inglés 100% de trigo integral *Thomas'®*, tostado (120), untado con 2 cucharadas de **tapenade de aceituna negra** (88) y 1 queso *Laughing Cow® Mini Babybel®* (70); agregue ¼ de taza de pepino rebanado (5), 3 tomates deshidratados envasados en aceite de oliva (30), 3 hojas grandes de lechuga romana (3) y 2 lascas de *Applegate Farms® Cooked Turkey Bacon* (tocino de pavo cocido) (60)

▨ **Total de calorías = 376**

Muesli con yogur: 1½ tazas de cereal

integral *Kashi® 7 Whole Grain Puffs* (105) mezclada con 6 onzas de *Stonyfield Farm® Organic Lowfat Vanilla Yogurt* (yogur sin grasa de sabor vainilla) (130) y 2 cucharadas de **almendras** (109); 1 taza de uvas moradas sin semilla (60)

▨ **Total de calorías = 404**

Crema de cacahuate y plátano:

1 *muffin* inglés 100% de trigo integral *Thomas'®*, tostado (120), con 2 cucharadas de **crema de cacahuate** (188) y ½ taza de plátano amarillo rebanado (70)

▨ **Total de calorías = 378**

Avena con melocotones y pacanas: ¾ de taza de avena seca

instantánea *Quaker® Old Fashioned Quick 1-Minute Oats* (cocida con agua hasta que adquiera la consistencia de su elección) (225) mezclada con 1 taza de melocotones orgánicos rebanados *Cascadian Farm®*, descongelados (60) y espolvoreada con nuez moscada y 2 cucharadas de **pacanas** (90)

▨ **Total de calorías = 375**

Pan tostado con plátano y crema de cacahuate: 1 rebanada de

Food For Life® Ezekiel 4:9® Sesame Sprouted Bread (pan de cereales germinados con sabor a sésamo), tostado (80), con 2 cucharadas de **crema de cacahuate natural** (188) y ½ taza de plátano amarillo rebanado (70); 1 taza de leche descremada (80)

▨ **Total de calorías = 418**

Pan tostado con crema de cacahuate y yogur: 1 rebanada de

Food For Life® Ezekiel 4:9® Sesame Sprouted Bread (pan de cereales germinados con sabor a sésamo), tostado (80), con 2 cucharadas de **crema de cacahuate natural** (188); 1 *Stonyfield Farm® Organic Lowfat Vanilla Yogurt* (yogur sin grasa de sabor vainilla) (130)

▨ **Total de calorías = 398**

Cereal con pacanas y pasas:

1½ tazas de cereal integral *Cereal integral Kashi® 7 Whole Grain Puffs* (105) con 1 taza de leche descremada (80), 2 cucharadas de **pacanas** (90) y 3 cucharadas de pasas (98)

▨ **Total de calorías = 373**

Panqueques de papa Nº1:

2 panqueques de papa caseros congelados *Dr. Praeger's*® (150) dorados en un sartén con 1 cucharada de **aceite de alazor alto en ácido oleico** (120); ½ taza de claras de huevo orgánicas *Organic Valley*® (50) revueltas con ¼ de taza de cebolla morada rebanada (23) y ½ tomate de pera fresco, picado (6); ½ taza de jugo de naranja 100% natural (55)

▥ **Total de calorías = 404**

Panqueques de papa Nº2:

2 panqueques (*hot cakes*) de papa caseros congelados *Dr. Praeger's*® (150) dorados en un sartén con 1 cucharada de **aceite de alazor alto en ácido oleico** (120); ½ taza de claras de huevo orgánicas *Organic Valley*® (50) revueltas con ¼ de taza de pimiento rojo fresco picado (10) y 2 cucharadas de cebollines picados (4); ½ taza de jugo de naranja 100% natural (55)

▥ **Total de calorías = 389**

Pan tostado con pasas y almendras: 1 rebanada de *Food For Life*® *Ezekiel 4:9*® *Cinnamon Raisin Sprouted Bread* (pan de cereales germinados de sabor canela y pasas), tostado (80), con 2 cucharadas de **crema de almendra** (202); 1 taza de leche descremada (80); ½ taza de jugo de naranja 100% natural (55)

▥ **Total de calorías = 417**

Sándwich de huevo y queso en pan tostado: 2 rebanadas de *Food For Life*® *Ezekiel 4:9*® *Sesame Sprouted Bread* (pan de cereales germinados con sabor a sésamo), tostado (160), untados con 1 triángulo de *Laughing Cow*® *Light Garlic and Herb Wedges* (queso bajo en calorías con ajo y hierbas) (35) y relleno con un *omelette* de huevo (½ taza de claras de huevo *Organic Valley*®) (50) preparado en un sartén con aceite en aerosol con ¼ de taza cebolla morada rebanada (23), aliñado con ½ tomate de pera fresco rebanado (6), 3 hojas grandes de lechuga romana (3) y ¼ de taza de aguacate rebanado (96)

▥ **Total de calorías = 373**

Waffle tropical: 2 *waffles* orgánicos congelados *LifeStream*® *Organic FlaxPlus*®, tostados (200), con ½ taza de trocitos de piña empacados en su jugo y escurridos (60) y espolvoreados con canela, nuez moscada y 2 cucharadas de **nueces de macadamia** (120)

▥ **Total de calorías = 380**

Parfait de vainilla y nueces de macadamia: 1½ tazas de cereal integral *Kashi*® *7 Whole Grain Puffs* (105) mezclado con 6 onzas de *Stonyfield Farm*® *Organic Lowfat Vanilla Yogurt* (yogur sin grasa de sabor vainilla) (130) y 2 cucharadas de **nueces de macadamia** (120)

▥ **Total de calorías = 355**

Almuerzos aplanadores

Mi almuerzo para llevar favorito: el sándwich enrollado de pavo con mostaza *Dijon* que aparece en la página 139. ¡Qué delicia! Al igual que en el caso de los desayunos, los alimentos con MUFA aparecen en **negritas** y las calorías que brinda cada ingrediente aparecen entre paréntesis. A continuación indicamos varias marcas de alimentos que Cynthia ha seleccionado debido a su valor nutricional. En muchos casos listamos las marcas junto con la variedad específica que debe buscar, dándole una explicación en español cuando sea necesario. Por ejemplo, recomendamos *Organic Valley® Shredded Italian Four-Cheese Blend* y en parentésis indicamos que se trata de una mezcla de cuatro quesos italianos rallados. Muchas de estas marcas se consiguen en los supermercados, pero en algunos casos habrá que buscarlas en las tiendas de productos naturales. Por último, si encuentra alimentos nombrados que no entiende o que jamás ha visto, favor de remitirse al glosario en la página 359.

Tacos *Boca*: 4 tortillas de maíz de 6 pulgadas, calentadas (180), rellenas a partes iguales con ½ taza de *Boca Ground Burger Crumbles* (soya molida), calentados en el horno de microondas (60) y aliñados con ½ taza de hojas de espinacas tiernas y frescas (3), ¼ de taza de salsa picante (40) y ¼ de taza de aguacate rebanado (96)

■ **Total de calorías = 379**

Hamburguesa californiana:
1 hamburguesa vegetariana original *Boca®* (80) en 1 panecillo para hamburguesa *Food For Life® Ezekiel 4:9®* (150), aliñada con 1 cucharada de mostaza *Dijon* orgánica *Annie's Naturals®* (0),

3 hojas grandes de lechuga romana (3), ½ taza de pimientos rojos asados *Roland®* (envasados en agua) (30) y ¼ de taza de aguacate rebanado (96)

■ **Total de calorías = 359**

Rollo de pollo y lechuga Nº1:
4 onzas de pechuga de pollo orgánica a la parrilla (120), glaseada con 2 cucharadas de *China Blue® Scallion Ginger Glaze* (glaseado de cebollines y jengibre) (80) y enrollada en 4 hojas grandes de lechuga romana (4); ½ taza de comelotodos frescos (20) con 2 cucharadas de *hummus* (50) y 2 cucharadas de **piñones** (113), como *dip*

■ **Total de calorías = 387**

La decisión de tomar o no bebidas alcohólicas mientras esté siguiendo el Plan Panza Plana depende de usted. Como profesional del cuidado de la salud, mi meta siempre ha sido ayudar a las personas a tomar decisiones informadas que les funcionen a ellas. De tal modo, esta es la información que siempre doy con respecto a las bebidas alcohólicas: los lineamientos dietéticos actuales recomiendan que si usted no bebe alcohol, no debe empezar a hacerlo. En moderación, se ha demostrado que el alcohol disminuye el riesgo de sufrir enfermedades cardíacas, pero también conlleva sus propios riesgos. Una sola bebida alcohólica al día se ha relacionado con un mayor riesgo de sufrir cáncer de mama y beber cantidades más que moderadas de alcohol se ha vinculado con cirrosis hepática, presión arterial alta, cánceres del tracto gastrointestinal superior, derrames cerebrales, lesiones y violencia.

A algunas personas se les recomienda que no consuman bebidas alcohólicas en lo absoluto, por ejemplo, durante el embarazo y la lactancia y personas que estén tomando medicamentos que puedan interactuar con el alcohol.

Dicho lo anterior, la mayoría de los adultos sí consumen bebidas alcohólicas, de modo que si usted ya toma, hágalo con moderación, lo que significa una bebida alcohólica al día para las mujeres y hasta dos bebidas alcohólicas al día para los hombres. (Una bebida equivale a 12 onzas de cerveza normal, 5 onzas de vino o 1,5 onzas/45 ml de licor destilado de 80 grados). Cada uno de estos contiene alrededor de 100 calorías, de modo que para apegarse a esta dieta, necesitará compensar esas calorías de algún modo. Puede quemar las 100 calorías adicionales haciendo ejercicio o quitarle 25 calorías a cada una de sus cuatro comidas, o bien, quitarle 50 calorías a dos comidas. Si le quita 100 calorías a una sola comida de 400 calorías, puede terminar con demasiada hambre y, debido a que las bebidas alcohólicas estimulan el apetito, eso podría llevarla a comer en exceso.

—*Cynthia*

Rollo de pollo y lechuga Nº2:

4 onzas de pechuga de pollo orgánica a la parrilla (120), fría, glaseada con 2 cucharadas de *China Blue® Scallion Ginger Glaze* (glaseado de cebollines y jengibre) (80) y enrollada en 4 hojas grandes de lechuga romana (4); ½ taza de comelotodos frescos (20) y 2 cucharadas de *hummus* (50) con 2 cucharadas de **piñones** (113), como *dip*

▨ **Total de calorías = 387**

Ziti con queso y espinacas:

¼ de taza de pasta tipo *penne* de trigo integral cocida (105) revuelta con 1 cucharada de **aceite de oliva extra virgen** (119), ¼ de taza de queso *ricotta* sin grasa (50), 2 cucharadas de *Organic Valley® Shredded Italian Four-Cheese Blend* (mezcla de 4 quesos italianos rallados) (45), ½ taza de hojas de espinacas tiernas y frescas (3), 2 cucharadas de cebolla rebanada (6) y ½ taza de *Newman's Own® Marinara Pasta Sauce* (salsa marinara) (60)

▨ **Total de calorías = 388**

Pasta fría con pollo: ¼ de taza pasta

tipo *penne* de trigo integral, fría (105) revuelta con 1 cucharada de **salsa *pesto*** (80), 3 onzas de pechuga de pollo orgánica precocida, picada en cubitos (90), 1 taza de tomates tipo uva, cortados a la mitad (30), ¾ de taza de zanahorias ralladas (38) y 2 cucharadas de *Organic Valley® Shredded Italian Four-Cheese Blend* (mezcla de 4 quesos italianos rallados) (45)

▨ **Total de calorías = 388**

Pasta fría con salchicha italiana picante: 1 *Applegate Farms® Organic Sweet Italian sausage* (salchicha italiana no picante)

cocida y picada (150), revuelta con ¼ de taza de pasta tipo *penne* de trigo integral cocida, fría (105), 1 taza de tomates tipo uva, cortados a la mitad (30), ¾ de taza de zanahorias ralladas (38) y ¼ de taza de apio picado (5) con 1 cucharada de **salsa** *pesto* (80)

▨ **Total de calorías = 408**

Sándwich crujiente de atún con queso derretido: 1 rebanada de *Food For Life® Ezekiel 4:9® Sesame Sprouted Bread*

(pan de cereales germinados con sabor a sésamo), tostado (80) con 3 onzas de atún bajo en calorías en trozos empacado en agua (120), 2 cucharadas de **semillas de girasol** (90) y 1 lasca de queso *provolone Applegate Farms®* (70), y calentado debajo de la parrilla del horno o en el horno eléctrico para que se derrita el queso

▨ **Total de calorías = 360**

Sándwich enrollado de pavo y mostaza *Dijon*: 1 *Thomas'® Whole Wheat Sahara wrap* (pan plano tipo tortilla de trigo

integral) (170) untado con 1 cucharada de mostaza *Dijon* orgánica *Annie's Naturals®* (0) y relleno con 2 cucharadas de **semilla de calabaza** (148) y 2 onzas de *Applegate Farms® Antibiotic-free Honey-Maple Turkey* (pavo libre de antibióticos con glaseado de miel y arce) (50), ¼ de taza de cebolla morada rebanada (23), ½ tomate de pera fresco, rebanado (6) y 3 hojas grandes de lechuga romana (3)

▨ **Total de calorías = 400**

Pan y verduras con salsa: $2/3$ de taza

de *Cascadian Farm® Organic Edamame* (el *edamame* es un tipo de plato orgánico hecho de frijoles de soya), descongelado (120), aliñado con 1 cucharada del aliño *Annie's Naturals® Goddess Dressing* (45); 2 panes crujientes de centeno *Ryvita®* (70); $1/2$ taza de zanahorias cambray orgánicas (25) con 2 cucharadas de **salsa tahini** (178) como *dip*

▓ **Total de calorías = 438**

Rollitos exóticos de pavo: 4 onzas

de rebanadas de *Applegate Farms® Antibiotic-free Honey-Maple Turkey* (pavo libre de antibióticos con glaseado de miel y arce) (100) envueltas alrededor de 2 onzas ($1/4$ de taza) de *Sabra™ Babaganoush* (160), $1/2$ taza de pimiento rojo rostizado *Roland®*, rebanado (envasado en agua) (30) y 2 cucharadas de **piñones** (113)

▓ **Total de calorías = 403**

Ensalada de jamón y queso azul:

2 tazas de verduras de hojas verdes tiernas orgánicas mixtas (15) revueltas con 2 cucharadas de aliño *Annie's Naturals® Goddess Dressing* (90) y mezcladas con $1/2$ tomate de pera fresco, rebanado (6), 3 onzas de *Applegate Farms® uncured Black Forest ham* (jamón sin curar), picado (75), 2 cucharadas de queso *Gorgonzola* desmoronado (50) y 2 cucharadas de **semilla de calabaza (pepitas)** (148)

▓ **Total de calorías = 384**

Rollos de lechuga y salchicha italiana: saltee en 1 cucharada de **aceite de canola** (124): 1 *Applegate Farms® Sweet Italian Sausage* (salchicha italiana no picante), picada

(150), $1/2$ taza de pimiento fresco picado (20) y $1/2$ taza de cebolla morada rebanada (46); distribuya por partes iguales sobre 4 hojas grandes de lechuga romana (4), espolvoree con 2 cucharadas de queso *Gorgonzola* desmoronado (50) y enrolle

▓ **Total de calorías = 394**

Sándwich de albóndigas con queso: 1 *Thomas'® Multigrain Pita* (pan árabe multigrano) (140) relleno con 3 albóndigas vegetarianas *Gardenburger® Mama Mia* (55), 2 cucharadas de *Organic Valley®* Shredded Italian Four-Cheese Blend (mezcla de 4 quesos italianos rallados) (45) y 1 cucharada de **aceite de oliva extra virgen** (119) y calentado debajo de la parrilla del horno o en el horno eléctrico para que se tueste el pan árabe y se derrita el queso; $1/2$ taza de *Newman's Own® Marinara Pasta Sauce* (salsa marinara) (60) para mojar el sándwich

▓ **Total de calorías = 419**

Rollo mediterráneo: 1 *Thomas'® Whole Wheat Sahara wrap* (pan plano tipo tortilla de trigo integral) (170) untado con 2 cucharadas de **tapenade de aceituna negra** (88) y relleno con 2 onzas de *pastrami* de pavo (60), $1/4$ de taza de cebolla morada rebanada (23), $1/2$ tomate de pera fresco, rebanado (6) y 3 hojas grandes de lechuga romana (3); como complemento, 1 taza de uvas moradas (60)

▓ **Total de calorías = 410**

Sándwich enrollado *Muffuletta*:

1 *Thomas'*® *Whole Wheat Sahara wrap* (pan plano tipo tortilla de trigo integral) (170) untado con 2 cucharadas de **tapenade** de aceituna **negra** (88) y relleno con 2 onzas de *Applegate Farms*® *Antibiotic-free Honey-Maple Turkey* (pavo libre de antibióticos con glaseado de miel y arce) (50), 1 rebanada de queso *provolone Applegate Farms*® (70), ¼ de taza de cebolla morada rebanada (23), ¼ de taza de apio picado (5) y 3 hojas grandes de lechuga romana (3)

■ **Total de calorías = 409**

Ensalada *Niçoise*: 2 tazas de verduras

de hojas verdes tiernas orgánicas mixtas (15) revueltas con 2 cucharadas de mostaza *Dijon* orgánica *Annie's Naturals*® hasta recubrirlas (0) y 1 taza de papas rojas con cáscara, picadas en cubitos, hervidas y frías (100), 10 **aceitunas negras grandes** rebanadas (50), ½ taza de habichuelas verdes picadas (15), ¼ de taza de apio picado (5), ½ taza de tomates tipo uva, cortados a la mitad (15) y 4 onzas de atún bajo en calorías en trozos empacado en agua (160)

■ **Total de calorías = 360**

Sándwich de jamón y queso con

pesto: 1 *muffin* inglés 100% de trigo integral *Thomas'*® (120) untado con 1 cucharada de **salsa** *pesto* (80) y relleno con 4 onzas de *Applegate Farms*® *Uncured Black Forest Ham* (jamón sin curar) (100), ½ tomate de pera fresco, rebanado (6), 3 hojas grandes de lechuga romana (3) y 1 rebanada de queso *provolone Applegate Farms*® (70); 1 taza de tomates tipo uva (30)

■ **Total de calorías = 409**

Almuerzo de día de campo:

4 panes crujientes de centeno *Ryvita*® (140) untados con 2 cucharadas de mostaza *Dijon* orgánica *Annie's Naturals*® (0), 13 rebanadas de *Lightlife*® *Smart Deli Pepperoni* (salchichón) (70), 10 **aceitunas verdes grandes** (50) y ½ taza de zanahorias cambray orgánicas (25) con ¼ de taza de *hummus* (100) como *dip*

■ **Total de calorías = 385**

Rollos de lechuga con camarón:

4 hojas grandes de lechuga romana (4) rellenas a partes iguales con 4 onzas de camarones medianos (120), glaseadas con 2 cucharadas de *China Blue*® *Scallion Ginger Glaze* (glaseado de cebollines y jengibre) (80), asados a la parrilla, enfriados y revueltos con ¼ de taza de apio picado (5), 2 cucharadas de cebolla morada finamente picada (12), ½ taza de pimiento fresco picado (20) y 2 cucharadas de **nueces de la India** (100); 1 naranja (62)

■ **Total de calorías = 403**

Pita sureña con queso: 1 *Thomas'*®

Multigrain Pita (pan árabe multigrano) (140) relleno con 1 rebanada de Applegate Farms® Monterey Jack with Jalapeño Peppers (queso tipo *Monterey Jack* con chiles jalapeños) (70) y 1 *Gardenburger*® *Black Bean Chipotle Veggie-burger* (hamburguesa vegetariana de frijol negro con chile chipotle) (80) descongelada en el horno de microondas, y luego calentada en el horno eléctrico para dorar el pan árabe y derretir el queso; aliñar con 3 hojas grandes de lechuga romana (3), ½ tomate de pera fresco, rebanado (6), ¼ de taza de **aguacate** rebanado (96) y 2 cucharadas de cebolla rebanada (6)

■ **Total de calorías = 401**

Hamburguesa vegetariana sureña: 1 panecillo para hamburguesa *Food For Life® Ezekiel 4:9®* (150) relleno con 1 1 *Gardenburger® Black Bean Chipotle Veggie-burger* (hamburguesa vegetariana de frijol negro con chile chipotle), cocinada en el horno de microondas (80) y aliñada con ¼ de taza de **aguacate** rebanado (96), 2 cucharadas de cebolla rebanada (6), 1 chile jalapeño rebanado (4) y 1 cucharada de salsa picante (10); 1 kiwi mediano, rebanado (46)

■ **Total de calorías = 392**

Espagueti con albóndigas: ¼ de taza de espaguetis de trigo integral cocidos (105) y revueltos con 1 cucharada de **aceite de oliva extra virgen** (119) y ½ taza de *Newman's Own® Marinara Pasta Sauce* (salsa marinara) (60) y 6 albóndigas vegetarianas *Garden-burger® Mama Mia*, cocidas en el horno de microondas (110)

■ **Total de calorías = 394**

Sándwich enrollado de frijol negro y espinacas: 1 *Thomas'® Whole Wheat Sahara wrap* (pan plano tipo tortilla de

---

CONSEJOS CONCISOS

"¡No se salte el desayuno!"

Cuando yo tenía mi consulta privada como dietista, al menos una vez por semana alguien me decía que "les iba mejor" cuando se saltaban el desayuno. Por desgracia, esto no es cierto para todo el mundo y los estudios de investigación lo comprueban. De hecho, un asombroso 78 por ciento de las personas que han seguido una dieta con éxito y que se encuentran registradas en el registro Nacional de Control de Peso —una base de datos de personas que han bajado 30 libras/13,4 kg o más y no lo han recuperado durante al menos un año— sí desayunan. ¿Y qué con la teoría de que saltarse esta comida es una manera natural de eliminar calorías? Los estudios de investigación han mostrado que las personas que se saltan el desayuno luego ingieren esas calorías al comer más sin darse cuenta más adelante durante el día. Algunos de mis clientes juraban que desayunar les hacía sentir más hambre. Bueno, de hecho, desayunar sí estimula su apetito porque hace que su metabolismo empiece a andar a todo vapor. Un metabolismo más acelerado significa una panza más plana y más calorías quemadas durante todo el día, de modo que en general, es mejor que sí desayune. —*Cynthia*

trigo integral) (170) relleno con 1 *Gardenburger®
Black Bean Chipotle Veggieburger* (hamburguesa vegetariana de frijol negro con chile chipotle), cocida en el horno de microondas y picada (80) y aliñada con $1/2$ taza de hojas de espinacas tiernas y frescas (3), 2 cucharadas de cebollines picados (4) y $1/4$ de taza de **aguacate** rebanado (96)

▨ **Total de calorías = 353**

Pan árabe con atún: medio *Thomas'®
Multigrain Pita* (pan árabe multigrano) (70) relleno con 3 onzas de atún bajo en calorías en trozos empacado en agua (120), 2 tomates deshidratados envasados en aceite de oliva extra virgen, picados en cubitos (20), 2 cucharadas de **nueces** picadas (82) y 2 cucharadas de queso *feta* desmoronado (60)

▨ **Total de calorías = 352**

Ensalada de atún: 2 tazas de verduras de hojas verdes tiernas orgánicas mixtas (15) revueltas con 2 cucharadas de vinagreta balsámica baja en calorías *Newman's Own®* (45) y 3 onzas de atún bajo en calorías en trozos empacado en agua (120), 2 cucharadas de **nueces** (82) y 1 onza de queso *feta* desmoronado (80); 1 ciruela (30)

▨ **Total de calorías = 372**

Muffin con pavo y arándanos agrios: 1 *muffin* inglés 100% de trigo integral *Thomas'®* (120) untado con 1 triángulo de *Laughing Cow® Light Garlic and Herb Wedges* (queso bajo en calorías con ajo y hierbas) (35) y relleno con 3 onzas de *Applegate Farms® Antibiotic-free Honey-Maple Turkey* (pavo libre de antibióticos con glaseado de miel y arce)

(75), 1 cucharada de arándanos agrios deshidratados (45) y 2 cucharadas de **nueces** (82)

▨ **Total de calorías = 357**

Sándwich *Waldorf* en pan árabe: 1 *Thomas'® Multigrain Pita* (pan árabe multigrano) (140) untado con 2 triángulos de queso suizo bajo en calorías *original Laughing Cow®* (70) y relleno con $1/4$ de taza de apio picado (5), 1 manzana mediana, rebanada (80), 2 cucharadas de **nueces** (82) y 3 hojas grandes de lechuga romana (3)

▨ **Total de calorías = 380**

Cenas aplanadoras

No dude en preparar estas cenas para su familia. ¡Los integrantes de nuestro panel de prueba comentaron con entusiasmo y agradecieron que estas opciones les hayan gustado a sus cónyuges y a sus hijos pequeños y adolescentes por igual! Al igual que en el caso de los desayunos y los almuerzos, los alimentos con MUFA aparecen en **negritas** y las calorías que brinda cada ingrediente aparecen entre paréntesis. A continuación indicamos varias marcas de alimentos que Cynthia ha seleccionado debido a su valor nutricional. En muchos casos listamos las marcas junto con la variedad específica que debe buscar, dándole una explicación en español cuando sea necesario. Por ejemplo, recomendamos *Organic Valley® Shredded Italian Four-Cheese Blend* y en parentésis indicamos que se trata de una mezcla de cuatro quesos italianos rallados. Muchas de estas marcas se consiguen en los supermercados, pero en algunos casos habrá que buscarlas en las tiendas de productos naturales. Por último, si encuentra alimentos nombrados que no entiende o que jamás ha visto, favor de remitirse al glosario en la página 359.

Ensalada californiana de pavo:

2 tazas de verduras de hojas verdes tiernas orgánicas mixtas (15) revueltas con 2 cucharadas de vinagreta balsámica baja en calorías *Newman's Own®* (45) y 3 onzas de pechuga de pavo molida y dorada (130), 2 cucharadas de queso *Gorgonzola* desmoronado (50) y 2 cucharadas de **nueces** (82); 1 pera pequeña (86)

▨ **Total de calorías = 408**

Pasta con verduras y queso:

¼ de taza de pimiento rojo fresco picado (10), ½ taza de floretes de brócoli (20) y 2 cucharadas de cebolla rebanada (6) salteada en 1 cucharada de **aceite de oliva extra virgen** (119) y revuelta con ¼ de taza de queso *ricotta* sin grasa (50), 2 cucharadas de *Organic Valley® Shredded Italian Four-Cheese Blend* (mezcla de 4 quesos italianos rallados) (45) y ¼ de taza de pasta tipo *penne* de trigo integral cocida (105)

▨ **Total de calorías = 355**

Perrito caliente al estilo Chicago:

1 perrito caliente *Lightlife*® *Jumbo Smart Dog* (45), dorada en un sartén con 1 cucharada de **aceite de cacahuate** (119), en 1 panecillo para perrito caliente *Food For Life*® *Ezekiel 4:9*® (170) aliñada con 1 cucharada de mostaza (0), 2 cucharadas de cebolla picada en cubitos (6), 2 cucharadas de condimento de pepinillos dulces (30), ½ tomate fresco, picado en cubitos (6) y una pizca de semillas de apio

■ **Total de calorías = 376**

Ensalada César con pollo:

2 tazas de verduras de hojas verdes tiernas orgánicas mixtas (15) revueltas con 1 cucharada de **aceite de oliva** (124) y 1 cucharada de aliño César bajo en calorías *Newman's Own*® (35) y 3 onzas de pechuga de pollo orgánica precocida (90), fría (opcional: puede chamuscarla en la parrilla); 1 onza de queso *Asiago* (103); y 1 pan crujiente de centeno oscuro *Ryvita*® (35).

■ **Total de calorías = 402**

Pollo *Caprese*:

2 onzas de pechuga de pollo orgánica a la parrilla (60) servida con ½ taza de arroz silvestre al vapor (150) y ensalada de tomate y queso *mozzarella* preparada con 1 tomate de pera, rebanado (12), 1 onza de queso *mozzarella* bajo en grasa *Polly-O*® rebanado (70) y 2 hojas de albahaca fresca (0), aliñados con 1 cucharada de **aceite de oliva** (124), 1 cucharada de vinagre balsámico (5) y pimienta negra molida

■ **Total de calorías = 421**

Ensalada de *edamame*:

2 tazas de verduras de hojas verdes tiernas orgánicas mixtas (15) revueltas con 2 cucharadas del aliño *Annie's Naturals*® *Goddess Dressing* (90) y ⅔ de *Cascadian Farm*® *Organic Edamame* (el *edamame* es un tipo de plato orgánico hecho de frijoles de soya), descongelado (120), ½ taza de naranjas (chinas) mandarinas enlatadas, escurridas (80) y 2 cucharadas de **almendras** (109)

■ **Total de calorías = 414**

Ensalada de *edamame* y arroz silvestre:

¼ de taza de arroz silvestre cocido (75), frío, revuelto con ½ taza de *Cascadian Farm*® *Organic Edamame* (el *edamame* es un tipo de plato orgánico hecho de frijoles de soya), descongelado (90), 1 taza de verduras orgánicas chinas para sofreír *Cascadian Farm*® *Organic Chinese Stir Fry Vegetables* (verduras chinas para sofreír), descongeladas (25), 2 cucharadas del aliño *Annie's Naturals*® *Goddess Dressing* (90) y 2 cucharadas de **nueces de la India** (100)

■ **Total de calorías = 380**

Ensalada de pollo a la parrilla:

2 tazas de verduras de hojas verdes tiernas orgánicas mixtas (15) revueltas con 2 cucharadas de vinagre balsámico (10) y 1 cucharada de **aceite de oliva extra virgen** (119) y 3 onzas de pechuga de pollo orgánica a la parrilla (90), ½ taza de floretes de brócoli (20), ¾ de taza de zanahorias ralladas (38), ¼ de taza de cebolla morada rebanada (23), ¾ de taza de *Cascadian Farm*® *Organic Sweet Corn* (maíz dulce orgánico), descongelado (70) y pimienta negra recién molida

■ **Total de calorías = 385**

En una encuesta reciente se encontró que un porcentaje elevadísimo (74 por ciento) de las personas estadounidenses que trabajan en una oficina comen su almuerzo sentados en su escritorio. Comer mientras trabaja puede causar que coma demasiado aprisa, que pierda la cuenta de cuánto ha comido y que no se dé cuenta del sabor de su comida ni la disfrute. Siga estas reglas a la hora del almuerzo para que su comida de medio día se convierta en una prioridad.

■ Ponga la alarma de su teléfono celular o computadora para que le recuerde que es hora de parar lo que esté haciendo para comer. Cuando suene la alarma, no la reprograme para que vuelva a sonar en 10 minutos ni la ignore. Podrá seguir con su trabajo donde lo haya dejado después de comer, sintiéndose revitalizada.

■ Procure almorzar con una compañera del trabajo. Cuando sabe que la está esperando una amiga, no podrá autoconvencerse de quedarse a comer en su escritorio.

■ Use platos y cubiertos de verdad. En Europa (donde la hora para almorzar es 50 por ciento más larga pero las cinturas son más pequeñas), las personas en Francia, Grecia, Italia, Portugal, España y otros países siguen esta tradición para hacer que cada comida sea especial. Tenga siempre un juego de estos utensilios en su oficina; lavarlos en la cocina sólo le quitará unos cuantos segundos de su hora de almuerzo.

■ Si no le queda otra más que comer en su escritorio, trate de no trabajar mientras coma. Respire profundamente unas cuantas veces y saboree cada bocado; aunque sólo lo haga durante 10 minutos.

—Cynthia

Ensalada de carne de puerco a la parrilla:

3 onzas de lomo de puerco a la parrilla (115), servido sobre una cama de 2 tazas de verduras de hojas verdes tiernas orgánicas mixtas (15) revueltas con ½ taza de trocitos de piña, escurridos (60), ¼ de taza de pimiento rojo fresco picado (10), ¼ de taza de queso *feta* desmoronado (80), 2 cucharadas de vinagre balsámico (10) y 1 cucharada de **aceite de oliva extra virgen** (119)

▧ Total de calorías = 409

Ensalada Mexicali:

2 tazas de verduras de hojas verdes tiernas orgánicas mixtas (15) mezcladas con ½ taza de *Amy's® Organic Refried Beans with Green Chiles* (frijoles orgánicos refritos con chile verde) (130), ¾ de taza de *Cascadian Farm® Organic Sweet Corn* (maíz dulce orgánico), descongelado (70), ¼ de taza de cebolla morada rebanada (23), ¼ de taza de salsa picante (40) y ¼ de taza de **aguacate** rebanado (96)

▧ Total de calorías = 374

Pizza con salchichón:

1 *Thomas'®* *Multigrain Pita* (pan árabe multigrano) (140) recubierto por un lado con 1 cucharada de **aceite de oliva extra virgen** (119) y ¼ de taza de *Newman's Own® Marinara Pasta Sauce* (salsa marinara) (30), 13 rebanadas de *Lightlife® Smart Deli Pepperoni* (salchichón) (40) y 2 cucharadas de *Organic Valley® Shredded Italian Four-Cheese Blend* (mezcla de 4 quesos italianos rallados) (45); calentar debajo de la parrilla del horno o en el horno eléctrico

▧ Total de calorías = 374

Pizza con piña y jamón:

1 *Thomas'®* *Multigrain Pita* (pan árabe multigrano) (140) recubierto por un lado con 1 cucharada de **aceite de oliva extra virgen** (119) y ¼ de taza de *Newman's Own® Marinara Pasta Sauce* (salsa marinara) (30), ¼ de taza de trocitos de piña escurridos (30), ¼ de taza de pimiento fresco picado (10), 2 onzas de *Applegate Farms® uncured Black Forest ham* (jamón sin curar), picado (50) y 2 cucharadas de queso *Gorgonzola* desmoronado (50); calentar debajo de la parrilla del horno o en el horno eléctrico

▧ Total de calorías = 429

Carne de puerco con verduras estilo *Szechuan*:

2 tazas de *Cascadian Farm® Organic Chinese Stir Fry Vegetables* (verduras chinas para sofreír) (50) salteadas en 1 cucharada de **aceite de canola** (124) y condimentadas con granos de pimienta estilo *szechuan* molidos y servido con 3 onzas de lomo de puerco, rebanado (115) y ½ taza de *Uncle Ben's® Ready Brown Rice* (arroz integral instantáneo), cocido (110)

▧ Total de calorías = 399

Calzone de queso *ricotta*:

¼ de taza de queso *ricotta* sin grasa (50) mezclado con 2 tomates deshidratados envasados en aceite de oliva, picados en cubitos (20), 1 cucharada de **aceite de oliva extra virgen** (119), 1 cucharadita de ajo finamente picado (10) y 4 hojas de albahaca fresca, rebanadas (0) y colocado en un 1 *Thomas'®* *Multigrain Pita* (pan árabe multigrano) (140); calentar debajo de la parrilla del horno hasta que el pan árabe esté dorado y los quesos estén burbujeando; servir con $^1/_2$ taza de *Newman's Own® Marinara Pasta Sauce* (salsa marinara) (60) para mojar

▧ **Total de calorías = 399**

Rollitos de lechuga con salmón y pistachos: 4 hojas grandes de lechuga

romana (4) rellenas a partes iguales con $^1/_4$ de taza de *hummus* con eneldo (100), $^1/_2$ taza de salmón de Alaska enlatado (180), $^1/_2$ tomate de pera fresco, picado en cubitos (6), $^1/_4$ de taza de pepino picado en cubitos (5) y 2 cucharadas de **pistachos** (88)

▧ **Total de calorías = 383**

Sándwich de salmón: 2 rebanadas de

Food For Life® Ezekiel 4:9® Sesame Sprouted Bread (pan de cereales germinados con sabor a sésamo) (160), untado con 2 cucharadas de **tapenade de aceituna negra** (88), $^1/_2$ taza de salmón de Alaska enlatado (180), $^1/_2$ tomate de pera fresco, picado en cubitos (6) y 2 hojas grandes de lechuga romana (2)

▧ **Total de calorías = 436**

Filete de salmón con almendras:

4 onzas de salmón silvestre de Alaska a la parrilla (215) servido con 1 $^1/_2$ tazas de *Cascadian Farm® Organic Cut Green Beans* (habichuelas verdes orgánicas cortadas) congeladas, cocidas al vapor o en el horno de microondas (60) y condimentado con pimienta blanca recién molida y 2 cucharadas de **almendras rebanadas** (109)

▧ **Total de calorías = 384**

Pasta sabrosa con pavo: $^1/_2$ taza de

floretes de brócoli (20) y 1 taza de tomate de pera, rebanado (30), salteados en 1 cucharada de **aceite de oliva extra virgen** (119) y revueltos

con 4 hojas de albahaca fresca, rebanadas (0), 3 onzas de pechuga de pavo molida y dorada (130) y $^1/_4$ de taza de pasta tipo *penne* de trigo integral cocida (105)

▧ **Total de calorías = 404**

Rollo de camarón con jengibre y sésamo: 1 *Thomas'® Whole Wheat Sahara*

wrap (pan plano tipo tortilla de trigo integral) (170) relleno con 3 onzas de camarones medianos a la parrilla (90), $^1/_4$ de taza de comelotodos frescos (10), $^1/_4$ de taza de apio picado (5) y 2 cucharadas de **nueces de la India** (100), aliñados con 1 cucharada de *Newman's Own® Lighten Up Low Fat Sesame Ginger Dressing* (aliño bajo en grasa de sésamo y jengibre) (18)

▧ **Total de calorías = 393**

Pasta con camarones, comelotodos y sésamo: 2 onzas de

camarones medianos a la parrilla (60), fríos y $^1/_4$ de taza de tornillos de trigo integral cocidos, fríos (105) revueltos con 1 cucharada de **aceite de sésamo** (120), $^1/_4$ de taza de comelotodos frescos (10), 2 cucharadas de cebollines picados (4) y $^1/_4$ de taza de apio picado (5) y 1 cucharada de semillas enteras de sésamo negro (50)

▧ **Total de calorías = 354**

Perrito caliente con ensalada de repollo: 1 perrito caliente *Lightlife® Jumbo*

Smart Dog (45) dorado en un sartén con 1 cucharada de **aceite de cacahuate** (119), en 1 panecillo para perrito caliente *Food For Life® Ezekiel 4:9®* (170) aliñado con 1 cucharada de mostaza (0) y la mitad de una bolsa de 12 onzas de ensalada de repollo (col) con brócoli *Mann's®*

(50) revuelta con 2 cucharadas de vinagreta balsámica baja en calorías *Newman's Own*® (45)

▓ **Total de calorías = 429**

Camarones picantes: 3 onzas de camarones medianos (90), recubiertos con 1 cucharada de glaseado picante para *chili* con frijoles *China Blue*® (40) y asados a la parrilla, servidos con ½ taza de arroz silvestre al vapor (150) y 1 taza de espárragos frescos (30) salteados en 1 cucharada de **aceite de *canola*** (124), con 1 cucharadita de ajo finamente picado envasado en agua (10), 1 cucharada de perejil fresco picado (0) y pimienta negra recién molida

▓ **Total de calorías = 444**

Burrito de espinacas: 1 *Thomas'*® *Whole Wheat Sahara wrap* (pan plano tipo tortilla de trigo integral) (170) relleno con ½ taza de espinacas frescas (3), 1 cucharadita de ajo finamente picado (10) y ¼ de taza de cebolla morada rebanada (12) salteada en 1 cucharada de **aceite de oliva** (119) y 1 onza de queso *Asiago* fresco (103)

▓ **Total de calorías = 417**

Pollo al estilo *Szechuan*: 2 tazas de *Cascadian Farm*® *Organic Chinese Stir Fry Vegetables* (verduras chinas para sofreír) (50) salteadas en 1 cucharada de **aceite de *canola*** (124) y condimentadas con granos de pimienta estilo *szechuan* molidos, servidas con 3 onzas de pechuga de pollo orgánica a la parrilla (90) y ½ taza de arroz silvestre instantáneo *Uncle Ben's*® cocido (110)

▓ **Total de calorías = 374**

CONSEJOS CONCISOS

"Cómo acabar con el hambre al salir del trabajo"

Muchas de las mujeres que he atendido que trabajan fuera de casa comen el almuerzo entre las 12:00 y la 1:00 p.m., pero no empiezan ni a preparar la cena sino hasta más tarde de las 6:00 p.m. Eso significa que sus señales de hambre ya están a todo vapor incluso antes que pongan un pie en la cocina y esto es la fórmula perfecta para empezar a comer meriendas antes de la cena, como galletas, frituras o queso, o bien, para empezar a mordisquear los ingredientes de lo que están preparando mientras cocinan. La mejor cura para esto es planear comer su Merienda entre el almuerzo y la cena, alrededor de las 3:00 ó 4:00 p.m. Los MUFA que contiene su Merienda le ayudarán a sentirse llena y satisfecha, de modo que se seguirá sintiendo energizada (y calmada) cuando empiece a cocinar. Y gracias a que no se estará desmayando de hambre, tampoco se apresurará a preparar su comida. —*Cynthia*

Quesadilla de pavo: unte 1 triángulo de *Laughing Cow® Light Garlic and Herb Wedges* (queso bajo en calorías con ajo y hierbas) (35) en 1 *Thomas'® Whole Wheat Sahara wrap* (pan plano tipo tortilla de trigo integral) (170). En una mitad del pan, coloque 2 onzas de *Applegate Farms® Antibiotic-free Honey-Maple Turkey* (pavo libre de antibióticos con glaseado de miel y arce) (50), ¼ de taza de espinacas tiernas (1), 2 cucharadas de queso *feta* desmoronado (40) y 10 **aceitunas negras grandes** rebanadas (50). Doble el pan a la mitad y caliéntelo en el horno eléctrico o en un sartén antiadherente a fuego medio.

▧ **Total de calorías = 346**

Salteado de pavo: ½ taza de pimiento rojo fresco picado (20) y ¼ de taza de cebolla morada rebanada (23) salteada en 1 cucharada de **aceite de oliva** (119), revueltos con 2 cucharadas de cebollines picados (4), 4 hojas de albahaca fresca, rebanadas (0) y 3 onzas de pechuga de pavo molida y dorada (130); sirva con 3 onzas (⅕ de bolsa) de papas a la francesa para hornear con aceite de oliva, romero y ajo *Alexia®*, horneadas debajo de la parrilla del horno o en el horno eléctrico (120)

▧ **Total de calorías = 416**

Tacos de pavo: saltée ¼ de taza de pimiento rojo fresco picado (10) y 2 cucharadas de cebolla morada rebanada (12) en 1 cucharada de **aceite de oliva** (119). Dore 3 onzas de pechuga de pavo molida (130). Rellene 3 tortillas de maíz de 6 pulgadas (135) a partes iguales con el pavo, luego agregue la mezcla de pimiento rojo, 2 cucharadas de cebollines picados (4) y ¼ de taza de zanahorias ralladas (14).

▧ **Total de calorías = 424**

Ensalada de salmón silvestre con nueces de la India: 2 tazas de verduras de hojas verdes tiernas orgánicas mixtas (15) revueltas con 2 cucharadas de *Newman's Own® Lighten Up Low Fat Sesame Ginger Dressing* (aliño bajo en grasa de sésamo y jengibre) (35), 4 onzas de salmón silvestre de Alaska a la parrilla (215) y 2 cucharadas de **nueces de la India** (100)

▧ **Total de calorías = 365**

Comidas preparadas aplanadoras

BARRAS ALIMENTICIAS

ELIJA 1 DE LAS SIGUIENTES BARRAS ALIMENTICIAS PARA REEMPLAZAR UNA COMIDA	CALORÍAS	AGREGUE SU MUFA
Barra de cereza negra y almendras *Clif®*	250	
Barra crujiente de crema de cacahuate *Clif®*	250	
Barra de cacahuate y chispas de chocolate *Odwalla®*	250	Agregue 1 pieza de fruta y un alimento con MUFA de 100 a 150 calorías de la lista que aparece en la página 113, como 2 cucharadas de:
Barra de *brownie* de chocolate *Clif®*	240	
Barra de plátano amarillo y frutos secos *Odwalla®*	240	
Barra energética de granada y cereza *Nature's Path® Optimum®*	230	
Barra de chocolate y coco *Larabar®*	220	■ almendras (109)
Pan de plátano amarillo *Larabar®*	220	■ nueces del Brasil (110)
Galleta de jengibre *Larabar®*	220	■ cacahuates (110)
Rollo de canela *Larabar®*	210	■ nueces de macadamia (120)
Barra energética de arándano, lino y soya *Nature's Path® Optimum®*	200	[ELIJA UNO] O bien:
Pay de pacanas *Larabar®*	200	Agregue un alimento con MUFA de 150 a 200 calorías de la lista que aparece en la página 113, como 2 cucharadas de:
Barra energética Zen de arándanos agrios *Nature's Path® Optimum®*	200	
Pay de cereza *Larabar®*	190	
Pay de manzana *Larabar®*	180	
Barra de té *Chai Luna®*	180	■ crema de cacahuate natural (188)
Barra de pay de pacanas con chocolate *Luna®*	180	■ crema de almendra (200)
Barra de limón *Luna®*	180	
Barra de galleta de crema de cacahuate *Luna®*	180	[ELIJA UNO]
Barra de chocolate con malvavisco *S'mores Luna®*	180	

COMIDAS CONGELADAS

ELIJA 1 DE LAS SIGUIENTES COMIDAS	CALORÍAS	AGREGUE SU MUFA
Amy's® Chili & Cornbread Dinner (guiso de carne)	340	
Kashi® Black Bean Mango (frijoles negros con arroz y verduras con una salsa de mango)	340	
Amy's® Black Bean Enchilada Dinner (enchilada de frijoles negros)	330	Agregue un alimento con MUFA de 50 a 100 calorías de la lista que aparece en la página 113, por ejemplo:
Kashi® Lemon Rosemary Chicken (pollo al limón)	330	
Amy's® Indian Mattar Paneer (queso y chícharos en una salsa dulce y picante)	320	
Kashi® Sweet & Sour Chicken (pollo agridulce)	320	
Seeds of Change® Moroccan Lentil Tagine (guiso de lentejas)	320	▢ 10 aceitunas verdes o negras grandes (o 5 de cada una) (50)
Amy's® Indian Vegetable Korma (guiso hindú)	300	
Seeds of Change® Hanalei Vegetarian Chicken Teriyaki (pollo a la parrilla en salsa de soya)	300	
Amy's® Organic Brown Rice, Black-Eyed Peas & Veggies Bowl (guiso de arroz integral y frijoles)	290	
Amy's® Organic Teriyaki Bowl (guiso de verduras)	280	
Amy's® Veggie Loaf Dinner (salpicón vegetariano)	280	
Kashi® Chicken Pasta Pomodoro (pollo y pasta)	280	Agregue un alimento con MUFA de 100 a 150 calorías de la lista que aparece en la página 113, como 2 cucharadas de:
Seeds of Change® Lasagna Calabrese with Eggplant and Portobello Mushrooms (lasaña de berenjena y hongos)	270	
Amy's® Indian Mattar Tofu (*tofu* a lo hindú)	260	▢ almendras (109)
Kashi® Lime Cilantro Shrimp (camarón al limón)	250	▢ cacahuates (110)
Gardenburger® Black Bean Chipotle Wrap (sándwich de frijol negro sazonado con chile)	240	▢ semillas de calabaza (148)
Gardenburger® Margherita Pizza Wrap (sándwich de pizza)	240	[ELIJA UNO]
Kashi® Southwest Style Chicken (pollo a lo sudoeste)	240	
Cedarlane™ Low Fat Veggie Pizza Wrap (sándwich de pizza de verduras)	220	Agregue un alimento con MUFA de 150 a 200 calorías de la lista que aparece en la página 113 como:
Yves® Meatless Penne (pasta *penne* sin carne)	210	
Amy's® Light in Sodium Shepherd's Pie (pastel de carne y verduras)	160	▢ ¼ de taza de chispas de chocolate (207)
Boca® Meatless Chili (*chili* sin carne)	150	

COMIDA RÁPIDA

PLATILLO DEL MENÚ	CALORÍAS	AGREGUE SU MUFA
McDonald's® Premium Asian Salad with Grilled Chicken and Newman's Own® Low-Fat Sesame Ginger Dressing (ensalada de pollo con aliño de sésamo)	390	Agregue un alimento con MUFA de 50 a 100 calorías de la lista que aparece en la página 113, como: ■10 aceitunas verdes o negras grandes (o 5 de cada una) (50) ■2 cucharadas de nueces (82) ■2 cucharadas de pistachos (89) ■2 cucharadas de semillas de girasol (90)
Baja Fresh® Baja Ensalada with Charbroiled Chicken with Salsa (ensalada con pollo y salsa)	325	
Jack in the Box® Asian Grilled Chicken Salad with Roasted Slivered Almonds and Low-Fat Balsamic Dressing (ensalada de pollo a lo asiático)	310	
Pizza Hut® Fit n' Delicious™ Pizza (two slices) with Green pepper, Red Onion & Diced Tomato (12") (pizza con pimiento verde, cebolla y tomate)	280	
Fazoli's® Chicken and Fruit Salad with Fat-Free Honey Mustard (ensalada de pollo y frutas)	280	
Arby's® Junior Roast Beef Sandwich (sándwich de rosbif)	273	
Chick-fil-A® Chargrilled Chicken Sandwich (sándwich de pollo)	270	
Jamba Juice® Berry Fulfilling® smoothie (24 oz) (licuado de bayas)	260	Agregue un alimento con MUFA de 100 a 150 calorías de la lista que aparece en la página 113, como: ■2 cucharadas de semillas de calabaza (148)
Boston Market® roasted turkey breast (180) with poultry gravy (15) and steamed vegetables (60) (pechuga de pavo con salsa y verduras al vapor)	255	
Taco Bell® Chicken Enchirito® (Fresco Style) (burrito de pollo)	240	
Wendy's® Small Chili	220	
Panera® Low-Fat Vegetarian Garden Vegetable Soup (8 oz) with a Whole Grain Loaf (sopa)	220	
Au Bon Pain® Jamaican Black Bean Soup (medium) (sopa de frijol negro)	180	Agregue un alimento con MUFA de 150 a 200 calorías de la lista que aparece en la página 113, como 2 cucharadas de: ■ crema de cacahuate natural (188) ■ crema de almendra (200) [ELIJA UNO]
Taco Bell® Ranchero Chicken Soft Taco (Fresco Style) (taco de pollo)	170	
Subway® Oven Roasted Chicken Salad with Fat Free Italian Dressing and Roasted Chicken Noodle Soup (ensalada de pollo con sopa)	175 / 80	
Panda Express® String Bean Chicken Breast with Mixed Vegetables (pechuga de pollo con verduras mixtas)	160 / 90	
Domino's® Grilled Chicken Caesar with Light Italian Dressing (ensalada César de pollo)	125	

Meriendas aplanadoras

Hay 28 opciones de Meriendas a elegir. Se incluyen 10 opciones dulces, 10 opciones saladas, 4 opciones rápidas para llevar y 4 licuados (batidos). Los alimentos que contienen MUFA aparecen en **negritas**. Si encuentra alimentos nombrados que no conoce o que jamás ha visto, favor de remitirse al glosario en la página 359.

PUEDE COMER UNA MERIENDA al día.

PLANEE SU MERIENDA CON ANTICIPACIÓN. Le recomiendo darse unos 10 minutos cada noche para planear su horario del día siguiente. Deberá decidir a qué hora del día "ubicará" su Merienda, con base en lo que tenga planeado hacer. Quizá necesite empacarla la noche anterior y llevarla consigo para que la tenga lista cuando la necesite.

PUEDE COMER LA MERIENDA ya sea entre el desayuno y el almuerzo, entre el almuerzo y la cena, o entre la cena y la hora de irse a acostar, lo que mejor le acomode. Sólo le pido que la use para asegurarse de no pasar más de 4 a 5 horas sin comer. La meta es usar la Merienda para mantener su energía y su azúcar en sangre a niveles constantes, mantener su metabolismo acelerado y evitar que el hambre se salga de control (lo que a menudo da como resultado un efecto de rebote de comer en exceso).

Meriendas dulces

Avena de arándanos con almendras: 1 paquete de avena instantánea sin sabor, cocida y mezclada con 1½ tazas de arándanos y 2 cucharadas de **almendras**, 1 taza de leche descremada
▨ Total de calorías = 384

Avena con chocolate y frambuesas: 1 paquete de avena instantánea sin sabor, cocida y mezclada con 1 taza de frambuesas y ¼ de taza de **chispas de chocolate semiamargo**
▨ Total de calorías = 367

Avena tropical con frutos secos: 1 paquete de avena instantánea sin sabor, cocida y mezclada con 1 taza de piña enlatada y 2 cucharadas de **nueces de macadamia**, 1 taza de leche descremada
▨ Total de calorías = 420

Avena con crema de cacahuate y manzana: 2 cucharadas de **crema de cacahuate** incorporadas a 1 paquete de avena instantánea sin sabor, cocida y mezclada con 1 manzana mediana rebanada
▨ Total de calorías = 368

Merienda de manzana: 1 manzana mediana cortada en gajos con 2 cucharadas de **crema de cacahuate** como *dip* y 4 tazas de palomitas de maíz bajas en calorías preparadas en el horno de microondas
▨ Total de calorías = 368

durante 1 minuto. Vierta en un vaso y cómalo con una cuchara

▪ **Total de calorías = 387**

Limón: mezcle 1 taza de leche descremada o leche de soya, 6 onzas de yogur sabor limón (80 calorías), 1 naranja mediana, cortada en gajos y un puñado de hielo durante 1 minuto. Vierta en un vaso e incorpore 1 cucharada de **aceite orgánico de semilla de lino prensado en frío**

▪ **Total de calorías = 370**

Pay de manzana: mezcle ½ taza de leche descremada o leche de soya, 6 onzas de yogur sabor vainilla (80 calorías), 1 cucharadita de especias para pay de manzana, 1 manzana mediana, pelada, sin centro y picada, 2 cucharadas de **crema de nuez de la India** y un puñado de hielo durante 1 minuto. Vierta en un vaso y cómalo con una cuchara

▪ **Total de calorías = 388**

Cree su propia Merienda

MANTENGA EL TOTAL DE CALORÍAS POR DEBAJO DE 400, INCLUYA UNA OPCIÓN DE LA LISTA DE ALIMENTOS CON MUFA QUE APARECE EN LA PÁGINA 113 Y COMBÍNELA CON LOS SIGUIENTES ALIMENTOS.

ALGUNAS OPCIONES DE ALIMENTOS CON MUFA:

- 10 aceitunas
- 1 taza de frijoles de soya
- ¼ de taza de aguacate
- ¼ de taza de chispas de chocolate semiamargo
- 2 cucharadas de frutos secos o semillas
- 2 cucharadas de *tapenade* de aceituna
- 1 cucharada de aceite

Por favor, consulte la tabla completa que aparece en la página 113.

CEREALES

Arroz integral instantáneo *Uncle Ben's*®: ½ taza (110 calorías)

Avena: 1 paquete de 1 onza de avena instantánea, sin sabor (100 calorías)

Cereal de 7 granos integrales *Kashi*® *7 Whole Grain Puffs:* 1 taza (70 calorías)

Galletitas *Ry Krisp*®: 3 (75 calorías)

Muffin inglés 100% de trigo integral *Thomas'*®: 1 entero (120 calorías)

Palomitas de maíz: 4 tazas de palomitas de maíz bajas en calorías para horno de microondas (una marca que brinde 20–25 calorías por taza una vez tronadas), como palomitas orgánicas sin sabor *Wild Oats*®, palomitas bajas en calorías *Smart Balance*® o palomitas 94% libres de grasa *Newman's Own*® (100 calorías)

Pan de cereales germinados sabor canela y pasas *Food For Life*® *Ezekiel*: 1 rebanada (80 calorías)

Pan de cereales germinados sabor sésamo *Food For Life*® *Ezekiel*: 1 rebanada (80 calorías)

Pan árabe multigrano *Thomas'*®: (70 calorías)

Panqueques caseros de papa *Dr. Praeger's*®: 1 (75 calorías)

Tortillas de maíz: 2 (90 calorías)

Waffle congelado orgánico con semilla de lino *Lifestream*® *Organic Flax Plus*: 1 (100 calorías)

LÁCTEOS

Leche, descremada o sin endulzar: 1 taza (80 calorías)

Mezcla italiana de cuatro quesos rallados *Organic Valley*®: ¼ de taza (90 calorías)

Palito de queso, bajo en grasa: 1 onza (80 calorías)

Queso *feta*: 1 onza (80 calorías)

Queso *Monterey Jack* con chiles jalapeños *Applegate Farms*®: 1 rebanada (70 calorías)

Queso *provolone Applegate Farms*®: 1 rebanada (70 calorías)

Requesón, sin grasa: ½ taza (80 calorías)

Yogur, sin grasa: 6 onzas (80 calorías)

FRUTAS

Bayas: 1 taza (60 calorías)

Cerezas oscuras dulces orgánicas congeladas *Cascadian Farm*®: 1 taza (100 calorías)

Ciruelas: 2 medianas (60 calorías)

Compota de manzana natural sin endulzar de la marca *Mott's*®: 1 taza (100 calorías)

Kiwi: 1 taza, rebanado (110 calorías)

Mango: 1 taza, rebanado (110 calorías)

Manzana, cualquier variedad, mediana, del tamaño de una pelota de tenis (80 calorías)

Melocotón: 1 mediano (50 calorías)

Naranja, mediana: (70 calorías)

Papaya, 1 taza, picada en cubitos: (55 calorías)

Pasas sin endulzar: ¼ taza (130 calorías)

Pera: 1 mediana (100 calorías)

Piña, enlatada en jugo de piña: 4 onzas o ½ taza (60 calorías)

Plátano amarillo rebanado: ½ taza (70 calorías)

Sandía, picada en cubitos: 2 tazas (90 calorías)

Uvas moradas o blancas: 1 taza (60 calorías)

VERDURAS

Corazones de alcachofa, enlatados en agua: 1 taza (70 calorías)

Ensalada de repollo con brócoli *Mann's*®: bolsa de 12 onzas (50 calorías)

Floretes de brócoli, crudos: 2 tazas (40 calorías)

Floretes de coliflor, crudos: 2 tazas (50 calorías)

Pimiento rebanado: 1 taza (40 calorías)

Rábanos, rebanados: 1 taza (20 calorías)

Salsa *marinara* para pasta *Newman's Own*®: ½ taza (60 calorías)

Salsa: ¼ de taza (40 calorías)

Tomates tipo uva: 1 taza (30 calorías)

Verduras de hojas verdes tiernas orgánicas mixtas: 2 tazas (15 calorías)

Zanahorias cambray: 1 taza (50 calorías)

PROTEÍNAS

Albóndigas vegetarianas *Mama Mia Gardenburger*®: 6 (110 calorías)

Atún bajo en calorías en trozos empacado en agua: 3 onzas (120 calorías)

Frijoles negros, enlatados, escurridos: ½ taza (90 calorías)

Hamburguesa vegetariana de frijoles negros y chile chipotle *Gardenburger*®: 1 (80 calorías)

Hamburguesa vegetariana original *Boca*®: 1 (80 calorías)

Hummus: ¼ de taza (100 calorías)

Jamón de pavo rebanado: 4 onzas (100 calorías)

Jamón de pollo rebanado: 4 onzas (100 calorías)

Jamón no curado *Black Forest Applegate Farms*®: 4 onzas (100 calorías)

Pechuga de pollo orgánica precocida: 3 onzas (90 calorías)

¡APLANÓ SU PANZA!

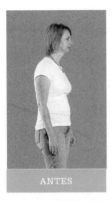

ANTES

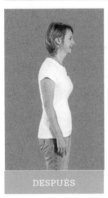

DESPUÉS

Julie Plavsic

EDAD: 42

PÉRDIDA DE PESO:

6

LIBRAS EN 32 DÍAS

REDUCCIÓN DE MEDIDAS:

6,5

PULGADAS

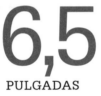

TUVE UN BEBÉ HACE UN PAR DE AÑOS Y DESDE ENTONCES —hasta ahora, al menos— he estado batallando para deshacerme de 10 libras (4,5 kg) que simplemente no puedo soltar".

Julie admite haber mostrado muchas de las conductas que llevan al fracaso a quienes se ponen a dieta. Ella se la pasaba "picando" comida todo el día, dice. Y no siempre era honesta consigo misma con respecto a qué y cuánto comía. "Por ejemplo, la pasta. Yo estaba comiendo lo que yo pensaba que era una ración pequeña de pasta, pero según esta dieta, en realidad estaba comiendo el doble o triple de una porción. ¿Pero quién se pone a medir? Parecía ser una ración pequeña, entonces yo pensaba que no había problema".

Al principio, cuando vio que tenía que consumir 1.600 calorías al día, pensó que no iba a poder hacerlo. Pero no fue difícil, comenta, porque los alimentos realmente la dejan satisfecha. Los MUFA la dejaron asombrada. Ella probó docenas de cosas en el menú el primer par de semanas, pero al final, tuvo que simplificar. Debido a su trabajo como abogada de inmigración y al hecho de que era una madre de un bebé pequeño, Julie necesitaba comidas que pudiera preparar rápidamente. "De tal modo, terminé por desayunar siempre lo mismo —crema de cacahuate con pan tostado— que me encanta. Y después de esto, me sentía llena hasta el almuerzo. Ya no picaba entre comidas durante toda la mañana".

Lo que le fue difícil, dice, fue cambiar su manera de pensar de tantas formas distintas. "Yo sabía que la dieta nos requería comer cosas como aceitunas y aceite de oliva. Y aunque sabía que no contenían tantas calorías, me fue difícil al principio creer que una puede combatir la grasa ingiriendo grasa. O que la grasa tiene que ver con otras cosas también. Tuve que sobreponerme a todos esos años en que me negué esos alimentos altos en grasa. Fue un salto de fe".

Pero fue un salto que ahora le da gusto haber dado. "Aprendí tanto con esta dieta —dice—. En primer lugar, aprendí que la grasa abdominal puede ser más peligrosa que otros tipos de grasa y entonces, con esta dieta, estoy logrando que mi cuerpo esté más sano y también más delgado. También aprendí que lo que dice la báscula es mucho menos importante que cómo te sientes. Yo quería llegar a pesar 130 libras (58,2 kg), pero ahora me siento contenta con mi apariencia y con cómo me queda mi ropa, aunque peso 133 libras (59,6 kg)".

Julie no considera que lo que está haciendo es una "dieta" en sí. Para ella, es más bien una nueva manera de alimentarse, de hacer elecciones y, usando las calorías con inteligencia, una manera de racionar lo que necesita poner en cada comida a lo largo del día.

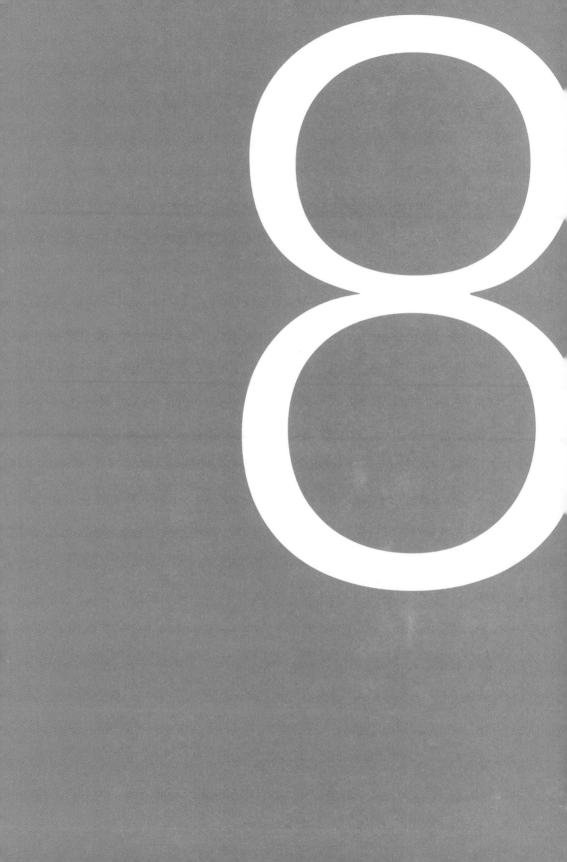

RECETAS QUE APLANAN

SE LOS TENGO QUE CONFESAR. **No soy una gran cocinera. Tengo** mis especialidades (bueno, si le podemos llamar especialidad a un tentempié de mini-rebanadas de pan integral de centeno untadas con una mezcla de queso *Cheddar* derretido, aceitunas y polvo de *curry*) que preparo siempre que tengo invitados, pero en general, mi esposo es el *chef* de la casa. Además es él (que Dios lo bendiga) quien hace las compras. Yo soy buena para decir qué me gusta (alentándolo a preparar cosas frescas, saludable, llenas de verduras y satisfacientes) y qué sería lo mejor para preparar cuando estoy de viaje.

Ahora bien, quizá se esté preguntando por qué empezaría yo el capítulo de recetas con una confesión como esa. . . porque prometí que cualquier capítulo de recetas en cualquiera de mis libros tendría que estar lleno de platillos que yo pudiera visualizarme preparando. Si veo una receta que tiene una docena o más de ingredientes y me lleva todo un día preparar, mis ojos simplemente se van hacia otro lado y empiezo a pensar en ordenar una pizza.

Con ese fin, las recetas que encontrará aquí son lo suficientemente *gourmet* como para que se le haga agua la boca y para que pueda sacar a relucir su lado creativo como *chef*. Pero también son extremadamente simples, por ejemplo, la Avena con calabaza y condimentos que aparece en la página 170. *¡Sólo tardará 2 minutos en prepararla! (¡Ese es mi tipo de receta!)* O el Camarón agridulce en la página 225. . . tan sólo 15 minutos de principio a fin. ¡Rápidos y ricos!

Pero lo que realmente hace que estas recetas sean extraordinarias no es lo rápidas o fáciles que son de preparar, sino lo bien que encajan con esta dieta. Para empezar, cada ración contiene un MUFA. Como ya sabe, los alimentos con MUFA son los únicos que pueden ayudar específicamente a reducir la grasa abdominal. Los puede encontrar en las listas de ingredientes; son los que aparecen en **negritas**. Además, junto a la mayoría de las recetas aparece un componente muy importante titulado "Conviértalo en una comida aplanadora", el cual le dirá qué deberá agregar a una ración de la receta para convertirla en una comida que pueda incluir en su menú. Digamos que decide comenzar su día con una ración de los deliciosos Panqueques de manzana que aparecen en la página 168. Ya viene incluido el MUFA. Pero recuerde que cada comida de esta dieta debe contener aproximadamente 400 calorías. Cuando se siente a desayunar su delicioso panqueque de manzana de 209 calorías, también tendrá que agregar una taza de leche descremada (80 calorías) y 3 rebanadas de tocino de pavo (90 calorías) para completar la comida y elevarla al nivel adecuado de calorías con alimentos saludables. Recuerde, los números que aparecen entre paréntesis se refieren al número de calorías que contiene cada ingrediente específico.

¿Confundida? No tiene por qué sentirse así. Lo único que tiene que hacer es seguir las instrucciones que aparecen en los recuadros titulados "Conviértalo en una comida aplanadora" al final de cada receta y se asegurará de no romper las reglas de la dieta, sin importar cuáles sean las recetas que elija probar. Y ahora, a cocinar se ha dicho.

(*Nota:* si encuentra en este capítulo términos que no entiende o que jamás ha visto, favor de remitirse al glosario en la página 359).

ÍNDICE DE RECETAS

Frittata de salmón ahumado y cebollines

Tiempo de preparación: 10 minutos / Tiempo de cocción: 15 minutos / Rinde 6 porciones

2 cucharaditas de aceite de oliva extra virgen

6 cebollines (parte blanca y 2" de tallos verdes), cortados y gruesamente picados

6 claras de huevo

4 huevos

1½ cucharaditas de estragón fresco picado o ½ cucharadita de estragón seco

¼ de taza de agua fría

½ cucharadita de sal
Pimienta negra recién molida

2 onzas de salmón ahumado en rebanadas finas, cortado en tiras de ½" de ancho

MUFA: ¾ de taza de *tapenade* de aceitunas negras

1. Precaliente el horno a 350°F. Caliente un sartén pesado para horno de 8" a fuego mediano durante 1 minuto. Agregue el aceite de oliva y los cebollines y saltéelos, revolviendo, hasta que se vuelvan suaves.

2. En un tazón mediano, bata las claras de huevo, los huevos, el estragón, el agua y la sal. Sazone con la pimienta. Vierta la mezcla en el sartén y coloque las tiras de salmón sobre la misma. Cueza la mezcla, revolviéndola periódicamente, durante alrededor de 2 minutos o hasta que el huevo esté parcialmente cocido.

3. Transfiera el sartén al horno y hornee durante alrededor de 6 a 8 minutos o hasta que esté firme, dorado y esponjoso. Retire el sartén del horno. Use una espátula para sacar la *frittata* del sartén. Deslice suavemente la *frittata* a un plato caliente. Distribuya 2 cucharadas de *tapenade* en cada plato y coloque una rebanada de *frittata* encima.

■ **Coma una porción:**

190

CALORÍAS, 10 g de proteínas, 2 g de carbohidratos, 15 g de grasa, 2,5 g de grasa saturada, 143 mg de colesterol, 537 mg de sodio, 0 g de fibra

CONVIÉRTALO EN UNA COMIDA APLANADORA

Sirva con ½ taza de cerezas oscuras descongeladas (45), mezcladas con 1 taza de yogur griego natural sin grasa (112) y 2 cucharadas de avena tostada (37)

■ **Comida completa:**

384

CALORÍAS

Panqueques de manzana

Tiempo de preparación: 20 minutos / Tiempo de cocción: 4 minutos / Rinde 12 porciones

$^{2}/_{3}$ de taza de harina de trigo integral

$^{2}/_{3}$ de taza de harina sin blanquear

$^{1}/_{3}$ de taza de harina de maíz

1 cucharada de polvo para hornear

1 cucharadita de jengibre molido

$^{1}/_{2}$ cucharadita de bicarbonato de sodio

2 tazas de yogur natural sin grasa

$^{3}/_{4}$ de taza de sustituto de huevo sin grasa

2 cucharadas de aceite de *canola*

1 manzana, pelada, sin centro y gruesamente rallada

MUFA: 1$^{1}/_{2}$ tazas de pacanas, picadas

1. En un tazón grande, combine la harina de trigo integral, la harina sin blanquear, la harina de maíz, el polvo para hornear, el jengibre, el bicarbonato de sodio, el yogur, el sustituto de huevo y el aceite hasta que estén bien mezclados.

2. Incorpore la manzana rallada en la masa líquida.

3. Recubra un sartén antiadherente grande con aceite en aerosol y caliente a fuego mediano.

4. Para hacer cada panqueque, vierta de 2 a 3 cucharadas de la masa líquida en el sartén. Cueza durante 2 minutos o hasta que empiecen a aparecer burbujas en la superficie y las orillas estén cocidas. Voltee el panqueque para dorarlo del otro lado.

5. Cueza hasta que esté ligeramente dorado, alrededor de 2 minutos. Repita lo mismo con la masa líquida restante.

6. Agregue 2 cucharadas de pacanas picadas a cada ración.

▨ Coma una porción:

209

CALORÍAS, 6 g de proteínas, 19 g de carbohidratos, 13,5 g de grasa, 1 g de grasa saturada, 1 mg de colesterol, 208 mg de sodio, 3 g de fibra

CONVIÉRTALO EN UNA COMIDA APLANADORA

Sirva con 1 taza de leche descremada (80) y 3 rebanadas de tocino de pavo orgánico de la marca *Applegate Farms*® (90)

▨ Comida completa:

379

CALORÍAS

Muffins con fruta y nueces

Tiempo de preparación: 10 minutos / Tiempo de cocción: 20 minutos / Rinde 12 porciones

1¾ tazas de harina pastelera integral

1½ cucharaditas de polvo para hornear

1½ cucharaditas de canela molida

½ cucharadita de bicarbonato de sodio

¼ de cucharadita de sal

1 taza de yogur sin grasa sabor vainilla

½ taza de azúcar morena

1 huevo

2 cucharadas de aceite de *canola*

1 cucharadita de extracto de vainilla

MUFA: 1½ tazas de nueces, picadas

½ taza de piña machacada en su jugo, escurrida

⅓ de taza de pasas de Corinto o pasas

¼ de taza zanahorias ralladas

1. Precaliente el horno a 400°F.

2. En un tazón grande, combine los primeros cinco ingredientes. En un tazón mediano, combine el yogur, el azúcar morena, el huevo, el aceite y el extracto de vainilla. Revuelva la mezcla de yogur con la mezcla de harina justo hasta que se hayan incorporado. (No importa si quedan grumos). Incorpore las nueces, la piña, las pasas de Corinto o las pasas y las zanahorias.

3. Divida la masa líquida por partes iguales en 12 moldes para *muffin* recubiertos con aceite en aerosol.

4. Hornee durante 20 minutos o hasta que salga limpio un palillo de dientes insertado en el centro de un *muffin.*

5. Deje enfriar en el molde sobre una rejilla de alambre durante 5 minutos. Retire los *muffins* del molde y deje enfriar completamente sobre la rejilla de alambre.

■ **Coma una porción:**

242

CALORÍAS, 6 g de proteínas, 29 g de carbohidratos, 12,5 g de grasa, 1 g de grasa saturada, 18 mg de colesterol, 177 mg de sodio, 3 g de fibra

CONVIÉRTALO EN UNA COMIDA APLANADORA

Sirva con 1 taza de yogur griego natural sin grasa (112)

■ **Comida completa:**

354

CALORÍAS

Avena con calabaza y condimentos

Tiempo de preparación y cocción: 2 minutos / Rinde 1 porción

1 taza de agua
Pizca de sal
⅓ de taza de avena instantánea
¼ de taza de calabaza pura, enlatada

MUFA: 2 cucharadas de pacanas, tostadas y picadas

¼ de cucharadita de canela molida
2 cucharaditas de azúcar morena
Pizca de nuez moscada recién rallada
Pizca de clavo de olor molido

1. En una cacerola, caliente el agua a fuego alto hasta que rompa a hervir. Agregue la sal y la avena. Cueza, revolviendo, durante 90 segundos.

2. Combine los demás ingredientes en un tazón pequeño. Baje el fuego a lento e incorpore la mezcla de calabaza.

■ **Coma una porción:**

272

CALORÍAS, 6 g de proteínas, 36 g de carbohidratos, 13 g de grasa, 1 g de grasa saturada, 0 mg de colesterol, 305 mg de sodio, 7 g de fibra

CONVIÉRTALO EN UNA COMIDA APLANADORA
Sirva con 1 taza de leche descremada (80)

■ **Comida completa:**

352

CALORÍAS

Muffins sureños de maíz y pacanas

Tiempo de preparación: 5 minutos / Tiempo de cocción: 18 minutos / Rinde 12 porciones

1 taza de harina de maíz amarilla

1 taza de harina pastelera integral

¼ de taza de harina de soya

2 cucharaditas de polvo para hornear

¼ de cucharadita de canela molida

⅛ de cucharadita de sal

1 huevo

1 clara de huevo

¾ de taza de leche descremada

¼ de taza de aceite de *canola*

1½ tazas de granos de maíz congelados

MUFA: 1½ tazas de pacanas, picadas

½ taza de pasas doradas

1. Precaliente el horno a 400°F.

2. En un tazón grande, combine la harina de maíz, la harina pastelera, la harina de soya, el polvo para hornear, la canela y la sal.

3. En un tazón pequeño, combine el huevo, la clara de huevo, la leche y el aceite. Agregue la mezcla del huevo a la mezcla de harina y revuelva justo hasta que se hayan incorporado. (No importa si quedan grumos). Incorpore los granos de maíz, las pacanas y las pasas. Divida la masa líquida por partes iguales en 12 moldes para *muffin* recubiertos con aceite en aerosol.

4. Hornee durante 18 minutos o hasta que salga limpio un palillo de dientes insertado en el centro de un *muffin*. Deje enfriar en el molde sobre una rejilla de alambre durante 5 minutos. Retire del molde y deje enfriar completamente sobre la rejilla de alambre.

■ **Coma una porción:**

273

CALORÍAS, 6 g de proteínas, 27 g de carbohidratos, 17,5 g de grasa, 2 g de grasa saturada, 19 mg de colesterol, 113 mg de sodio, 4 g de fibra

CONVIÉRTALO EN UNA COMIDA APLANADORA
Sirva con 1 taza de leche descremada (80)

■ **Comida completa:**

353

CALORÍAS

Copitas de huevo

Tiempo de preparación: 10 minutos / Tiempo de cocción: 5 minutos
Tiempo de horneado: 20 minutos / Tiempo de asado: 2 minutos / Rinde 12 porciones

6 rebanadas grandes de pan 100% de trigo integral

2 cucharadas de aceite de oliva

1/3 de taza de cebollines picados

1 cucharada de albahaca fresca picada

1 cucharada de perejil italiano fresco, picado

8 claras de huevo, ligeramente batidas

1/3 de taza (alrededor de 1 1/2 onzas) de queso *Cheddar* reducido en grasa, rallado

1 cucharada de queso parmesano rallado

1/2 cucharadita de pimentón

MUFA: 1 1/2 tazas de *tapenade* de aceituna negra

1. Precaliente el horno a 350°F. Con un rodillo, aplane ligeramente las rebanadas de pan. Con un cortador de galletas, corte 12 círculos de pan.

2. Recubra un molde para 12 *minimuffins* con aceite en aerosol. Recubra cada molde con un círculo de pan. Hornee durante 15 a 20 minutos o hasta que los bordes del pan estén dorados.

3. Caliente el aceite en un sartén antiadherente grande a fuego mediano. Agregue los cebollines, la albahaca y el perejil; cueza, revolviendo, durante 1 a 2 minutos. Agregue las claras de huevo. Cueza, revolviendo, durante 1 a 2 minutos o hasta que casi esté cocido. Incorpore el queso y cueza hasta que el huevo esté cocido.

4. Precaliente el asador del horno. Vierta una cucharada de la mezcla de huevo en cada molde con pan y agregue el queso parmesano y el pimentón. Ase a 4" de la fuente de calor durante 1 a 2 minutos o hasta que estén calientes y dorados. Sirva cada copa con 2 cucharadas de *tapenade*.

■ **Coma una porción:**

172

CALORÍAS, 6 g de proteínas, 6 g de carbohidratos, 13 g de grasa, 2 g de grasa saturada, 3 mg de colesterol, 324 mg de sodio, 1 g de fibra

CONVIÉRTALO EN UNA COMIDA APLANADORA

Sirva con 1/2 taza de cerezas oscuras descongeladas (45), mezcladas con 1 taza de yogur griego sin grasa (112) y espolvoreadas con 2 cucharadas de avena tostada (37)

■ **Comida completa:**

366

CALORÍAS

Pudín de harina de maíz

Tiempo de preparación: 10 minutos / Tiempo de cocción: 20 minutos
Tiempo de horneado: 30 minutos / Rinde 6 porciones

2¼ tazas de agua

½ cucharadita de sal

¾ de taza de harina de
maíz amarilla

1 cucharada de aceite de
oliva extra virgen

1 pimiento rojo grande,
sin semillas y picado
en cubitos

4 cebollines, picados

2 dientes de ajo grandes,
finamente picados

**MUFA: 1½ tazas de
pacanas, picadas y
divididas**

1 caja de espinacas
picadas, descongeladas
y exprimidas

1 clara de huevo grande

¼ de cucharadita de
salsa de chile picante

½ taza (2 onzas) de
queso *Cheddar* fuerte,
rallado

1. Precaliente el horno a 350°F.

2. Recubra un refractario de 9″
con aceite en aerosol.

3. En una cacerola grande,
caliente el agua hasta que
rompa a hervir. Agregue la sal.
Baje el fuego a lento. Empiece a
incorporar la harina de maíz,
agregándola de manera lenta y
constante. Cubra y cueza,
revolviendo frecuente-
mente, durante 10 minutos o
hasta que la mezcla esté muy
espesa.

4. Mientras tanto, caliente el
aceite en un sartén antiadherente a fuego mediano. Agregue
el pimiento rojo; cueza, revolviendo, durante 4 minutos.
Agregue los cebollines y el ajo;
cueza, revolviendo, hasta que las
verduras estén tiernas. Agregue
la mezcla del pimiento rojo,
1 taza de las pacanas, las espinacas, la clara de huevo y la salsa
de chile picante a la harina.
Revuelva y vierta la mezcla en el
refractario. Espolvoree con el
queso.

5. Hornee durante 30 minutos o
hasta que esté dorado. Adorne
con las pacanas restantes.

■ **Coma una porción:**

344

CALORÍAS, 9 g de
proteínas, 21 g de
carbohidratos, 26 g
de grasa, 3,5 g de
grasa saturada,
7 mg de colesterol,
372 mg de sodio,
4 g de fibra

**CONVIÉRTALO EN
UNA COMIDA
APLANADORA**
Sirva con 2 reba-
nadas de tocino
orgánico de la
marca *Applegate
Farms*® (60)

■ **Comida completa:**

404

CALORÍAS

Hamburguesas de hongos *portobello* y pimientos asados a la parrilla

Tiempo de preparación: 4 minutos / Tiempo de cocción: 6 minutos / Rinde 2 porciones

4 tapas pequeñas de hongos *portobello* (8 onzas en total), sin tallos

4 cucharaditas de vinagre balsámico

2 mitades de pimientos rojos asados, envasados

2 panecillos 100% de trigo integral

MUFA: 2 cucharadas de *pesto* preparado

4 hojas de lechuga *frisée*

1. Precaliente un sartén para asar a la parrilla a fuego mediano.

2. Ase los hongos durante 8 minutos, volteándolos a los 4 minutos y recubriéndolos con el vinagre. Caliente las mitades de pimiento y los panecillos en el sartén para asar.

3. Unte 1 cucharada de *pesto* en la mitad inferior de cada panecillo, luego coloque 2 hongos y 1 rebanada de pimiento rojo sobre la mitad inferior de cada panecillo, agregando 2 hojas de lechuga *frisée* a cada uno. Vierta un poco más de vinagre, si lo desea, y tape con la mitad superior del panecillo.

■ **Coma una porción:**

270

CALORÍAS, 10 g de proteínas, 37 g de carbohidratos, 9,5 g de grasa, 2,5 g de grasa saturada, 5 mg de colesterol, 614 mg de sodio, 5 g de fibra

CONVIÉRTALO EN UNA COMIDA APLANADORA

Agregue un postre: mezcle 1/4 de taza de queso *ricotta* sin grasa (50) con 1 cucharadita de miel (21) y 1/2 taza de pera rebanada (50)

■ **Comida completa:**

391

CALORÍAS

Sándwiches de salmón con *wasabi*

Tiempo de preparación: 8 minutos / Rinde 4 porciones

¼ de taza de mayonesa sin grasa

¼-½ cucharadita de pasta de *wasabi*

2 tazas (alrededor de 8 onzas) de salmón silvestre de Alaska, enlatado

8 rebanadas finas de pan 100% de trigo integral, tostadas

4 rebanadas finas de cebolla morada

4 aros finos de pimiento rojo

MUFA: 1 taza de aguacate rebanado

¼ de taza de jengibre rebanado en escabeche

1 taza de *arugula*

1. En un tazón pequeño, combine la mayonesa y la pasta de *wasabi* hasta que quede una mezcla uniforme. Empiece con ¼ de cucharadita de la pasta *wasabi* y vaya agregando más al gusto. Incorpore delicadamente el salmón.

2. Coloque 4 rebanadas del pan sobre una superficie plana y agregue a cada rebanada de pan ½ taza de la mezcla de salmón, 1 rebanada de cebolla separada en aros, 1 aro de pimiento, ¼ de taza de aguacate, 1 cucharada de jengibre y ¼ de taza de *arugula*. Cubra con las 4 rebanadas de pan restantes.

■ **Coma una porción:**

243

CALORÍAS, 12 g de proteínas, 26 g de carbohidratos, 10 g de grasa, 1,5 g de grasa saturada, 21 mg de colesterol, 355 mg de sodio, 6 g de fibra

CONVIÉRTALO EN UNA COMIDA APLANADORA

Sirva con ⅔ de taza de *edamame* orgánico de la marca *Cascadian Farm*®, descongelado (120)

■ **Comida completa:**

363

CALORÍAS

Bruschetta de atún

Tiempo de preparación: 5 minutos / Rinde 2 porciones

1 lata de atún en agua reducido en sodio, escurrido y desmoronado

1 taza de tomates picados en cubitos, enlatados, sin sal, escurridos

¼ de taza (1 onza) de queso *feta* reducido en grasa, desmoronado

1 cucharada de jugo de limón

MUFA: ¼ de taza de *tapenade* de aceituna negra

4 rebanadas de pan 100% de trigo integral, tostadas

1. En un tazón, combine el atún, los tomates, el queso *feta* y el jugo de limón.

2. Unte el *tapenade* sobre 2 rebanadas de pan tostado y cubra cada mitad con la mezcla de atún. Cubra con las 2 rebanadas restantes de pan tostado.

■ **Coma una porción:**

391

CALORÍAS, 35 g de proteínas, 30 g de carbohidratos, 14,5 g de grasa, 2,5 g de grasa saturada, 43 mg de colesterol, 717 mg de sodio, 6 g de fibra

¡UNA SOLA PORCIÓN DE ESTA RECETA CUENTA COMO UNA COMIDA APLANADORA COMPLETA SIN AGREGARLE NADA!

Sopa de chícharos frescos con menta

Tiempo de preparación: 7 minutos / Tiempo de cocción: 15 minutos
Tiempo de refrigeración: 1 hora / Rinde 4 porciones

1 cucharada de aceite de oliva

2 cebollines, sólo los tallos verdes, cortados en piezas de 4"

1 tallo de apio, con los extremos cortados y picado en trozos de 2"

½ cebolla mediana, finamente picada

3 tazas de caldo de pollo o de verduras, bajo en sodio

4 tazas de chícharos, frescos o descongelados

¼ de cucharadita de sal

⅓ de taza de hojas frescas de menta

½ taza de yogur griego natural sin grasa

MUFA: ½ taza de semillas de calabaza, tostadas

1. Caliente el aceite en una cacerola grande a fuego mediano-alto. Agregue los cebollines, el apio y la cebolla. Cueza, revolviendo, durante alrededor de 5 minutos o hasta que las verduras estén tiernas.

2. Agregue el caldo y caliente hasta que rompa a hervir. Agregue los chícharos y la sal. Hierva a fuego lento durante 10 minutos.

3. Transfiera cuidadosamente la mezcla al tazón de un procesador de alimentos que tenga una cuchilla de metal o a una licuadora. Hágalo en tandas, de ser necesario. Agregue la menta. Licúe hasta que quede una mezcla uniforme. Cubra la mezcla y refrigérela durante al menos 1 hora.

4. Sirva la sopa en 4 platos hondos. Agregue 2 cucharadas de yogur en el centro de cada plato y adorne con 2 cucharadas de semillas de calabaza.

■ **Coma una porción:**

337

CALORÍAS, 23 g de proteínas, 29 g de carbohidratos, 16,5 g de grasa, 3 g de grasa saturada, 4 mg de colesterol, 439 mg de sodio, 8 g de fibra

CONVIÉRTALO EN UNA COMIDA APLANADORA
Sirva con 1 taza de uvas (60)

■ **Comida completa:**

397

CALORÍAS

Sopa asiática con tortitas de camarón

Tiempo de preparación: 15 minutos / Tiempo de cocción: 15 minutos / Rinde 4 porciones

- 4 dientes de ajo, prensados y divididos
- 1 trozo de $\frac{1}{2}$" de jengibre fresco, pelado, prensado y dividido
- $\frac{1}{2}$ libra de camarones medianos, pelados y desvenados
- $\frac{1}{4}$ de taza de cilantro fresco
- 2 cucharaditas de maicena
- 2 cucharadas de agua
- 1 cucharada de salsa de soya reducida en sodio
- $\frac{1}{2}$ cucharadita de aceite de sésamo tostado
- 6 tazas de caldo de pollo bajo en sodio
- 1 tallo de limoncillo, cortado a la mitad y prensado
- $\frac{1}{2}$ cucharadita de hojuelas de chile rojo
- 1 taza de col rizada cocida

MUFA: $\frac{1}{2}$ taza de cacahuates tostados en seco, picados

1. En un procesador de alimentos, pique finamente la mitad del ajo y del jengibre. Agregue el camarón y el cilantro; pulse para combinar. En un tazón pequeño, bata la maicena y el agua hasta que la maicena se haya disuelto. Agregue al procesador de alimentos junto con la salsa de soya y el aceite de sésamo. Pulse para combinar. Ponga aparte.

2. En una cacerola grande, caliente el caldo, el limoncillo, las hojuelas de chile rojo y el ajo y el jengibre restantes hasta que la mezcla rompa a hervir. Baje el fuego a lento y deje que hierva a fuego lento.

3. Mientras tanto, humedezca sus manos limpias y haga 12 bolitas con la mezcla de camarón. Deje caer las bolitas de camarón una a la vez a la sopa hirviendo. Cueza durante 6 minutos o hasta que la sopa se vuelva opaca. Retire y deseche el tallo de limoncillo. Divida la col rizada por partes iguales y colóquelas en 4 platos hondos. Con un cucharón, sirva la sopa y 3 bolitas de camarón en cada plato. Adorne con 2 cucharadas de cacahuates.

■ Coma una porción:

252

CALORÍAS, 24 g de proteínas, 13 g de carbohidratos, 13 g de grasa, 2 g de grasa saturada, 86 mg de colesterol, 335 mg de sodio, 2 g de fibra

CONVIÉRTALO EN UNA COMIDA APLANADORA

Sirva con 1 taza de pimiento rebanado (40) y $\frac{1}{4}$ de taza de *hummus* para mojar (100)

■ Comida completa:

392

CALORÍAS

Sopa de pollo a la mexicana

Tiempo de preparación: 4 minutos / Tiempo de cocción: 16 minutos / Rinde 4 porciones

5 tazas de caldo de pollo bajo en sodio

5 tortillas de maíz blanco (6"), rebanadas en tiras de ¼"

12 onzas de pechuga de pollo sin hueso y sin piel, cortada transversalmente en rebanadas finas

½ chile chipotle enlatado, rebanado o 2 cucharadas de salsa picante

¾ de taza de tomates tipo uva cortados a la mitad

MUFA: 1 taza de aguacate picado

¼ de taza de hojas frescas de cilantro

1. En una cacerola pesada grande, vierta el caldo. Tape la cacerola y caliente a fuego alto hasta que rompa a hervir.

2. Mientras tanto, distribuya las tiras de tortilla en una charola para horno eléctrico. Tueste las tiras, volteándolas ocasionalmente, hasta que hayan dorado en algunas partes, durante alrededor de 5 minutos. Retire la charola del horno eléctrico y póngalas aparte.

3. Cuando el caldo esté hirviendo, agregue el pollo, el chile chipotle y los tomates y siga calentando hasta que vuelva a hervir. Retire del fuego. Divida las tiras de tortilla, el aguacate y las hojas de cilantro por partes iguales en 4 platos hondos, amontonándolos en el centro. Sirva la sopa con un cucharón en los platos hondos.

■ **Coma una porción:**

282

CALORÍAS, 29 g de proteínas, 24 g de carbohidratos, 9,5 g de grasa, 1,5 g de grasa saturada, 49 mg de colesterol, 153 mg de sodio, 5 g de fibra

CONVIÉRTALO EN UNA COMIDA APLANADORA
Sirva con 2 tazas de verduras de hojas verdes tiernas (10) revueltas con 2 cucharadas de vinagreta balsámica baja en calorías de la marca *Newman's Own*® (45) y 1 taza de uvas (60)

■ **Comida completa:**

397

CALORÍAS

Chili de cocimiento lento

Tiempo de preparación: 10 minutos / Tiempo de cocción: 4 a 6 horas / Rinde 4 porciones

1 lata de tomates enteros sin sal

1 pimiento verde mediano, sin semillas y picado

1 lata de frijoles colorados, enjuagados y escurridos

½ paquete de soya molida sin grasa
Chile en polvo

1 cucharada de cebolla finamente picada

1 cucharada de aceite de oliva

MUFA: 1 taza de aguacate picado

1. En una olla de cocimiento lento de 4 cuartos de galón, combine los tomates enteros, el pimiento verde, los frijoles, la soya, el *chili* en polvo al gusto, la cebolla y el aceite. Cubra la olla y cueza a temperatura máxima durante 4 a 6 horas o a temperatura media durante 8 horas o hasta que espese. Adorne cada ración con ¼ de taza de aguacate.

■ **Coma una porción:**

358

CALORÍAS, 24 g de proteínas, 34 g de carbohidratos, 13,5 g de grasa, 2 g de grasa saturada, 0 mg de colesterol, 570 mg de sodio, 13 g de fibra

¡UNA SOLA PORCIÓN DE ESTA RECETA CUENTA COMO UNA COMIDA APLANADORA COMPLETA SIN AGREGARLE NADA!

Chili de frijol negro

Tiempo de preparación: 5 minutos / Tiempo de cocción: 3 minutos / Rinde 2 porciones

1 taza de soya molida sin grasa

1 taza de frijoles negros enlatados sin sal, enjuagados y escurridos

1 taza de salsa picante sabor chipotle, reducida en sodio

2 cucharaditas de chile en polvo

1 cucharadita de comino molido

MUFA: ½ taza de aguacate machacado

1. En una cacerola a fuego mediano, combine la soya, los frijoles, la salsa picante, el chile en polvo y el comino. Cueza, revolviendo ocasionalmente, durante alrededor de 3 minutos o hasta que toda la mezcla se haya calentado. Agregue ¼ de taza de aguacate a cada porción.

■ **Coma una porción:**

338

CALORÍAS, 20 g de proteínas, 39 g de carbohidratos, 9 g de grasa, 1,7 g de grasa saturada, 0 mg de colesterol, 674 mg de sodio, 15 g de fibra

CONVIÉRTALO EN UNA COMIDA APLANADORA
Sirva con 1 taza de pimiento rebanado (40)

■ **Comida completa:**

378

CALORÍAS

Sopa de verduras

Tiempo de preparación: 15 minutos / Tiempo de cocción: 2 horas con 15 minutos
Rinde 8 porciones

MUFA: ½ taza de aceite de oliva, dividida

½ cebolla grande, picada

3 tallos de apio, picados

1 cabeza pequeña de repollo verde, picada

2 zanahorias, picadas

2 dientes de ajo, finamente picados

½ taza de frijoles blancos secos

3 latas de caldo de verduras bajo en sodio

1½ cucharaditas de tomillo fresco picado o ½ cucharadita del seco

1½ cucharaditas de ajedrea o salvia frescas picadas o ½ cucharadita de ajedrea o salvia secas

½ libra de habichuelas verdes, cortadas en piezas de 1"

1 calabacín, cortado longitudinalmente a la mitad y rebanado

1. Caliente ¼ de taza del aceite en una olla para sopa a fuego mediano-lento. Agregue y revuelva la cebolla, el apio, el repollo, las zanahorias y el ajo. Tape la olla y cueza durante 12 a 15 minutos, revolviendo ocasionalmente. Agregue los frijoles y 5 tazas del caldo. Siga calentando hasta que la mezcla rompa a hervir. Baje el fuego a mediano-lento e incorpore el tomillo y la ajedrea. Tape la olla y cueza durante 1 a 1½ horas o hasta que los frijoles estén casi tiernos, agregando el caldo restante si la sopa espesa demasiado.

2. Agregue las habichuelas verdes y el calabacín y revuelva. Tape la olla parcialmente y cueza durante 20 a 30 minutos o hasta que las habichuelas verdes estén tiernas. Divida la sopa en 8 platos hondos. Vierta ½ cucharada del aceite restante en cada plato.

■ Coma una porción:

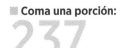

237

CALORÍAS, 6 g de proteínas, 23 g de carbohidratos, 14 g de grasa, 2 g de grasa saturada, 0 mg de colesterol, 353 mg de sodio, 7 g de fibra

CONVIÉRTALO EN UNA COMIDA APLANADORA

Sirva con 2 tazas de verduras de hojas verdes tiernas (15) y 1 taza de tomates tipo uva cortados a la mitad (30), revueltos con 2 cucharadas de aliño de la marca *Annie's Naturals® Goddess Dressing* (90)

■ Comida completa:

372

CALORÍAS

Sopa de nabo y zanahoria con queso parmesano

Tiempo de preparación: 15 minutos / Tiempo de cocción: 20 minutos / Rinde 8 porciones

1 libra de nabos blancos, pelados y cortados en cuartos

4 zanahorias grandes, cortadas en trozos

2 papas cambray rojas o blancas grandes, cortadas en cuartos

1 cebolla grande, picada

5 dientes de ajo, prensados

1½ tazas de caldo de pollo bajo en sodio

1½ tazas de agua

1½ cucharaditas de tomillo fresco picado o ½ cucharadita del seco

1½ cucharaditas de salvia fresca picada o ½ cucharadita de la seca

¼ de cucharadita de sal

¼ de cucharadita de pimienta negra recién molida

1 taza de leche semidescremada con 1% de grasa

½ taza (2 onzas) de queso parmesano rallado

MUFA: 1 taza de piñones, tostados

1. En una cacerola grande o en una olla de hierro con tapa hermética, combine los nabos, las zanahorias, las papas, la cebolla, el ajo, el caldo, el agua, el tomillo, la salvia, la sal y la pimienta. Caliente a fuego alto hasta que rompa a hervir. Baje el fuego a mediano, cubra la olla y hierva a fuego lento durante 20 minutos o hasta que las verduras estén muy tiernas.

2. En tandas, transfiera las verduras cocidas al tazón de un procesador de alimentos que tenga una cuchilla de metal o a una licuadora y licúe hasta que quede un puré uniforme. Cuando haya terminado de licuar toda la sopa, regrésela a la olla. Agregue la leche y revuelva. Cueza a fuego lento justo hasta que toda la mezcla se haya calentado (no deje que hierva). Retire del fuego, agregue el queso parmesano y revuelva. Sirva la sopa con un cucharón en platos hondos y agregue 2 cucharadas de piñones a cada plato.

■ **Coma una porción:**

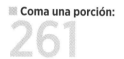

261

CALORÍAS, 9 g de proteínas, 28 g de carbohidratos, 13,5 g de grasa, 2 g de grasa saturada, 7 mg de colesterol, 263 mg de sodio, 5 g de fibra

CONVIÉRTALO EN UNA COMIDA APLANADORA
Sirva con 2 triángulos de queso bajo en calorías de la marca *Laughing Cow*® (70) y 2 galletas de la marca *Ry Krisp*® (70)

■ **Comida completa:**

401

CALORÍAS

Sopa fría de fresa

Tiempo de preparación: 5 minutos / Tiempo de cocción: 4 minutos / Tiempo de reposo: 5 minutos / Tiempo de refrigeración: 60 minutos / Rinde 4 porciones

2 tazas de fresas frescas, sin tallo

¾ de taza de jugo de uva blanca

¼ de taza de jugo de naranja

¼ de cucharadita de extracto de limón

⅛ de cucharadita de nuez moscada recién rallada

1 taza de yogur sin grasa sabor vainilla

MUFA: ½ taza de almendras rebanadas, tostadas

1. En una cacerola de 2 cuartos de galón, caliente a fuego mediano las fresas, el jugo de uva, el jugo de naranja, el extracto de limón y la nuez moscada hasta que rompan a hervir, revolviendo ocasionalmente. Baje el fuego y deje hervir a fuego lento durante 1 minuto. Retire del fuego y deje reposar durante 5 minutos.

2. Transfiera la sopa a la licuadora y licúela hasta que quede un puré uniforme. Vierta la sopa en un tazón grande. Refrigere durante 30 minutos. Incorpore y bata el yogur y refrigere durante otros 30 minutos antes de servir. Divida la sopa por partes iguales en 4 platos hondos y agregue 2 cucharadas de almendras a cada plato.

■ **Coma una porción:**

195

CALORÍAS, 7 g de proteínas, 28 g de carbohidratos, 7 g de grasa, 0,5 g de grasa saturada, 1 mg de colesterol, 48 mg de sodio, 3 g de fibra

CONVIÉRTALO EN UNA COMIDA APLANADORA

Sirva con 5 galletas de la marca *Ry Krisp*® (175)

■ **Comida completa:**

370

CALORÍAS

Ensalada de pepino y melón con berros, hierbas y queso *feta*

Tiempo de preparación: 25 minutos / Rinde 4 porciones

ALIÑO

- 2 cucharaditas de aceite de oliva extra virgen
- 2 cucharadas de jugo de limón recién exprimido
- 2 cucharadas de vinagre de vino blanco
- 1 cucharada de chalote finamente picado
- 1 cucharadita de azúcar
- ½ cucharadita de sal
- ½ cucharadita de pimienta negra

ENSALADA

- 3 pepinos, pelados y picados (6 tazas)
- 8 tazas de bolitas de melón
- 1 manojo de berros, sin tallos largos
- ½ taza de hojas frescas de menta
- ½ taza de queso *feta*, desmoronado

MUFA: ½ taza de piñones, tostados

- 1 cucharada de aceitunas *kalamata*, picadas

1. Para preparar el aliño: en un tazón pequeño, combine y bata ligeramente el aceite, el jugo de limón, el vinagre, el chalote, el azúcar, la sal y la pimienta.

2. Para preparar la ensalada: en un tazón grande, combine los pepinos, las bolitas de melón, los berros, la menta, el queso *feta*, los piñones y las aceitunas. Vierta el aliño sobre la ensalada y revuelva suavemente para recubrir los ingredientes con el aliño.

■ **Coma una porción:**

354

CALORÍAS, 9 g de proteínas, 43 g de carbohidratos, 19 g de grasa, 4 g de grasa saturada, 17 mg de colesterol, 548 mg de sodio, 5 g de fibra

¡UNA SOLA PORCIÓN DE ESTA RECETA CUENTA COMO UNA COMIDA APLANADORA COMPLETA SIN AGREGARLE NADA!

Ensalada de zanahoria y nueces

Tiempo de preparación: 20 minutos / Rinde 4 porciones

⅓ de taza de pasas
doradas

2 cucharadas de vinagre
de vino de arroz

1 cucharada de aceite de
canola

2 cucharaditas de jugo
de limón recién
exprimido (alrededor
de 1 limón)

1 cucharadita de miel

⅛ de cucharadita de sal

4 zanahorias grandes,
ralladas

**MUFA: ½ taza de nueces,
tostadas y picadas**

¼ de taza de perejil
italiano fresco picado

1. Remoje las pasas en agua
caliente durante 20 minutos
para que se ensanchen.
Escúrralas.

2. Para preparar el aliño, en un
tazón pequeño, combine y
bata el vinagre, el aceite, el
jugo de limón, la miel y la sal.

3. Combine las zanahorias, las
nueces, el perejil, las pasas y el
aliño en un tazón mediano y
revuelva para recubrir. Divida
por partes iguales en 4 platos
para ensalada.

■ **Coma una porción:**

199

CALORÍAS, 3 g de
proteínas, 20 g de
carbohidratos,
13,5 g de grasa,
1,5 g de grasa
saturada, 0 mg de
colesterol, 127 mg
de sodio, 4 g de
fibra

**CONVIÉRTALO EN
UNA COMIDA
APLANADORA**

Sirva con 1 reba-
nada de pan con
sésamo de la marca
Food for Life®
Ezekiel 4:9® (80) y
1 manzana (80)

■ **Comida completa:**

359

CALORÍAS

Ensalada de tirabeques e hinojo con vinagreta de vinagre de manzana

Tiempo de preparación: 15 minutos / Rinde 6 porciones

2 cucharadas de vinagre de manzana

2 cucharaditas de miel

1½ cucharaditas de aceite de oliva extra virgen

¾ de cucharadita de mostaza *Dijon*

¼ de cucharadita de sal

2½ tazas de tirabeques, sin hilos duros

1½ tazas de chícharos frescos sin vaina

1 bulbo pequeño de hinojo, recortado, cortado a la mitad y picado en tiras del tamaño de un bocado

¼ de taza de cebolla dulce rallada

1 cucharada de estragón fresco picado

2 cucharaditas de chalotes finamente picados
Pimienta negra recién molida

MUFA: ¾ de taza de semillas de girasol

1. Combine y bata el vinagre, la miel, el aceite, la mostaza y la sal en un tazón grande. Agregue los tirabeques, los chícharos frescos, el hinojo, la cebolla, el estragón y el chalote. Revuelva para recubrir y sazone al gusto con la pimienta. Divida por partes iguales en 6 platos para ensalada y adorne con semillas de girasol.

■ **Coma una porción:**

189

CALORÍAS, 8 g de proteínas, 19 g de carbohidratos, 10,5 g de grasa, 1 g de grasa saturada, 0 mg de colesterol, 141 mg de sodio, 6 g de fibra

CONVIÉRTALO EN UNA COMIDA APLANADORA
Sirva con ½ taza de salmón silvestre de Alaska enlatado (180)

■ **Comida completa:**

369

CALORÍAS

Ensalada de cangrejo con aguacate y pomelo

Tiempo de preparación: 22 minutos / Rinde 4 porciones

ALIÑO

- 2 cucharadas de jugo de naranja
- 2 cucharaditas de aceite de oliva extra virgen
- 2 cucharadas de vinagre de vino blanco
- 2 cucharaditas de estragón o perifollo frescos, finamente picados
- ½ cucharadita de peladura de naranja, recién rallada
- ½ cucharadita de sal
- ¼ de cucharadita de mostaza seca
- ¼ de cucharadita de pimienta negra

ENSALADA

- 2 cabezas de lechuga mantequilla, separadas en hojas (8 tazas)
- 2 cebollas dulces medianas, rebanadas
- 2 toronjas, peladas y separadas en gajos

MUFA: 1 taza de aguacate rebanado

- 1 taza de carne de cangrejo en trozos
- 1 cucharada de avellanas picadas y blanqueadas, después tostadas

1. Para preparar el aliño: en un tazón mediano, combine y bata ligeramente el jugo de naranja, el aceite, el vinagre, el estragón o perifollo, la peladura de naranja, la sal, la mostaza y la pimienta.

2. Para preparar la ensalada: en un tazón grande, combine la lechuga, las cebollas y las toronjas. Agregue el aliño y revuelva para recubrir. Divida la ensalada en 4 partes iguales y sírvala en platos. Agregue las rebanadas de aguacate, ¼ de taza de la carne cangrejo y las avellanas.

■ **Coma una porción:**

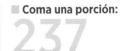

237

CALORÍAS, 11 g de proteínas, 31 g de carbohidratos, 10 g de grasa, 1,5 g de grasa saturada, 30 mg de colesterol, 335 mg de sodio, 7 g de fibra

CONVIÉRTALO EN UNA COMIDA APLANADORA

Sirva con 4 galletas de la marca *Ry Krisp*® (140)

■ **Comida completa:**

377

CALORÍAS

Ensalada de cebada y camarón al *curry*

Tiempo de preparación: 20 minutos / Tiempo de cocción: 45 minutos / Rinde 6 porciones

3 tazas de agua

1 cucharadita de polvo de *curry*

½ cucharadita de cúrcuma

1 taza de cebada

¼ de taza más 1 cucharada de jugo de limón verde recién exprimido

1 cucharada de aceite vegetal

2 cucharaditas de chile jalapeño finamente picado, sin semillas

1 diente de ajo, finamente picado

¼ de cucharadita de sal

1 libra de camarón cocido, pelado y desvenado

1½ tazas de tomates picados en cubitos

½ taza de pimiento verde picado

½ taza de pepino pelado y picado

12 tazas de verduras de hojas verdes tiernas

¼ de taza de albahaca fresca picada

MUFA: ¾ de taza de semillas de calabaza, tostadas

1. En una cacerola grande a fuego alto, caliente el agua, el polvo de *curry* y la cúrcuma hasta que rompa a hervir. Agregue la cebada. Tape la cacerola y baje el fuego a lento. Cueza durante alrededor de 45 minutos o hasta que el agua se haya absorbido y la cebada esté tierna. Retire del fuego. Mientras tanto, en un tazón grande, bata el jugo de limón verde, el aceite, el chile jalapeño, el ajo y la sal. Agregue el camarón, los tomates, el pimiento verde, el pepino y la cebada. Revuelva para recubrir.

2. Sirva la ensalada sobre 2 tazas de verduras de hojas verdes tiernas en cada plato. Divida la ensalada por partes iguales y agregue la albahaca y las semillas de calabaza.

Nota: use guantes de plástico y no se toque los ojos cuando esté manipulando chiles frescos.

■ **Coma una porción:**

338

CALORÍAS, 24 g de proteínas, 35 g de carbohidratos, 12,5 g de grasa, 2,5 g de grasa saturada, 115 mg de colesterol, 273 mg de sodio, 7 g de fibra

CONVIÉRTALO EN UNA COMIDA APLANADORA

Sirva sobre una cama de 2 tazas de verduras de hojas verdes tiernas (15)

■ **Comida completa:**

353

CALORÍAS

Ensalada de remolacha y queso de cabra

Tiempo de preparación: 25 minutos / Rinde 6 porciones

ENSALADA

- 6 tazas de verduras de hojas verdes tiernas
- 8 remolachas medianas enlatadas, escurridas y rebanadas

MUFA: ¾ de taza de nueces tostadas, partidas a la mitad

ALIÑO

- 2 cucharaditas de aceite de oliva
- 3 cucharadas de vinagre de vino blanco
- ¼ de cucharadita de sal
  Pimienta negra recién molida
- 2 onzas de queso de cabra suave, desmoronado

1. Para preparar la ensalada: combine las verduras de hojas verdes, la remolacha y las nueces en un tazón (recipiente) grande.

2. Para preparar el aliño: vierta el aceite de oliva en un tazón pequeño y gradualmente vaya agregando, batiendo, el vinagre y la sal. Sazone al gusto con pimienta. Vierta sobre la ensalada y revuelva ligeramente. Divida por partes iguales en 6 platos y adorne con el queso de cabra.

■ **Coma una porción:**

147

CALORÍAS, 5 g de proteínas, 6 g de carbohidratos, 12,5 g de grasa, 3 g de grasa saturada, 7 mg de colesterol, 227 mg de sodio, 2 g de fibra

CONVIÉRTALO EN UNA COMIDA APLANADORA

Sirva con 1 pan árabe multigrano de la marca *Thomas'*® (140) y ¼ de taza de *hummus* (100)

■ **Comida completa:**

387

CALORÍAS

Ensalada caliente de quinua

Tiempo de preparación: 8 minutos / Tiempo de cocción: 10 minutos / Rinde 4 porciones

2 tazas de agua

1 taza de quinua, enjuagada y escurrida

1 taza de *radicchio* picado (alrededor de 1/2 cabeza), más hojas para adornar

1/2 taza de cilantro fresco picado

1/2 taza de pasas doradas

1/2 taza de aliño de mostaza y miel sin grasa

1/2 cucharadita de sal Pimienta negra recién molida

MUFA: 1/2 taza de nueces de la India, tostadas y picadas

1. En una cacerola mediana, caliente a fuego alto el agua y la quinua hasta que la mezcla rompa a hervir. Baje el fuego, tape la cacerola y deje hervir a fuego lento durante alrededor de 5 minutos o hasta que todo el líquido se haya absorbido.

2. Transfiera la quinua a un platón hondo mediano. Agregue el *radicchio* picado, el cilantro, las pasas, el aliño y la sal. Revuelva para recubrir. Sazone al gusto con la pimienta. Coloque las hojas de *radicchio* en 4 platos, divida la ensalada por partes iguales y adorne con 2 cucharadas de las nueces de la India.

■ Coma una porción:

363

CALORÍAS, 9 g de proteínas, 60 g de carbohidratos, 10,5 g de grasa, 2 g de grasa saturada, 0 mg de colesterol, 435 mg de sodio, 4g de fibra

¡UNA SOLA PORCIÓN DE ESTA RECETA CUENTA COMO UNA COMIDA APLANADORA COMPLETA SIN AGREGARLE NADA!

Ensalada italiana de camarón y pasta

Tiempo de preparación: 7 minutos / Tiempo de cocción: 10 minutos / Rinde 2 porciones

½ taza de pasta tipo *fusilli* de trigo integral

1 lata de camarones pequeños, escurridos

½ taza de tomates tipo uva cortados a la mitad

¼ de taza de albahaca fresca trozada

1 cucharadita de sazonador italiano

1 cucharadita de aceite de oliva

MUFA: ¼ de taza de piñones, tostados

1. En una olla mediana con agua hirviendo, cueza la pasta durante 8 a 10 minutos o hasta que esté en su punto. Escurra y enjuague la pasta con agua fría hasta que esté fría al tacto.

2. En un tazón grande, combine el camarón, los tomates, la albahaca, el sazonador italiano, el aceite y la pasta. Revuelva para recubrir y agregue los piñones.

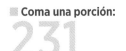

■ Coma una porción:

231

CALORÍAS, 12 g de proteínas, 15 g de carbohidratos, 15 g de grasa, 1 g de grasa saturada, 87 mg de colesterol, 362 mg de sodio, 3 g de fibra

CONVIÉRTALO EN UNA COMIDA APLANADORA

Sirva con 1 palito de queso (80) y 1 taza de uvas (60)

■ Comida completa:

371

CALORÍAS

Ensalada *Cobb* de pavo y aguacate

Tiempo de preparación: 8 minutos / Tiempo de cocción: 7 minutos / Rinde 4 porciones

1 libra de chuletas de pechuga de pavo

2 cucharaditas de aceite de oliva, más 1 cucharadita para el pavo

2 cucharadas de vinagre de manzana

1 cucharada de agua

1 cucharadita de mostaza *Dijon*

8 tazas de espinacas tiernas

4 rebanadas de tocino de pavo cocido, picado

MUFA: 1 taza de aguacate picado en cubitos

4 tomates pequeños, cortados a la mitad

1 onza de queso azul, desmoronado
Pimienta negra recién molida

1. Precaliente un sartén para asar a fuego mediano-alto durante 2 minutos. Recubra el pavo con 1 cucharadita del aceite. Ase el pavo durante 4 minutos, voltéelo y siga asándolo durante alrededor de 3 minutos más o hasta que pierda su color rosado. Córtelo en trozos grandes.

2. En un frasco de vidrio, combine el vinagre, el agua, la mostaza y las 2 cucharaditas restantes de aceite. Tape el frasco y agite bien.

3. En un tazón grande, combine las espinacas con 2 cucharadas del aliño. Revuelva para recubrir las hojas. Coloque el pavo, el tocino, el aguacate, los tomates y el queso encima de las espinacas. Vierta el aliño restante sobre la ensalada y sazone con la pimienta al gusto.

 Coma una porción:

288

CALORÍAS, 34 g de proteínas, 10 g de carbohidratos, 13,5 g de grasa, 3,1 g de grasa saturada, 57 mg de colesterol, 473 mg de sodio, 5 g de fibra

CONVIÉRTALO EN UNA COMIDA APLANADORA
Sirva con 1 manzana mediana (80)

Comida completa:

368

CALORÍAS

Ensalada de fideos *soba* con comelotodos

Tiempo de preparación: 15 minutos / Rinde 6 porciones

- 8 onzas de fideos *soba* o espaguetis de trigo integral, secos
- 2 cucharadas de miel
- 2 cucharadas de jugo de limón verde recién exprimido
- 2 cucharadas de vinagre de vino de arroz
- 2 cucharadas de salsa de soya reducida en sodio
- 1 cucharada de jengibre fresco rallado
- ¼ de cucharadita de hojuelas de chile rojo
- 2 cucharadas de aceite de cacahuate
- 2 tazas de pollo cocido, deshebrado
- 2 tazas de comelotodos frescos, cortados en tiritas
- 2 pimientos, sin semillas y cortados longitudi-nalmente en tiras finas
- 1 taza de zanahorias ralladas

MUFA: 1½ tazas de aguacate picado en cubitos

- ¼ de taza de cilantro fresco, gruesamente picado

1. Cueza los fideos siguiendo las instrucciones que aparezcan en el empaque. Escurra y enjuáguelos con agua fría. Ponga aparte.

2. En un tazón grande, combine y bata ligeramente la miel, el jugo de limón verde, el vinagre, la salsa de soya, el jengibre y las hojuelas de chile rojo. Incorpore el aceite de cacahuate en un flujo constante, batiendo ligeramente al mismo tiempo.

3. Incorpore el pollo, los comelotodos, los pimientos, las zanahorias, el aguacate, el cilantro y los fideos.

■ **Coma una porción:**

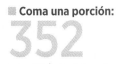

352

CALORÍAS, 20 g de proteínas, 48 g de carbohidratos, 11 g de grasa, 2 g de grasa saturada, 26 mg de colesterol, 392 mg de sodio, 6 g de fibra

¡UNA SOLA PORCIÓN DE ESTA RECETA CUENTA COMO UNA COMIDA APLANADORA COMPLETA SIN AGREGARLE NADA!

Ensalada de espinaca

Tiempo de preparación: 8 minutos / Rinde 1 porción

2 cucharadas de vinagre balsámico

MUFA: 1 cucharada de aceite de oliva

$\frac{1}{8}$ de cucharadita de pimienta negra recién molida

3 tazas de espinacas tiernas y frescas

$\frac{1}{4}$ de taza de hongos rebanados

$\frac{1}{4}$ de taza de tomates tipo uva amarillos cortados a la mitad

1 pimiento rojo, sin semillas y rebanado en tiras

1. En un tazón para ensalada o pasta, combine y bata el vinagre, el aceite y la pimienta negra. Agregue las espinacas y revuelva para recubrir. Agregue los hongos, los tomates y el pimiento.

■ **Coma una porción:**

209

CALORÍAS, 4 g de proteínas, 20 g de carbohidratos, 14 g de grasa, 2 g de grasa saturada, 0 mg de colesterol, 353 mg de sodio, 6 g de fibra

CONVIÉRTALO EN UNA COMIDA APLANADORA
Sirva con 4 galletas de la marca *Ry Krisp*® (105) y 2 triángulos de queso de la marca *Laughing Cow*® (70)

■ **Comida completa:**

384

CALORÍAS

Ensalada de *mesclun* y hierbas con camarones a la parrilla

Tiempo de preparación: 30 minutos / Tiempo de marinado: 20 minutos / Tiempo de cocción: 4 minutos / Rinde 4 porciones

- $\frac{1}{4}$ de taza de jugo de limón verde fresco, dividido
- $\frac{1}{2}$ cucharadita de comino molido, dividido
- $\frac{1}{4}$ de cucharadita de sal, dividida
- $\frac{1}{4}$ de cucharadita de hojuelas de chile rojo, divididas
- 1 libra de camarón grande, pelado y desvenado
- 6 tazas de verduras de hojas verdes tiernas mixtas
- 1 taza de menta fresca
- 1 taza de cilantro fresco
- 1 taza de perejil de hoja plana fresco
- 1 cebolla morada pequeña, en rebanadas finas
- 2 cucharadas de aceite vegetal

MUFA: $\frac{1}{2}$ taza de almendras rebanadas, tostadas

1. En un tazón mediano, combine y bata ligeramente 2 cucharadas del jugo de limón verde, $\frac{1}{4}$ de cucharadita del comino, $\frac{1}{8}$ de cucharadita de la sal y una pizca de las hojuelas de chile rojo. Agregue y revuelva el camarón y refrigere durante 20 minutos.

2. Mientras tanto, en un platón hondo, mezcle las verduras de hojas verdes tiernas, la menta, el cilantro, el perejil y la cebolla. Refrigere hasta servirlas.

3. Para hacer el aliño, en un tazón pequeño, combine y bata el aceite vegetal, $\frac{1}{4}$ de cucharadita del comino, $\frac{1}{8}$ de cucharadita de la sal, las hojuelas de chile rojo restantes y 2 cucharadas del jugo de limón verde.

4. Ase los camarones a la parrilla durante alrededor de 2 minutos de cada lado o hasta que se empiezan a volverse opacos. Agregue los camarones y el aliño a las verduras de hojas verdes. Revuelva ligeramente para recubrir. Divida por partes iguales en 4 platos y agregue las almendras.

■ **Coma una porción:**

280

CALORÍAS, 25 g de proteínas, 11 g de carbohidratos, 16 g de grasa, 1,5 g de grasa saturada, 151 mg de colesterol, 327 mg de sodio, 5 g de fibra

CONVIÉRTELO EN UNA COMIDA APLANADORA
Sirva con $\frac{1}{2}$ pan árabe multigrano tipo de la marca *Sahara Thomas'*® (70) y 2 cucharadas de *hummus* (50)

■ **Comida completa:**

400

CALORÍAS

Ensalada de papa al *curry*

Tiempo de preparación: 10 minutos / Rinde 4 porciones

1 libra de papas, hervidas y picadas en cubitos

2 cebollines, picados

MUFA: ½ taza de almendras rebanadas, tostadas

¼ de taza de pasas

½ taza de yogur natural sin grasa

2 cucharadas de *chutney* de mango

2 cucharaditas de *curry* en polvo

1. Coloque las papas en un tazón grande. Agregue los cebollines, las almendras y las pasas y revuelva.

2. En un tazón pequeño, combine y bata el yogur, el *chutney* y el *curry*. Vierta la mezcla sobre las papas y revuelva hasta que quede bien mezclado. Divida por partes iguales en 4 platos y sirva.

■ **Coma una porción:**

226

CALORÍAS, 6 g de proteínas, 39 g de carbohidratos, 6,5 g de grasa, 0,5 g de grasa saturada, 1 mg de colesterol, 26 mg de sodio, 4 g de fibra dietética

CONVIÉRTALO EN UNA COMIDA APLANADORA

Sirva sobre una cama de 2 tazas de verduras de hojas verdes tiernas (15) con 3 onzas de pechuga de pollo a la parrilla (90) y 1 manzana mediana (80)

■ **Comida completa:**

411

CALORÍAS

Hojas verdes con vinagreta caliente

Tiempo de preparación: 5 minutos / Tiempo de cocción: 7 minutos / Rinde 4 porciones

4 tazas de verduras de hojas verdes amargas trozadas, como diente de león

1/2 taza de vinagre balsámico

2 cucharaditas de miel

1 cucharadita de mostaza *Dijon*

2 dientes de ajo, finamente picados

1 1/2 cucharaditas de estragón fresco picado o 1/2 cucharadita de estragón fresco

1/8 de cucharadita de pimienta negra recién molida

2 rebanadas de tocino de pavo, cocido hasta que esté crujiente y desmoronado

MUFA: 1/2 taza de piñones, tostados

1. Coloque las verduras de hojas verdes en 4 platos para ensalada.

2. En una cacerola de 1 cuarto de galón, combine y bata el vinagre, la miel, la mostaza, el ajo, el estragón y la pimienta. Cueza a fuego mediano durante 1 a 2 minutos o hasta que la mezcla esté caliente pero no hirviendo.

3. Con una cuchara, vierta la mezcla inmediatamente sobre las verduras de hojas verdes y revuelva bien para recubrir. Agregue partes iguales de tocino y piñones a cada ensalada.

■ **Coma una porción:**

198

CALORÍAS, 5 g de proteínas, 18 g de carbohidratos, 13 g de grasa, 2 g de grasa saturada, 8 mg de colesterol, 141 mg de sodio, 2 g de fibra

CONVIÉRTALO EN UNA COMIDA APLANADORA

Sirva con 3 onzas de lomo de puerco a la parrilla (115) y 1/4 de taza de arroz integral al vapor (55)

■ **Comida completa:**

368

CALORÍAS

Ensalada marroquí de zanahoria con comino tostado

Tiempo de preparación: 10 minutos / Tiempo de cocción: 2 minutos / Rinde 4 porciones

¾ de cucharadita de comino molido

¼ de cucharadita de coriandro molido

½ taza de crema agria reducida en grasa

MUFA: ¼ de taza de aceite de semillas de lino orgánico prensado en frío

1 cucharada más 1 cucharadita de jugo de limón

1½ cucharaditas de aceite de oliva extra virgen

¼ de cucharadita de peladura de naranja recién rallada

¼ de cucharadita de sal

7 zanahorias medianas, peladas y ralladas

½ taza de pasas de Corinto

2 cucharadas de cebolla morada finamente picada

1. En un sartén pequeño seco, tueste el comino y el coriandro a fuego mediano, revolviendo frecuentemente, durante 2 minutos o hasta que empiecen a soltar su aroma y adquieran un tono ligeramente más oscuro. Colóquelos en un tazón mediano y déjelos enfriar. Incorpore la crema agria, el aceite de semillas de lino, el jugo de limón, el aceite de oliva, la peladura de naranja y la sal.

2. Agregue las zanahorias, las pasas de Corinto y la cebolla y revuelva hasta que todo quede bien recubierto. Divida por partes iguales en 4 platos.

■ **Coma una porción:**

276

CALORÍAS, 3 g de proteínas, 26 g de carbohidratos, 19,5 g de grasa, 4 g de grasa saturada, 12 mg de colesterol, 234 mg de sodio, 4 g de fibra

CONVIÉRTALO EN UNA COMIDA APLANADORA

Sirva con 3 onzas de camarones medianos asados debajo de la parrilla del horno (90)

■ **Comida completa:**

366

CALORÍAS

Ensalada de espinacas con rábanos y nueces

Tiempo de preparación: 10 minutos / Rinde 4 porciones

1 cucharada de jugo de limón recién exprimido

2 cucharaditas de vinagre de vino blanco

Sal

Pimienta negra recién molida

¼ de taza de aceite de oliva extra virgen

5 onzas de espinacas tiernas

4 rábanos medianos, en rebanadas finas

MUFA: ½ taza de nueces partidas a la mitad

1. En un tazón grande, combine y bata ligeramente el jugo de limón y el vinagre. Sazone al gusto con sal y pimienta. Incorpore y bata lentamente el aceite de oliva.

2. Cuando esté listo para servir, mezcle las espinacas y los rábanos y revuelva con el aliño para recubrir. Divida por partes iguales en 4 platos para ensalada y agregue 2 cucharadas de nueces a cada plato.

■ **Coma una porción:**

224

CALORÍAS, 3 g de proteínas, 6 g de carbohidratos, 22 g de grasa, 2,5 g de grasa saturada, 0 mg de colesterol, 204 mg de sodio, 3 g de fibra

CONVIÉRTALO EN UNA COMIDA APLANADORA

Sirva con 3 onzas de atún en agua bajo en calorías en trozos, escurrido (120) y 1 taza de uvas (60)

■ **Comida completa:**

404

CALORÍAS

Ensalada de fresa y cebolla morada

Tiempo de preparación: 10 minutos / Tiempo de reposo: 15 minutos / Rinde 4 porciones

3 cucharadas de conservas de fresa

2 cucharaditas de vinagre balsámico

1 cucharadita de aceite de oliva

1 cucharadita de aceite de semillas de lino orgánico

⅛ de cucharadita de sal

⅛ de cucharadita de hojuelas de chile rojo

1 libra de fresas frescas, sin tallo y cortadas a la mitad

¼ de cantaloup, cortado en cubitos

½ pimiento rojo, sin semillas y picado en cubitos

½ cebolla morada pequeña, en rebanadas finas

1 cabeza mediana de lechuga escarola, en trozos

MUFA: 1 taza de aguacate picado en cubitos

Pimienta negra recién molida

1. En un tazón mediano, combine las conservas de fresa, el vinagre, el aceite de oliva, el aceite de semillas de lino, la sal y las hojuelas de chile rojo hasta que queden bien mezclados. Incorpore suavemente las fresas, el cantaloup, el pimiento y la cebolla. Cubra el tazón y deje reposar durante 15 minutos para permitir que se mezclen los sabores.

2. Coloque la lechuga escarola en un platón hondo. Agregue el aguacate y la mezcla de fresas y revuelva para recubrir. Sazone con pimienta negra al gusto y divida por partes iguales en 4 platos.

Coma una porción:

186

CALORÍAS, 4 g de proteínas, 28 g de carbohidratos, 8,5 g de grasa, 1 g de grasa saturada, 0 mg de colesterol, 111 mg de sodio, 9 g de fibra

CONVIÉRTALO EN UNA COMIDA APLANADORA

Sirva con 3 onzas de pechuga de pollo a la parrilla (90) y ⅔ de taza de *edamame* de la marca *Cascadian Farm*®, descongelado (120)

Comida completa:

396

CALORÍAS

Ensalada de lechuga romana crujiente con pollo y mango

Tiempo de preparación: 25 minutos / Tiempo de cocción: 15 minutos / Rinde 4 porciones

2 cucharadas de aceite de oliva, divididas

3 mitades de pechuga de pollo sin hueso y sin piel (6 onzas cada una), limpias

½ cucharadita de sal, dividida

¼ de cucharadita de pimienta negra recién molida, dividida

2 chalotes, finamente picados

2 cucharadas de vinagre balsámico, divididas

4 tazas de lechuga romana cortada en tiras finas

1 manojo pequeño de berros, sin tallos largos

½ taza de repollo morada picada en tiras finas

1 mango maduro y firme, sin hueso, pelado y cortado en trocitos de ½"

MUFA: ½ taza de semillas de calabaza, tostadas

1. Caliente 1 cucharada del aceite en un sartén antiadherente grande a fuego mediano. Sazone ambos lados del pollo con ¼ de cucharadita de sal y ⅛ de cucharadita de pimienta. Cueza las pechugas, volteándolas una vez, durante alrededor de 6 minutos de cada lado o hasta que un termómetro insertado en la parte más gruesa indique una temperatura de 160°F. Transfiera las pechugas a un plato; cubra el plato y déjelas enfriar.

2. Para hacer el aliño, agregue los chalotes y 1 cucharada del vinagre al sartén y cueza, revolviendo, hasta que casi todo el líquido se haya evaporado. Transfiera a un tazón pequeño. Incorpore, batiendo ligeramente, la cucharada restante del aceite, 1 cucharada del vinagre, ¼ de cucharadita de la sal y ⅛ de cucharadita de la pimienta.

3. En un platón hondo, mezcle la lechuga romana, el berro, el repollo y el mango. Corte diagonalmente las pechugas de pollo en tiras largas y finas. Agréguelas a la mezcla de lechuga romana y revuelva con el aliño y las semillas de calabaza.

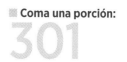

■ **Coma una porción:**

301

CALORÍAS, 33 g de proteínas, 19 g de carbohidratos, 10,5 g de grasa, 2 g de grasa saturada, 74 mg de colesterol, 384 mg de sodio, 3 g de fibra

CONVIÉRTALO EN UNA COMIDA APLANADORA

Sirva con 3 galletas de la marca *Ry Krisp*® (105)

■ **Comida completa:**

406

CALORÍAS

Pollo al limón estilo griego

Tiempo de preparación: 18 minutos / Tiempo de cocción: 45 minutos / Rinde 4 porciones

4 pechugas de pollo a la mitad, con hueso y sin piel, limpias (alrededor de 1½ libras)

1 pimiento rojo, sin semillas y cortado en 8 gajos

1 pimiento anaranjado mediano, sin semillas y cortado en 8 gajos

1 papa *Yukon gold* mediana, cortada en 8 gajos

1 cebolla morada mediana, pelada y cortada en 8 gajos

MUFA: 40 aceitunas *kalamata* sin hueso, prensadas

1 cucharada de aceite de oliva extra virgen Peladura de limón rallada y jugo de 1 limón

1 cucharada de ajo finamente picado

1 cucharada de orégano fresco picado

½ cucharadita de sal

¾ de cucharadita de pimienta negra

¾ de cucharadita de pimentón

1. Precaliente el horno a 400°F. De un rollo, arranque dos láminas de papel aluminio antiadherente, cada uno de 24" de largo. Junte el lado antiadherente (opaco) de cada lámina y haga un doblez doble sobre uno de los bordes para hacer un pliegue. Abra y cubra los bordes de un refractario para hornear de 17" x 12" con orilla (el lado opaco del papel aluminio deberá quedar hacia arriba).

2. Coloque el pollo en un lado del refractario y los pimientos, las papas, la cebolla y las aceitunas en el otro. En un tazón, combine y bata el aceite, la peladura de limón rallada y el jugo de limón, el ajo, el orégano, la sal, la pimienta negra y el pimentón. Vierta la mezcla sobre el pollo y las verduras y revuelva bien para recubrir.

3. Rostice durante 40 a 45 minutos, volteando el pollo y las verduras a la mitad del tiempo de cocción o hasta que el termómetro para carne registre 165°F al insertarlo en la parte más gruesa del pollo. Sirva 1 pechuga de pollo y ¼ de las verduras en 4 platos.

■ **Coma una porción:**

401

CALORÍAS, 39 g de proteínas, 19 g de carbohidratos, 18 g de grasa, 2,5 g de grasa saturada, 115 mg de colesterol, 742 mg de sodio, 3 g de fibra

¡UNA SOLA PORCIÓN DE ESTA RECETA CUENTA COMO UNA COMIDA APLANADORA COMPLETA SIN AGREGARLE NADA!

Rollo de pollo relleno de espinacas

Tiempo de preparación: 8 minutos / Tiempo de cocción: 25 minutos / Rinde 4 porciones

¼ de taza de cebolla finamente picada

1 diente de ajo, finamente picado

¼ de cucharadita de hojuelas de chile rojo

2 cucharaditas de aceite de oliva, divididas

1 cucharada de agua

¼ de taza de queso parmesano rallado

1 paquete de espinacas picadas, descongeladas, escurridas y exprimidas

4 chuletas de pechuga de pollo

2 cucharadas de tomates deshidratados, empacados en seco y finamente picados

½ taza de caldo de pollo bajo en sodio

MUFA: ½ taza de piñones, tostados

1. En un sartén antiadherente, cocine a fuego mediano la cebolla, el ajo y las hojuelas de chile rojo en 1 cucharadita del aceite durante 30 segundos. Baje el fuego a lento, agregue el agua, cubra el sartén y cueza, revolviendo una vez, durante unos 3 minutos. En un tazón pequeño, combine la mezcla de cebolla, el queso parmesano y las espinacas.

2. Coloque el pollo sobre alguna superficie, con el lado uniforme hacia abajo. Distribuya uniformemente los tomates sobre el pollo. Luego distribuya uniformemente la mezcla de espinacas sobre las pechugas. Enrolle cada pechuga, terminando con el extremo más estrecho e inserte un palillo de madera para que no se desenrolle.

3. Agregue el aceite restante al sartén calentado a fuego mediano. Agregue el pollo y cueza alrededor de 10 minutos. Agregue el caldo. Cubra el sartén y cueza a fuego lento durante alrededor de 7 minutos. Transfiera los rollos a un plato para servir. Cúbralo para que se conserven calientes. Deje hervir los jugos en el sartén durante 5 minutos. Corte los rollos en rebanadas diagonales. Vierta los jugos del sartén sobre los rollos cortados y agregue los piñones.

■ **Coma una porción:**

322

CALORÍAS, 33 g de proteínas, 8 g de carbohidratos, 17 g de grasa, 2,5 g de grasa saturada, 70 mg de colesterol, 302 mg de sodio, 2 g de fibra

CONVIÉRTALO EN UNA COMIDA APLANADORA

Sirva con 1 naranja mediana (70)

■ **Comida completa:**

392

CALORÍAS

Pollo con salsa de aguacate y cítricos

Tiempo de preparación: 8 minutos / Tiempo de cocción: 15 minutos / Rinde 4 porciones

4 mitades de pechuga de pollo sin hueso y sin piel

4 tazas de agua

$1/2$ cucharadita más $1/8$ de cucharadita de sal

1 toronja roja

MUFA: 1 taza de aguacate picado en cubitos

4 rábanos, en rebanadas finas

$1/4$ de taza de hojas de albahaca picadas Albahaca fresca (opcional)

1. En una cacerola grande, combine el pollo, el agua y $1/2$ cucharadita de sal. Cubra la cacerola y caliente a fuego alto hasta que rompa a hervir. Apague el fuego y deje reposar durante 15 minutos o hasta que un termómetro insertado en la parte más gruesa del pollo registre una temperatura de 165°F.

2. Mientras tanto, con un cuchillo, quítele la cáscara y la corteza blanca a la toronja. Mientras sostiene la toronja sobre un tazón para que no se pierda el jugo, separe la toronja en gajos y corte cada gajo en trozos del tamaño de un bocado, dejándolos caer en el tazón. Agregue el aguacate, los rábanos, la albahaca y $1/8$ de cucharadita de la sal. Revuelva ligeramente para mezclar.

3. Escurra las pechugas de pollo y deseche el líquido. Córtelas transversalmente en rebanadas de $1/2$". Divida la mezcla de toronja en 4 platos y agregue una pieza de pollo a cada uno, vertiendo un poco del jugo de la mezcla sobre el pollo. Adorne con la albahaca, si desea.

Coma una porción:

269

CALORÍAS, 41 g de proteínas, 9 g de carbohidratos, 7,5 g de grasa, 1,5 g de grasa saturada, 99 mg de colesterol, 188 mg de sodio, 3 g de fibra

CONVIÉRTALO EN UNA COMIDA APLANADORA

Sirva con $1/2$ taza de arroz integral al vapor (108)

Comida completa:

377

CALORÍAS

Pollo a la parrilla con jengibre y soya

Tiempo de preparación: 10 minutos / Tiempo de marinado: 2 horas / Tiempo de cocción: 20 minutos / Rinde 8 porciones

¼ de taza de salsa de soya reducida en sodio

2 cucharadas de jengibre fresco, finamente picado

2 cucharadas de miel

2 cucharadas de pasta de *miso*

1 cucharada de ajo finamente picado

2 cucharaditas de aceite de sésamo tostado

¼ de cucharadita de hojuelas de chile rojo

8 mitades de pechuga de pollo sin hueso y sin piel

½ cucharadita de sal kósher

MUFA: 1 taza de cacahuates tostados en seco sin sal

1. En una bolsa grande plástico resellable, combine los primeros siete ingredientes. Agregue el pollo y voltéelo para que se recubra. Selle la bolsa y refrigere durante al menos 2 horas.

2. Recubra ligeramente una rejilla de parrilla con aceite vegetal en aerosol. Caliente la parrilla a fuego mediano para que haya calor indirecto. (Si va a usar una parrilla de carbón vegetal, coloque los carbones en una mitad de la parrilla. Si va a usar una parrilla de gas, caliente un lado a fuego alto y el otro a fuego lento).

3. Saque el pollo de la bolsa donde lo dejó marinando y deseche el líquido. Sazone el pollo con sal kósher.

4. Coloque el pollo en la sección más caliente de la parrilla. Déjelo cocer durante 10 minutos, volteándolo una vez. Páselo a la sección menos caliente y cuézalo durante 10 minutos más o hasta que un termómetro insertado en la parte más gruesa del pollo registre una temperatura de 165°F. Adorne con los cacahuates.

■ Coma una porción:

317

CALORÍAS, 44 g de proteínas, 8 g de carbohidratos, 12 g de grasa, 2 g de grasa saturada, 99 mg de colesterol, 424 mg de sodio, 2 g de fibra

CONVIÉRTALO EN UNA COMIDA APLANADORA

Sirva con 1 taza de pimiento rojo en rebanadas (40) con 2 cucharadas de *hummus* como *dip* (50)

■ Comida completa:

407

CALORÍAS

Pollo a la parrilla con orégano

Tiempo de preparación: 10 minutos / Tiempo de marinado: 2 horas / Tiempo de cocción: 17 minutos / Rinde 6 porciones

6 mitades de pechuga de pollo pequeñas, sin hueso y sin piel

1 taza de hojas frescas de orégano, gruesamente picadas

4 cebollines, recortados y partidos en rebanadas finas

½ taza de vinagre balsámico

MUFA: ⅓ taza de aceite de oliva extra virgen

2 cucharaditas de pimienta negra recién molida

¾ de cucharadita de sal

1. Coloque las mitades de pechuga de pollo entre 2 hojas de envoltura plástica. Con un aplanador o un sartén pesado, aplánelas hasta que queden con un grosor de ¾".

2. En una bolsa grande plástico resellable, combine el orégano, los cebollines, el vinagre, el aceite, la pimienta y la sal. Agregue el pollo, selle la bolsa y agítela para que se recubra. Refrigere durante 2 horas.

3. Recubra ligeramente una rejilla de parrilla con aceite en aerosol. Precaliente la parrilla a fuego mediano para que haya calor indirecto. (Si va a usar una parrilla de gas, caliente un lado a fuego alto y el otro a fuego lento).

4. Saque el pollo de la bolsa, reservando la mezcla para marinar. Coloque el pollo en la sección más caliente de la parrilla. Cueza durante 10 minutos, volteándolo una vez. Páselo a la sección menos caliente y cuézalo durante 6 minutos más, volteándolo una vez, hasta que un termómetro insertado en la parte más gruesa del pollo registre una temperatura de 165°F. Hierva la mezcla para marinar durante 5 minutos y viértala sobre el pollo.

■ **Coma una porción:**

317

CALORÍAS, 40 g de proteínas, 5 g de carbohidratos, 15 g de grasa, 2 g de grasa saturada, 99 mg de colesterol, 410 mg de sodio, 0 g de fibra

CONVIÉRTALO EN UNA COMIDA APLANADORA

Sirva con 1 taza de tomates tipo uva (30) y 1 triángulo de queso bajo en calorías sabor ajo y hierbas de la marca *Laughing Cow*® (35)

■ **Comida completa:**

382

CALORÍAS

Pollo adobado en limón verde con salsa

Tiempo de preparación: 20 minutos / Tiempo de marinado: 1 hora / Tiempo de cocción: 13–15 minutos / Rinde 4 porciones

- 4 mitades de pechuga de pollo sin hueso y sin piel
- 3 cucharadas de jugo de limón verde
- 2 cucharadas de aceite de oliva
- 1¼ de cucharaditas de comino molido
- ¼ de cucharadita de sal kósher
- 3 tomates medianos, picados

MUFA: 1 taza de aguacate picado

- ½ taza de cebolla dulce picada
- ½ taza de cilantro fresco picado
- 1 chile jalapeño pequeño, sin semillas y finamente picado

Nota: use guantes de plástico y no se toque los ojos cuando esté manipulando chiles frescos.

1. Coloque el pollo en una bolsa grande plástico resellable.

2. Para hacer el adobo, en un tazón pequeño, bata el jugo de limón verde, el aceite, el comino y la sal. Pase 2 cucharadas del adobo a un tazón mediano de vidrio y cúbralo con envoltura plástica. Vierta el adobo restante en la bolsa de plástico con el pollo. Selle la bolsa y agítela para que se recubra el pollo. Refrigere durante al menos 1 hora.

3. Mientras tanto, agregue los tomates, el aguacate, la cebolla, el cilantro picado y el chile jalapeño al tazón con las 2 cucharadas del adobo que reservó. Revuelva ligeramente para mezclar. Cubra la salsa picante y refrigérela.

4. Recubra una rejilla para parrilla o la charola del asador del horno con aceite en aerosol. Precaliente la parrilla a fuego mediano-alto para usar calor directo o el asador del horno a 450°F. Cueza el pollo, desechando el adobo, durante 6 minutos de cada lado o hasta que un termómetro insertado en la parte más gruesa del pollo registre una temperatura de 165°F.

■ Coma una porción:

307

CALORÍAS, 35 g de proteínas, 10 g de carbohidratos, 14,5 g de grasa, 2 g de grasa saturada, 82 mg de colesterol, 249 mg de sodio, 4 g de fibra

CONVIÉRTALO EN UNA COMIDA APLANADORA
Sirva sobre una cama de 2 tazas de verduras de hojas verdes tiernas (15) y 2 galletas de la marca *Ry Krisp*® (70)

■ Comida completa:

392

CALORÍAS

Pollo con guarnición de uvas

Tiempo de preparación: 15 minutos / Tiempo de cocción: 35 minutos / Rinde 4 porciones

1 *butternut squash* pequeño, pelado, sin semillas y cortado en cubitos de 1"

4 mitades de pechuga de pollo con hueso y sin piel

¼ de cucharadita de sal

¼ de cucharadita de pimienta negra recién molida

¼ de taza de estragón fresco picado

2 cucharaditas de aceite de oliva

1 taza de cebollas perla, peladas

1½ tazas de caldo de pollo bajo en sodio, divididas

1 cucharada de maicena

2 tazas de uvas moradas sin semillas

MUFA: ½ taza de nueces, tostadas y picadas

1. Coloque el *squash* en un plato para horno de microondas y rocíelo con agua. Hornéelo en el horno de microondas a potencia alta durante 4 minutos.

2. Sazone ambos lados del pollo con la sal y la pimienta y frote el pollo con el estragón.

3. Caliente el aceite en una olla de hierro grande con tapa hermética a fuego mediano-alto. Agregue el pollo y cuézalo durante 3 minutos de cada lado o hasta que dore. Agregue el *squash,* las cebollas y 1 taza del caldo y caliente hasta que rompa a hervir. Baje el fuego a mediano, cubra la olla y cueza durante 15 minutos.

4. Con un cucharón ranurado, transfiera el pollo y las verduras a un platón. Reserve el líquido en la olla.

5. Disuelva la maicena en la ½ taza de caldo restante y bata la mezcla con el líquido que quedó en la olla. Hierva a fuego lento, batiendo, durante 1 a 2 minutos. Agregue las uvas. Hierva a fuego lento durante 1 minuto. Vierta la salsa sobre el pollo y las verduras. Adorne con las nueces y sirva.

■ **Coma una porción:**

397

CALORÍAS, 34 g de proteínas, 38 g de carbohidratos, 14 g de grasa, 2 g de grasa saturada, 68 mg de colesterol, 264 mg de sodio, 4 g de fibra

¡UNA SOLA PORCIÓN DE ESTA RECETA CUENTA COMO UNA COMIDA APLANADORA COMPLETA SIN AGREGARLE NADA!

Pechuga de pollo con almendras incrustadas

Tiempo de preparación: 5 minutos / Tiempo de cocción: 10 minutos / Rinde 1 porción

5 onzas de pechuga de pollo sin hueso y sin piel

1 cucharada de maicena

¼ de taza de sustituto de huevo sin grasa

MUFA: 2 cucharadas de almendras, finamente picadas

1. Espolvoree el pollo por ambos lados con la maicena. Sumerja la pechuga en el sustituto de huevo para recubrirla y luego agregue las almendras.

2. Recubra un sartén antiadherente pequeño con aceite en aerosol y caliente a fuego mediano. Cueza el pollo durante 5 minutos de cada lado o hasta que un termómetro insertado en la parte más gruesa registre una temperatura de 165°F.

■ **Coma una porción:**

310

CALORÍAS, 43 g de proteínas, 10 g de carbohidratos, 9,8 g de grasa, 1,5 g de grasa saturada, 83 mg de colesterol, 204 mg de sodio, 1 g de fibra

CONVIÉRTALO EN UNA COMIDA APLANADORA

Sirva con ¼ de taza de requesón sin grasa (40) y 1 taza de tomates tipo uva (30)

■ **Comida completa:**

380

CALORÍAS

Pollo a la naranja con almendras

Tiempo de preparación: 10 minutos / Rinde 2 porciones

7 onzas de pechugas de pollo sin hueso, sin piel, cocidas o de piezas de pollo cocido o de pollo enlatado

½ taza de naranja mandarina en gajos, en jarabe ligero, escurrida

2 cucharadas de mermelada de naranja

1 cucharada de vinagreta de vino tinto baja en grasa

Pizca de pimienta de Jamaica molida

MUFA: ¼ de taza de almendras rebanadas, tostadas

1 cucharada de cebollines picados

1. Corte las pechugas de pollo en rebanadas diagonales finas. Arregle las rebanadas en forma de abanico sobre 2 platos para ensalada. Si está usando pollo precocido, córtelo en trozos del tamaño de un bocado. Si está usando pollo enlatado, desmorónelo en trozos del tamaño de un bocado.

2. En un tazón pequeño, combine los gajos de naranja, la mermelada, la vinagreta y la pimienta de Jamaica. Revuelva hasta mezclar bien y con una cuchara, vierta la mezcla sobre el pollo. Adorne con las almendras y los cebollines.

■ **Coma una porción:**

342

CALORÍAS, 34 g de proteínas, 27 g de carbohidratos, 11,5 g de grasa, 1,5 g de grasa saturada, 84 mg de colesterol, 169 mg de sodio, 2 g de fibra

CONVIÉRTALO EN UNA COMIDA APLANADORA

Sirva sobre una cama de 2 tazas de verduras de hojas verdes tiernas (15)

■ **Comida completa:**

357

CALORÍAS

Pollo con *chutney* de plátano amarillo

Tiempo de preparación: 10 minutos / Rinde 2 porciones

7 onzas de pechuga de pollo cocida sin hueso y sin piel o pollo cocido en trozos o pollo enlatado

½ plátano amarillo mediano, picado

2 cucharadas de *chutney* de mango

MUFA: ¼ de taza de nueces de la India, tostadas y picadas

½ cucharadita de jugo de limón recién exprimido

1. Corte las pechugas de pollo en rebanadas diagonales finas. Arregle las rebanadas en forma de abanico sobre 2 platos para ensalada. Si está usando pollo precocido, córtelo en trozos del tamaño de un bocado. Si está usando pollo enlatado, desmorónelo en trozos del tamaño de un bocado.

2. En un tazón pequeño, combine el plátano amarillo, el *chutney*, las nueces de la India y el jugo de limón. Revuelva suavemente para mezclar los ingredientes. Con una cuchara, vierta la mezcla sobre el pollo.

■ **Coma una porción:**

337

CALORÍAS, 34 g de proteínas, 24 g de carbohidratos, 11,5 g de grasa, 2,5 g de grasa saturada, 84 mg de colesterol, 406 mg de sodio, 1 g de fibra

CONVIÉRTALO EN UNA COMIDA APLANADORA
Sirva sobre una cama de 2 tazas de verduras de hojas verdes tiernas (15)

■ **Comida completa:**

352

CALORÍAS

Pollo a la frambuesa

Tiempo de preparación: 10 minutos / Rinde 2 porciones

7 onzas de pechuga de pollo cocida sin hueso y sin piel o pollo cocido en trozos o pollo enlatado

1 taza de frambuesas frescas

2 cucharadas de vinagreta de frambuesa baja en grasa

½ cucharadita de jugo de limón recién exprimido

MUFA: ¼ de taza de nueces, tostadas y picadas

1. Corte las pechugas de pollo en rebanadas diagonales finas. Arregle las rebanadas en forma de abanico sobre 2 platos para ensalada. Si está usando pollo precocido, córtelo en trozos del tamaño de un bocado. Si está usando pollo enlatado, desmorónelo en trozos del tamaño de un bocado.

2. En un tazón pequeño, combine las frambuesas, la vinagreta y el jugo de limón. Con una cuchara, vierta la mezcla sobre el pollo. Adorne con las nueces.

Coma una porción:

305

CALORÍAS, 34 g de proteínas, 13 g de carbohidratos, 14,5 g de grasa, 2 g de grasa saturada, 84 mg de colesterol, 154 mg de sodio, 5 g de fibra

CONVIÉRTALO EN UNA COMIDA APLANADORA
Sirva con ¼ de taza de arroz silvestre al vapor (75)

Comida completa:

380

CALORÍAS

Pollo con mostaza de miel y pacanas

Tiempo de preparación: 10 minutos / Rinde 2 porciones

7 onzas de pechuga de pollo cocida sin hueso y sin piel o pollo cocido en trozos o pollo enlatado

2 cucharadas de crema agria reducida en grasa

4 cucharaditas de mostaza sabor miel

MUFA: ¼ de taza de pacanas, tostadas y picadas

1. Corte las pechugas de pollo en rebanadas diagonales finas. Arregle las rebanadas en forma de abanico sobre 2 platos para ensalada. Si está usando pollo precocido, córtelo en trozos del tamaño de un bocado. Si está usando pollo enlatado, desmorónelo en trozos del tamaño de un bocado.

2. En un tazón pequeño, combine la crema agria y la mostaza. Revuelva hasta que quede bien mezclado. Agregue la mezcla al pollo. Adorne con las pacanas.

■ **Coma una porción:**

307

CALORÍAS, 33 g de proteínas, 5 g de carbohidratos, 16 g de grasa, 3 g de grasa saturada, 90 mg de colesterol, 120 mg de sodio, 1 g de fibra

CONVIÉRTALO EN UNA COMIDA APLANADORA
Sirva sobre una cama de verduras de hojas verdes tiernas (15) con 2 galletas de la marca *Ry Krisp®* (70)

■ **Comida completa:**

392

CALORÍAS

Fiesta de pollo

Tiempo de preparación: 5 minutos / Tiempo de cocción: 10 minutos / Rinde 4 porciones

2 tazas de pechuga de pollo cocida en trozos

1 lata de frijoles negros bajos en sodio, enjuagados y escurridos

1 lata de tomates sin sal, picados en cubitos

1 cucharada de chile en polvo

MUFA: 1 taza de aguacate picado

¼ de taza de crema agria sin grasa

1. En un sartén antiadherente, combine el pollo, los frijoles, los tomates y el chile en polvo. Caliente la mezcla a fuego mediano-alto hasta que rompa a hervir. Baje el fuego a mediano y cueza, revolviendo ocasionalmente, durante alrededor de 5 minutos. Divida por partes iguales en 4 platos para ensalada y agregue ¼ de taza de aguacate y 1 cucharada de crema agria a cada plato.

Coma una porción:

298

CALORÍAS, 30 g de proteínas, 26 g de carbohidratos, 8,5 g de grasa, 1,5 g de grasa saturada, 61 mg de colesterol, 137 mg de sodio, 10 g de fibra

CONVIÉRTALO EN UNA COMIDA APLANADORA
Sirva con 1 taza de pimiento rebanado (40) y 2 cucharadas de *hummus* (50)

Comida completa:

388

CALORÍAS

Pollo toscano con frijoles

Tiempo de preparación: 5 minutos / Rinde 2 porciones

1 taza de pechuga de pollo cocida, picada

1 taza de tomate picado en cubitos y bajo en sodio, condimentado con ajo y cebolla, escurrido

²/₃ de taza de frijoles blancos enlatados sin sal, enjuagados y escurridos

2 cucharaditas de vinagre balsámico

1 taza de verduras de hojas verdes para ensalada

MUFA: ¼ de taza de almendras rebanadas, tostadas

1. En un tazón, revuelva el pollo, el tomate, los frijoles y el vinagre.

2. Divida las verduras de hojas verdes en 2 platos para ensalada y agregue a cada uno la ½ de la mezcla de pollo. Sirva sobre las verduras de hojas verdes. Adorne con almendras.

■ **Coma una porción:**

294

CALORÍAS, 29 g de proteínas, 25 g de carbohidratos, 9,5 g de grasa, 1 g de grasa saturada, 54 mg de colesterol, 112 mg de sodio, 9 g de fibra

CONVIÉRTALO EN UNA COMIDA APLANADORA

Sirva con ¼ de taza de arroz silvestre al vapor (75)

■ **Comida completa:**

369

CALORÍAS

Salchicha con repollitos de Bruselas

Tiempo de preparación: 9 minutos / Tiempo de cocción: 24 minutos / Rinde 4 porciones

1 libra de salchicha italiana de pavo no picante (dirá *"sweet"* en la etiqueta)

2 cucharaditas de aceite de oliva

MUFA: ½ taza de almendras rebanadas, tostadas

6 vainas enteras de cardamomo, partidas

¼ de cucharadita de clavo de olor molido

¼ de cucharadita de semillas enteras de comino

⅛ de cucharadita de pimienta blanca molida

1½ libras de repollitos de Bruselas, limpiados y cortados en cuartos

½ taza de caldo de pollo bajo en sodio

1. Quítele la piel a la salchicha y deséchela. Desmorone la carne de la salchicha con un tenedor.

2. Caliente el aceite en un sartén de 12" a fuego alto. Agregue la salchicha, las almendras, el cardamomo, el clavo de olor, el comino y la pimienta. Cueza, revolviendo, durante alrededor de 6 minutos o hasta que la salchicha y las almendras se doren parcialmente.

3. Agregue los repollitos de Bruselas y el caldo. Revuelva para combinar. Cubra bien el sartén y cueza durante 15 minutos o hasta que los repollitos queden tiernos. Destape el sartén y siga cociendo durante alrededor de 3 minutos o hasta que la mayoría del líquido en el sartén se haya evaporado. Divida por partes iguales en 4 platos.

■ **Coma una porción:**

341

CALORÍAS, 33 g de proteínas, 19 g de carbohidratos, 17 g de grasa, 2,9 g de grasa saturada, 35 mg de colesterol, 54 mg de sodio, 8 g de fibra

CONVIÉRTALO EN UNA COMIDA APLANADORA

Sirva sobre una cama de 2 tazas de verduras de hojas verdes tiernas (15)

■ **Comida completa:**

356

CALORÍAS

Salmón al vapor con comelotodos

Tiempo de preparación: 10 minutos / Tiempo de cocción: 12 minutos / Rinde 4 porciones

4 filetes de salmón sin piel, alrededor de 1½" de grosor

1 cucharadita de jengibre fresco, rallado

1 diente de ajo, finamente picado

1 cucharada de jugo de limón verde recién exprimido

2 cucharaditas de salsa de soya reducida en sodio

1 cucharadita de aceite de sésamo tostado

2 cebollines picados en rebanadas finas

1 libra de comelotodos, limpiados

MUFA: 1 taza de aguacate picado

1. Frote los filetes con el jengibre y el ajo. Recubra una canastilla de olla al vapor con aceite en aerosol y coloque los filetes en la misma.

2. En una cacerola, caliente 2" de agua hasta que rompa a hervir. Coloque la canastilla en la cacerola y cúbrala. Cueza durante 8 minutos.

3. Mientras tanto, en un tazón pequeño, combine y bata el jugo de limón verde, la salsa de soya, el aceite y los cebollines. Ponga esta salsa aparte.

4. Después de que el salmón se haya cocido durante 8 minutos, agregue los comelotodos y cubra la cacerola. Cueza durante alrededor de 4 minutos, hasta que el salmón esté opaco y los comelotodos estén suaves pero crujientes.

5. Haga una cama de comelotodos en 4 platos, coloque el salmón encima, adorne con el aguacate y vierta encima la salsa reservada.

Coma una porción:

330

CALORÍAS, 27 g de proteínas, 13 g de carbohidratos, 19 g de grasa, 3,5 g de grasa saturada, 67 mg de colesterol, 176 mg de sodio, 6 g de fibra

CONVIÉRTALO EN UNA COMIDA APLANADORA

Sirva con 1 naranja mediana (70)

Comida completa:

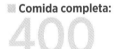

400

CALORÍAS

Pescado con *squash*

Tiempo de preparación: 8 minutos / Tiempo de cocción: 40 minutos / Rinde 4 porciones

1 cebolla morada grande, picada, dividida

MUFA: ¼ de taza de aceite de oliva extra virgen, divididas

1 tira de peladura de limón, cortada tiras muy finas

8 onzas de calabacín, cortado en trozos de ½"

8 onzas de *squash* amarillo, cortado en trozos de ½"

1 diente de ajo, finamente picado

4 filetes de róbalo rayado, alrededor de 1" de grosor

1 cucharada de vinagre de vino tinto

1 cucharada de agua

2 cucharadas de menta fresca finamente picada

1. Precaliente el horno a 400°F. Aparte 2 cucharadas de la cebolla en un tazón pequeño. Coloque la cebolla restante en un refractario de 13" x 9". Agregue 2 cucharadas del aceite y la peladura de limón. Revuelva y luego distribuya en una capa uniforme. Rostice, revolviendo ocasionalmente, durante alrededor de 15 minutos o hasta que la cebolla esté tierna. Retire el refractario del horno. Agregue el calabacín, el *squash* y el ajo. Rostice durante 10 minutos. Retire del horno.

2. Aumente la temperatura del horno a 450°F. Aparte las verduras a un lado del refractario y agregue el pescado, colocándolo de manera uniforme en el refractario. Coloque las verduras encima del pescado. Rostice hasta que el pescado se separe fácilmente con un tenedor (8 a 10 minutos para filetes finos; 12 a 15 minutos para filetes más gruesos).

3. Mientras tanto, agregue el vinagre, el agua, la menta y las 2 cucharadas restantes de aceite a la cebolla reservada. Sirva con el pescado.

■ Coma una porción:

272

CALORÍAS, 22 g de proteínas, 8 g de carbohidratos, 17 g de grasa, 2,5 g de grasa saturada, 91 mg de colesterol, 125 mg de sodio, 2 g de fibra

CONVIÉRTALO EN UNA COMIDA APLANADORA
Sirva con ¼ de taza de arroz silvestre al vapor (75)

■ Comida completa:

347

CALORÍAS

Pescado rostizado con alcachofas

Tiempo de preparación: 10 minutos / Tiempo de cocción: 40 a 50 minutos / Rinde 4 porciones

2 cebollas moradas grandes, cortadas en gajos de ¼"

MUFA: ¼ de taza de aceite de oliva extra virgen

1 paquete de corazones de alcachofa descongelados

1 taza de tomates pequeños o tomates tipo uva

2 cucharadas de perejil picado

1 cucharadita de peladura de naranja recién rallada

1 diente de ajo, finamente picado

4 filetes de platija sin piel (1½ libras)

1. Precaliente el horno a 400°F.

2. En un refractario de 13" x 9", combine la cebolla y el aceite. Revuelva y distribuya en una capa uniforme.

3. Rostice durante alrededor de 35 minutos o hasta que la cebolla esté muy tierna. Retire del horno y agregue las alcachofas y los tomates.

4. En un tazón pequeño, mezcle el perejil, la peladura de naranja rallada y el ajo. Ponga la mezcla aparte.

5. Aumente la temperatura del horno a 450°F. Aparte las verduras a un lado del refractario y agregue la platija, colocándola de manera uniforme en el refractario. Con una cuchara, coloque las verduras sobre el pescado y luego agregue la mezcla de perejil.

6. Vuelva a meter el refractario al horno y rostice hasta que el pescado se separe fácilmente con un tenedor (alrededor de 5 minutos para filetes finos; 10 a 12 minutos para los más gruesos). Colóquelos en 4 platos.

■ **Coma una porción:**

302

CALORÍAS, 24 g de proteínas, 15 g de carbohidratos, 16,5 g de grasa, 2,5 g de grasa saturada, 54 mg de colesterol, 181 mg de sodio, 6 g de fibra

CONVIÉRTALO EN UNA COMIDA APLANADORA

Sirva con ¼ de taza de arroz integral al vapor (50)

■ **Comida completa:**

352

CALORÍAS

Filete de salmón a la parrilla

Tiempo de preparación: 5 minutos / Tiempo de marinado: 30 minutos / Tiempo de cocción: 8 minutos / Rinde 1 porción

MUFA: 1 cucharada de aceite de *canola*

1 cucharada de jugo de limón recién exprimido
Pizca de chile rojo molido
½ cucharadita de eneldo fresco picado
4 onzas de filetes de salmón

1. Para hacer el adobo, en una bolsa de plástico resellable, combine el aceite, el jugo de limón, el chile rojo y el eneldo. Agregue el salmón y amase la bolsa para que el pesado se recubra de manera uniforme. Selle y refrigere 30 minutos.

2. Precaliente la parrilla a fuego mediano. Retire el salmón del adobo. Vierta el adobo en un tazón para horno de microondas. Cueza el salmón durante 4 minutos de cada lado o hasta que se vuelva opaco. Cueza el adobo en el horno de microondas a potencia alta durante alrededor de 1 minuto o hasta que rompa a hervir. Vierta el adobo sobre el salmón.

■ **Coma una porción:**

335

CALORÍAS, 23 g de proteínas, 1 g de carbohidratos, 26,5 g de grasa, 3,5 g de grasa saturada, 67 mg de colesterol, 67 mg de sodio, 0 g de fibra

CONVIÉRTALO EN UNA COMIDA APLANADORA
Sirva con 2 tazas de verduras de hojas verdes tiernas (15) revueltas con 2 cucharadas de vinagreta balsámica baja en calorías de la marca *Newman's Own®* (45)

■ **Comida completa:**

395

CALORÍAS

Lenguado relleno al limón

Tiempo de preparación: 10 minutos / Tiempo de cocción: 7 minutos / Rinde 4 porciones

1 libra de filetes de lenguado

¼ de cucharadita de sal

⅛ de cucharadita de pimienta negra recién molida

1 taza de Salteado de calabaza (página 244)

1 cucharadita de aceite de oliva extra virgen

¼ de taza de vino blanco seco o 2 cucharadas de jugo de limón recién exprimido mezclado con 2 cucharadas de caldo de verduras

1 cucharada de mantequilla

2 cucharaditas de jugo de limón recién exprimido

½ cucharadita de peladura de limón recién rallada

1 cucharadita de perejil fresco finamente picado

MUFA: ½ taza de semillas de calabaza, tostadas

1. Sazone ambos lados del pescado con la sal y la pimienta. Coloque 1 filete sobre una superficie plana y unte 2 cucharadas del *squash* uniformemente sobre el mismo, dejando un margen de ½" en ambos extremos. Enrolle el filete para hacer un cilindro e inserte un palillo de madera para que no se desenrolle. Repita lo mismo con el lenguado y el *squash* restantes.

2. Caliente el aceite en un sartén antiadherente de 12" a fuego mediano y agregue los rollos de pescado, con la costura hacia arriba. Cueza durante 2 minutos. Agregue el vino o la mezcla de jugo de limón y caldo. Baje el fuego a mediano-bajo, cubra y cueza durante 5 minutos más o hasta que el pescado se separe fácilmente.

3. Transfiera el pescado a un plato y cúbralo holgadamente con papel aluminio. Agregue la mantequilla, el jugo de limón y la peladura de limón al sartén. Retire del fuego, revuelva hasta que la mantequilla se derrita y vierta con una cuchara sobre el pescado. Retire los palillos del pescado y coloque cada rollo en un plato. Agregue el perejil y las semillas de calabaza.

 Coma una porción:

219

CALORÍAS, 24 g de proteínas, 8 g de carbohidratos, 9 g de grasa, 3 g de grasa saturada, 62 mg de colesterol, 334 mg de sodio, 1 g de fibra

CONVIÉRTALO EN UNA COMIDA APLANADORA

Sirva con 1 taza de papas rojas rostizadas con cáscara (100) con 2 cucharadas de crema agria reducida en grasa (40)

Comida completa:

359

CALORÍAS

Cebiche de vieiras

Tiempo de preparación: 15 minutos / Tiempo de refrigeración: 1 hora / Rinde 4 porciones

½ libra de vieiras de bahía

3 cucharadas de cebolla morada, finamente picada

1 chile jalapeño mediano, sin semillas y finamente picado (vea la Nota)

Jugo de 4 limones verdes

½ taza de cilantro fresco gruesamente picado

1 mango pequeño, sin hueso, sin cáscara y picado en cubitos

MUFA: 1 taza de aguacate rebanado

1. En un tazón de vidrio mediano, mezcle las vieiras, la cebolla, el chile y el jugo de limón verde. Cubra y refrigere durante al menos 1 hora. Las vieiras en cebiche deberán verse opacas para ser comestibles, pero esto no significa que estén "cocidas". Es preciso que maneje con cuidado cualquier tipo de pescado que vaya a incluir en un cebiche.

2. Retire la mezcla de vieiras del refrigerador. Escurra el jugo y deséchelo. Agregue y mezcle el cilantro y el mango. Divida el cebiche por partes iguales en 4 platos. Arregle las rebanadas de aguacate en forma de abanico en un lado de cada uno de los platos.

Nota: use guantes de plástico y no se toque los ojos cuando esté manipulando chiles frescos.

■ **Coma una porción:**

158

CALORÍAS, 11 g de proteínas, 18 g de carbohidratos, 6 g de grasa, 1 g de grasa saturada, 19 mg de colesterol, 121 mg de sodio, 4 g de fibra

CONVIÉRTALO EN UNA COMIDA APLANADORA

Sirva con 1 pan árabe de trigo integral *Thomas'*® (140) y 1 manzana (80)

■ **Comida completa:**

378

CALORÍAS

Vieiras al estilo *Chai* con *bok choy*

Tiempo de preparación: 8 minutos / Tiempo de cocción: 12 minutos / Rinde 4 porciones

2 bolsas de infusión tipo *chai*

2–4 cabezas de *bok choy* tierno, cortadas longitudinalmente en cuartos o a la mitad si son muy pequeñas

1 cucharada de jengibre fresco finamente picado

1 libra de vieiras, cortadas a la mitad horizontalmente

1/4 de cucharadita de sal

2 cucharaditas de aceite de *canola*

1/3 de taza de leche de coco baja en calorías

MUFA: 1/2 taza de nueces de la India, picadas

1 limón verde, cortado en 4 gajos

1. Caliente 1/2 taza de agua hasta que rompa a hervir. Retire del fuego y deje las bolsas en infusión durante 3 minutos. Retire y deseche las bolsas. Reserve la infusión.

2. Espolvoree el jengibre sobre el *bok choy*. Cueza sobre agua hirviendo en una vaporera cubierta durante alrededor de 8 minutos o hasta que adquiera un color verde brillante y se pueda punzar fácilmente con la punta de un cuchillo.

3. Seque las vieiras con una toallita y agregue la sal. Caliente el aceite en un sartén grande a fuego mediano-alto. Agregue las vieiras de modo que queden en una sola capa. (Cuézalas por partes si es necesario). Cueza durante 2 minutos de cada lado o hasta que se tornen opacas. Retire del sartén y ponga aparte.

4. Agregue la infusión y la leche de coco al sartén. Cueza durante 1 a 2 minutos, moviendo el sartén en círculos y dejando que la salsa se espese. Divida la salsa por partes iguales en 4 platones poco profundos. Agregue el *bok choy*, las vieiras y las nueces de la India. Sirva con los gajos de limón verde.

■ Coma una porción:

250

CALORÍAS, 23 g de proteínas, 12 g de carbohidratos, 12,5 g de grasa, 3 g de grasa saturada, 37 mg de colesterol, 392 mg de sodio, 1 g de fibra

CONVIÉRTALO EN UNA COMIDA APLANADORA

Sirva con 1/2 taza arroz silvestre al vapor (150)

■ Comida completa:

400

CALORÍAS

Camarón agridulce

Tiempo de preparación: 5 minutos / Tiempo de cocción: 6 minutos / Rinde 2 porciones

½ cucharadita de aceite de oliva

8 onzas de tiras de pimiento para hacer sofritos, congeladas

⅓ de taza de mermelada de albaricoque

2 cucharaditas de vinagre de vino tinto

6 onzas de camarón cocido, pelado y desvenado

MUFA: ¼ de taza de cacahuates sin sal tostados en seco, picados

1. Caliente el aceite en un sartén antiadherente a fuego mediano-alto. Agregue el pimiento y cueza, revolviendo, durante alrededor de 3 minutos o hasta que se haya calentado. Agregue la mermelada y el vinagre. Cueza durante 1 minuto o hasta que empiece a burbujear. Agregue el camarón y cueza durante 2 minutos o hasta que empiece a burbujear. Divida por partes iguales en 2 platos y adorne con cacahuates.

■ **Coma una porción:**

357

CALORÍAS, 23 g de proteínas, 44 g de carbohidratos, 11 g de grasa, 1,5 g de grasa saturada, 166 mg de colesterol, 223 mg de sodio, 3 g de fibra

CONVIÉRTALO EN UNA COMIDA APLANADORA

Sirva sobre una cama de 2 tazas de verduras de hojas verdes tiernas (15)

■ **Comida completa:**

372

CALORÍAS

Camarones fritos con tomates de herencia

Tiempo de preparación: 20 minutos / Tiempo de cocción: 12 minutos / Rinde 4 porciones

2 cucharaditas de aceite de oliva, divididas

1 libra de camarón grande, pelado y desvenado

2 cucharadas de tomates deshidratados empacados en aceite, finamente picados

1 cebolla morada mediana, picado

1 taza de granos de maíz fresco

3 tomates de herencia medianos, picados

4 dientes de ajo, finamente picados

½ cucharadita de sal

¼ de cucharadita de pimienta negra recién molida

½ taza de hojas de albahaca fresca trozadas

½ taza de cebollín fresco cortado en pedacitos

MUFA: 1 taza de aguacate rebanado

1. Caliente 1 cucharadita del aceite en sartén antiadherente grande a fuego mediano-alto. Cuando ya se haya calentado, agregue el camarón y deje freír durante 1 minuto o hasta que quede parcialmente cocido. Transfiera a un tazón pequeño.

2. Agregue la cucharadita restante de aceite al sartén junto con los tomates deshidratados, la cebolla y el maíz. Cueza durante 6 minutos o hasta que la cebolla y el maíz se hayan dorado. Agregue los tomates y el ajo. Cueza durante 3 minutos. Agregue y revuelva el camarón y hierva a fuego lento durante 1 a 2 minutos o hasta que el camarón esté opaco.

3. Sazone con sal y pimienta. Agregue la albahaca y el cebollín y revuelva. Sirva la mezcla de camarón en 4 platones poco profundos. Adorne con el aguacate.

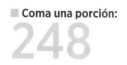

■ Coma una porción:

248

CALORÍAS, 22 g de proteínas, 21 g de carbohidratos, 10 g de grasa, 1,5 g de grasa saturada, 168 mg de colesterol, 515 mg de sodio, 6 g de fibra

CONVIÉRTALO EN UNA COMIDA APLANADORA
Sirva con 1 pan árabe multigrano *Thomas'* ® (140)

■ Comida completa:

388

CALORÍAS

Vieiras chamuscadas con sésamo

Tiempo de preparación: 5 minutos / Tiempo de cocción: 10 minutos / Rinde 4 porciones

16 vieiras

¼ de cucharadita de sal kósher

2 cucharadas de sustituto de huevo sin grasa

⅓ de taza de semillas de sésamo

1 cucharada de aceite de cacahuate

1½ libra de *bok choy* tierno (4–6 cabezas), cortados longitudinalmente en cuartos

MUFA: ½ taza de semillas de girasol

1. Seque las vieiras dándoles golpecitos con una toalla y espolvoree ambos lados de las mismas con sal. Ponga el sustituto de huevo en un tazón pequeño. Ponga las semillas de sésamo en un plato pequeño. Sumerja un lado de cada vieira en el sustituto de huevo y luego en las semillas de sésamo. Ponga aparte.

2. Caliente el aceite en un sartén grande a fuego mediano. Coloque las vieiras en el sartén con el lado cubierto de semillas de sésamo hacia abajo y dejando espacio entre ellas. Cueza durante 3 a 4 minutos o hasta que las semillas hayan dorado. Voltee cada vieira, teniendo cuidado de no remover la capa de semillas de sésamo. Cueza durante 6 minutos más o hasta que estén opacas.

3. Mientras tanto, coloque el *bok choy* en una canastilla de vaporera y meta la canastilla a una olla con agua hirviendo. Cubra la olla y cueza al vapor durante 6 minutos o justo hasta que el *bok choy* esté tierno. Meta las vieiras en los cuartos de *bok choy* y coloque cada cuarto en un plato. Adorne con semillas de girasol.

■ **Coma una porción:**

280

CALORÍAS, 20 g de proteínas, 11 g de carbohidratos, 19 g de grasa, 2,5 g de grasa saturada, 20 mg de colesterol, 345 mg de sodio, 5 g de fibra

CONVIÉRTALO EN UNA COMIDA APLANADORA

Sirva con ¼ de taza de arroz silvestre al vapor (75)

■ **Comida completa:**

355

CALORÍAS

Camarones dulces y picantes al estilo tailandés

Tiempo de preparación: 15 minutos / Tiempo de marinado: 30 minutos / Tiempo de cocción: 12 minutos / Rinde 6 porciones

3 dientes de ajo, finamente picados

1 chile serrano, sin semillas y finamente picado (vea la Nota)

1½ cucharadas de salsa de pescado reducida en sodio (*nam pla*)

1½ cucharadas de azúcar

1 cucharada de jugo de naranja recién exprimido

1 cucharada de vinagre de vino de arroz

½ cucharadita de pasta de chile

1½ libras de camarón grande, pelado, desvenado y secado con una toallita

MUFA: ¾ de taza de cacahuates sin sal, tostados en seco, picados

1. Para hacer el adobo, en una cacerola pequeña, caliente los primeros siete ingredientes a fuego mediano hasta que la mezcla rompa a hervir. Baje el fuego y deje hervir a fuego lento durante 3 minutos o hasta que se haya espesado ligeramente. Retire del fuego y deje enfriar.

2. Coloque los camarones en un tazón grande. Agregue tres cucharadas del adobo ya frío, revolviendo bien para recubrir. Cubra y refrigere durante 30 minutos.

3. Precaliente la parrilla a fuego mediano-alto. Recubra la rejilla de la parrilla con aceite en aerosol.

4. Inserte los camarones en 6 brochetas de metal. Ase a la parrilla durante 3 a 4 minutos, volteando las brochetas una vez, hasta que los camarones se tornen opacos. Divida los camarones por partes iguales en 4 platos y adorne con cacahuates.

Nota: use guantes de plástico y no se toque los ojos cuando esté manipulando chiles frescos.

■ **Coma una porción:**

230

CALORÍAS, 25 g de proteínas, 9 g de carbohidratos, 11 g de grasa, 1,5 g de grasa saturada, 151 mg de colesterol, 375 mg de sodio, 2 g de fibra

CONVIÉRTALO EN UNA COMIDA APLANADORA

Sirva con ½ taza de arroz silvestre al vapor (150)

■ **Comida completa:**

380

CALORÍAS

Salmón silvestre chamuscado con salsa de mango

Tiempo de preparación: 15 minutos / Tiempo de marinado: 1 hora / Tiempo de cocción: 15 minutos / Rinde 6 porciones

SALSA

1 mango maduro, sin hueso, sin cáscara y picado en cubitos

½ taza de pimiento picado, sin semillas

½ taza de cebolla morada picada

3 cucharadas de jugo de limón verde recién exprimido

2 cucharadas de menta fresca picada

1 cucharada de chile jalapeño finamente picado (vea la Nota)

¼ de cucharadita de sal

SALMÓN

¼ de taza de jugo de limón recién exprimido

½ cucharadita de pimentón

¼ de cucharadita de sal

2 filetes de salmón silvestre

1 cucharada de aceite de oliva

MUFA: 1½ tazas de aguacate machacado

1. Para preparar la salsa picante: en un tazón pequeño, revuelva el mango, el pimiento, la cebolla, el jugo de limón verde, la menta, el chile y la sal. Cubra la mezcla y refrigérela durante al menos 1 hora para que los sabores se mezclen.

2. Para preparar el salmón: en un refractario grande y poco profundo, combine el jugo de limón, el pimentón y la sal. Coloque el salmón en el refractario y voltéelo para que se recubran ambos lados. Déjelo adobando, cubierto, durante 1 hora en el refrigerador.

3. Retire los filetes del adobo y deséchelo. Caliente el aceite en un sartén antiadherente grande a fuego mediano-alto. Chamusque los filetes durante 15 minutos, volteándolos una vez o hasta que se tornen opacos. En cada uno de 6 platos, coloque ⅓ de filete de salmón y cubra con ½ taza de salsa picante y ¼ de taza de aguacate.

Note: use guantes de plástico y no se toque los ojos cuando esté manipulando chiles frescos.

■ **Coma una porción:**

364

CALORÍAS, 32 g de proteínas, 15 g de carbohidratos, 20,5 g de grasa, 3 g de grasa saturada, 83 mg de colesterol, 267 mg de sodio, 5 g de fibra

¡UNA SOLA PORCIÓN DE ESTA RECETA CUENTA COMO UNA COMIDA APLANADORA COMPLETA SIN AGREGARLE NADA!

Chuletas de puerco *Dijon* con repollo

Tiempo de preparación: 18 minutos / Tiempo de cocción: 36 minutos / Rinde 4 porciones

- 4 chuletas de puerco sin hueso, cortadas del centro
- 4 cucharaditas de mostaza *Dijon*
- 1 cucharadita más 1 cucharada de aceite de *canola*
- 1 cucharada de jengibre fresco rallado
- ½ cucharadita de *canela* molida
- ¼ de cucharadita de clavo de olor molido
- ½ cabeza de repollo morado, sin centro y cortada en tiras finas
- 2 manzanas Granny Smith, peladas y ralladas
- 1 cucharada de almíbar de arce puro
- ¼ de cucharadita de sal
- 2 cucharaditas de vinagre de manzana

MUFA: ½ taza de semillas de calabaza, tostadas

1. Recubra ambos lados de las chuletas con la mostaza y póngalas aparte. En un sartén grande y pesado con tapa, caliente 1 cucharadita del aceite a fuego mediano-lento. Agregue el jengibre, la canela y el clavo de olor. Cueza, revolviendo, durante 10 a 15 segundos. Agregue el repollo, las manzanas, el almíbar de arce y la sal. Revuelva, baje el fuego a lento, cubra el sartén y cueza durante 30 minutos.

2. Mientras tanto, en un sartén pesado, caliente la cucharada restante de aceite a fuego mediano-alto. Acomode las chuletas en una sola capa. Cueza las chuletas, volteándolas cuando estén mediano cocidas, durante alrededor de 9 minutos o hasta que un termómetro insertado en el centro de la chuleta registre una temperatura de 155°F.

3. Agregue el vinagre a la mezcla de repollo. Suba el fuego a mediano. Cueza durante alrededor de 5 minutos o hasta que casi todo el líquido se haya evaporado. Coloque una chuleta en cada plato y cúbrala con la mezcla de repollo. Adorne con 2 cucharadas de semillas de calabaza.

■ **Coma una porción:**

316

CALORÍAS, 28 g de proteínas, 25 g de carbohidratos, 12,5 g de grasa, 2,5 g de grasa saturada, 70 mg de colesterol, 317 mg de sodio, 4 g de fibra

CONVIÉRTALO EN UNA COMIDA APLANADORA
Sirva con ¼ de taza de arroz integral al vapor (55)

■ **Comida completa:**

371
CALORÍAS

Lomo de puerco a la mexicana

Tiempo de preparación: 10 minutos / Tiempo de marinado: 12 horas / Tiempo de cocción: 30 minutos / Rinde 4 porciones

½ cebolla mediana, picada

3 dientes de ajo, finamente picados

2 chiles chipotle enlatados en adobo, finamente picados

3 cucharadas de vinagre de manzana

2 cucharadas de jugo de naranja

1 cucharada de azúcar

2 cucharaditas de aceite de *canola*

1 cucharadita de orégano fresco picado

1½ libras de lomo de puerco

½ cucharadita de comino molido

½ cucharadita de sal

¼ de cucharadita de pimienta negra recién molida

MUFA: 1 taza de aguacate rebanado

1. Recubra un sartén pequeño con aceite en aerosol y cueza la cebolla y el ajo a fuego mediano-alto durante 5–7 minutos. Licúelos junto con el chile chipotle, el vinagre, el jugo de naranja, el azúcar, el aceite y el orégano. Coloque el lomo de puerco en un refractario poco profundo y cúbralo con la pasta. Cubra el refractario y deje en el refrige-rador durante toda una noche.

2. Precaliente una parrilla a fuego mediano-alto para que haya calor indirecto. (Si va a usar una parrilla de carbón vegetal, empuje los carbones a un lado. Si va a usar una de gas, caliente un lado a fuego alto y el otro a mediano).

3. En un tazón pequeño, combine el comino, la sal y la pimienta negra. Retire el puerco del adobo y séquelo con una toalla de papel. Úntele la mezcla de comino. Áselo a la parrilla durante 10 minutos. Páselo a la parte más fría de la parrilla, tape y áselo durante 10 minutos más o hasta que un termómetro insertado en el centro llegue a una temperatura de 155°F. Deje reposar durante 10 minutos, rebane y divida las rebanadas por partes iguales en 4 platos y adorne con aguacate.

■ **Coma una porción:**

329

CALORÍAS, 37 g de proteínas, 11 g de carbohidratos, 15 g de grasa, 3 g de grasa saturada, 111 mg de colesterol, 416 mg de sodio, 3 g de fibra

CONVIÉRTALO EN UNA COMIDA APLANADORA

Sirva con 1 taza de tomates (jitomates) tipo uva (30)

■ **Comida completa:**

359

CALORÍAS

Arroz frito con verduras orientales y carne

1 bolsa de arroz integral congelado

1 filete de carne de res, corte *sirloin* o top round (8 onzas, de ¾" de grosor), en rebanadas finas

2 cucharadas de salsa de soya reducida en sodio, divididas

2 cucharaditas de aceite de *canola*

1 bolsa de mezcla de verduras orientales o mezcla de verduras para sofreír, congeladas

1 cucharada de jengibre fresco finamente picado

2 cucharaditas de ajo finamente picado

½ taza de cebollines en rebanadas diagonales

MUFA: ½ taza de cacahuates tostados en seco, sin sal, gruesamente picados

1. Cueza el arroz según las indicaciones que aparezcan en el paquete. Ponga aparte.

2. Mientras tanto, en un tazón, combine la carne de res con 1 cucharada de la salsa de soya. Revuelva para mezclar. Caliente un *wok* o un sartén grande a fuego alto. Agregue el aceite. Coloque la carne en una sola capa y cueza sin revolver, durante 1 minuto, para que se dore. Cueza 1 minuto más, revolviendo una o dos veces, hasta que el color rosado de la carne haya desaparecido. Con una cuchara ranurada o unas pinzas, pase la carne a un plato limpio y aparte. Agregue las verduras congeladas al sartén. Cueza a fuego mediano, revolviendo constantemente, durante alrededor de 5 minutos o hasta que las verduras estén tiernas.

3. Agregue el jengibre y el ajo al sartén para sofreírlos durante 30 segundos. Agregue la carne, los cebollines, los cacahuates, el arroz y la cucharada restante de salsa de soya. Cueza, revolviendo, durante alrededor de 2 minutos o hasta que toda la mezcla se haya calentado.

■ **Coma una porción:**

330

CALORÍAS, 21 g de proteínas, 30 g de carbohidratos, 15 g de grasa, 2,5 g de grasa saturada, 27 mg de colesterol, 356 mg de sodio, 5 g de fibra

CONVIÉRTALO EN UNA COMIDA APLANADORA
Sirva con 1 naranja mediana (70)

■ **Comida completa:**

400

CALORÍAS

Ensalada vietnamita con carne de res

Tiempo de preparación: 15 minutos / Tiempo de marinado: 30 minutos / Tiempo de cocción: 8–10 minutos / Rinde 4 porciones

¼ de taza de salsa de soya reducida en sodio

¼ de taza de jugo de limón verde recién exprimido

¼ de taza de agua

2 cucharadas de azúcar

1 cucharada de ajo finamente picado

2 cucharaditas de pasta de chile

½ libra de espaldilla de res

6 tazas de verduras de hojas verdes mixtas

1 taza de albahaca fresca

1 taza de cilantro fresco

2 cebollas moradas grandes, en rebanadas finas

2 pepinos grandes sin semilla, con cáscara, cortados en tiras finas

4 zanahorias medianas, cortadas en tiras finas

MUFA: ½ taza de cacahuates sin sal, tostados en seco, picados

1. Para hacer el adobo, en un tazón mediano combine y bata los primeros seis ingredientes. Vierta tres cucharadas del adobo en una bolsa de plástico resellable. Cubra y refrigere el adobo restante. Agregue la carne de res a la bolsa, séllela y agítela para recubrir la carne. Refrigere durante 30 minutos.

2. Caliente una parrilla o la parrilla para asar del horno a fuego mediano-alto. Ase la carne en la parrilla durante 8 a 10 minutos, volteándola una vez o hasta que un termómetro insertado de lado en el centro registre una temperatura de 145°F para que le quede a término medio hecho. Deje reposar durante 5 minutos y córtela en rebanadas finas, colocando el cuchillo a un ángulo de manera transversal a la veta.

3. En un tazón grande, combine las verduras de hojas verdes, la albahaca y el cilantro. Divida esta mezcla por partes iguales en 4 platos. Agregue la cebolla, el pepino y la zanahoria. Luego coloque la carne rebanada encima de cada ensalada, vierta el adobo encima de la ensalada y adorne con cacahuates.

■ **Coma una porción:**

323

CALORÍAS, 22 g de proteínas, 30 g de carbohidratos, 14,5 g de grasa, 3 g de grasa saturada, 21 mg de colesterol, 654 mg de sodio, 8 g de fibra

CONVIÉRTALO EN UNA COMIDA APLANADORA

Sirva con 1 taza de uvas moradas (60)

■ **Comida completa:**

383

CALORÍAS

Espaldilla de res balsámica

Tiempo de preparación: 5 minutos / Tiempo de marinado: 1 hora / Tiempo de cocción: 16 minutos / Rinde 4 porciones

1 espaldilla de res entera (1½ libras)

⅔ de taza de vinagre balsámico

1 cucharada de pimienta negra recién molida

2 dientes de ajo

MUFA: ¼ de taza de aceite de oliva

1. Pinche la carne con un tenedor para que penetre el adobo. Mezcle los demás ingredientes en una bolsa de plástico grande resellable. Introduzca la carne en la bolsa, séllela y refrigere durante 1 hora o hasta 24 horas.

2. Precaliente una parrilla a fuego mediano para que haya calor directo. Retire la carne de la bolsa, reservando el adobo. Ase la carne a la parrilla durante 6 a 8 minutos por lado o hasta que un termómetro insertado en la parte más gruesa registre una temperatura de 145°F para que quede término medio hecho. En una cacerola pequeña, hierva el adobo reservado durante 5 minutos.

3. Corte la carne en rebanadas diagonales finas, de manera transversal a la veta y vierta el adobo encima. Divida por partes iguales en 4 platos.

■ **Coma una porción:**

393

CALORÍAS, 37 g de proteínas, 7 g de carbohidratos, 23 g de grasa, 5,5 g de grasa saturada, 56 mg de colesterol, 108 mg de sodio, 0 g de fibra

¡UNA SOLA PORCIÓN DE ESTA RECETA CUENTA COMO UNA COMIDA APLANADORA COMPLETA SIN AGREGARLE NADA!

Sofrito de brócoli y *tofu* con almendras tostadas

Tiempo de preparación: 30 minutos / Tiempo de cocción: 12 minutos / Rinde 4 porciones

- 4 tazas de floretes de brócoli
- 1 paquete de *tofu* extra firme, picado en cubitos
- 3 cucharaditas de aceite de sésamo tostado, divididas
- 1 manojo de cebollines (alrededor de 8), recortados y cortados en rebanadas finas
- 3 dientes de ajo, finamente picados
- 1 chile jalapeño pequeño, sin semillas y finamente picado (vea la Nota)
- 3½ cucharaditas de salsa de soya baja en sodio

MUFA: ½ taza de almendras rebanadas, ligeramente tostadas

- 2 tazas de arroz integral cocido

1. Cueza ligeramente el brócoli al vapor durante alrededor de 5 minutos o hasta que esté suave pero crujiente. Ponga aparte.

2. Caliente 2 cucharaditas del aceite en un *wok* o sartén antiadherente grande a fuego alto. Cuando ya esté caliente, agregue el *tofu* y cuézalo, revolviendo constantemente, durante 5 minutos o hasta que haya dorado. Transfiera el *tofu* a un tazón pequeño.

3. Agregue la cucharadita restante del aceite al *wok* y caliente durante 30 segundos. Agregue los cebollines, el ajo, el chile y el brócoli. Sofría la mezcla a fuego mediano-alto durante 2 minutos. Agregue la salsa de soya, las almendras y el *tofu*, revolviendo suavemente para combinar los ingredientes. Divida el sofrito y el arroz integral por partes iguales en 4 platos.

Nota: use guantes de plástico y no se toque los ojos cuando esté manipulando chiles frescos.

■ **Coma una porción:**

360

CALORÍAS, 21 g de proteínas, 33 g de carbohidratos, 18 g de grasa, 2,5 g de grasa saturada, 0 mg de colesterol, 184 mg de sodio, 7 g de fibra

CONVIÉRTALO EN UNA COMIDA APLANADORA
Sirva con 1 taza de pimiento rebanado (40)

■ **Comida completa:**

400

CALORÍAS

Ensalada de garbanzos

Tiempo de preparación: 5 minutos / Tiempo de cocción: 18 minutos / Rinde 4 porciones

1 cucharada de aceite de oliva

½ cebolla mediana, picada

2 dientes de ajo, finamente picados

1 cucharadita de *curry* en polvo

½ pimiento amarillo, sin semillas y picado

1 lata de tomate sin sal, picado en cubitos

1 lata de garbanzos, enjuagados y escurridos

½ taza de piña fresca o enlatada, picada

2 tazas de espinacas frescas, cortadas en tiras finas

MUFA: 1 taza de aguacate machacado

1. Caliente el aceite a fuego mediano en un sartén anti-adherente grande o en una olla de hierro con tapa hermética. Agregue la cebolla, el ajo y el *curry*. Cueza, revolviendo ocasionalmente, durante alrededor de 3 minutos o hasta que la cebolla empiece a suavizarse.

2. Agregue el pimiento amarillo, los tomates, los garbanzos y la piña. Baje el fuego a mediano-bajo y hierva a fuego lento durante 10 a 15 minutos o hasta que toda la mezcla se haya calentado. Agregue las espinacas y revuelva durante los últimos 5 minutos de cocimiento. Divida por partes iguales en 4 platos y agregue ¼ de taza del aguacate a cada uno.

■ **Coma una porción:**

278

CALORÍAS, 7 g de proteínas, 35 g de carbohidratos, 13 g de grasa, 2 g de grasa saturada, 0 mg de colesterol, 319 mg de sodio, 10 g de fibra

CONVIÉRTALO EN UNA COMIDA APLANADORA

Sirva con ½ taza de arroz integral instantáneo de la marca *Uncle Ben's*®, cocido (110)

■ **Comida completa:**

388

CALORÍAS

Rotini con calabacín

Tiempo de preparación: 5 minutos / Tiempo de cocción: 10 minutos / Rinde 2 porciones

¼ de taza de pasta tipo *rotini* de trigo integral o cualquier otro tipo de pasta corta

¾ de taza de requesón con 1% de grasa

1 cucharada de sazonador italiano sin sal

½ calabacín rallado

1 taza de tomate enlatado sin sal, picado en cubitos, escurrido

¼ de taza de queso *mozzarella* reducido en grasa, rallado

MUFA: 20 aceitunas negras medianas, rebanadas (alrededor de ²/₃ de taza)

1. Prepare el *rotini* siguiendo las indicaciones que aparezcan en el paquete. Escurra la pasta y ponga aparte.

2. En un plato para horno de microondas, combine el requesón y el sazonador italiano. Agregue el *rotini* y el calabacín y revuelva. Agregue el tomate y el queso *mozzarella* encima de la pasta. Cueza en el horno de microondas en alto durante 3 minutos para que se caliente bien toda la pasta. Divida la pasta por partes iguales en 2 platos y adorne con las aceitunas.

■ **Coma una porción:**

223

CALORÍAS, 18 g de proteínas, 20 g de carbohidratos, 8 g de grasa, 2,5 g de grasa saturada, 12 mg de colesterol, 864 mg de sodio, 4 g de fibra

CONVIÉRTALO EN UNA COMIDA APLANADORA
Sirva con 4 onzas de rebanadas de pavo rostizado orgánico de la marca *Applegate Farms*®, enrolladas (100) y 1 taza de pimiento rebanado (40)

■ **Comida completa:**

363

CALORÍAS

Estofado de verduras

Tiempo de preparación: 10 minutos / Tiempo de cocción: 20 minutos / Rinde 4 porciones

MUFA: ¼ de taza de aceite de oliva extra virgen

- 1 cebolla grande, picada
- 3 dientes de ajo, finamente picados
- 1 lata de tomates enteros
- ½ cucharadita de tomillo seco
- ⅛ de cucharadita de sal
- 1 libra de habichuelas verdes, recortadas y picadas en piezas de 2″
- 1 calabacín mediano, cortado a la mitad y rebanado
- ½ taza de albahaca fresca picada

1. Caliente el aceite en un sartén antiadherente grande a fuego mediano. Agregue la cebolla y el ajo y cueza, revolviendo ocasionalmente, durante 4 minutos o hasta que se hayan suavizado.

2. Agregue los tomates (con su jugo), el tomillo y la sal, revolviendo para deshacer los tomates. Caliente a fuego alto hasta que rompa a hervir. Agregue las habichuelas verdes. Baje el fuego, cubra y hierva a fuego lento, revolviendo ocasionalmente, durante 10 minutos o hasta que las habichuelas verdes estén tiernas.

3. Agregue el calabacín y cueza, revolviendo ocasionalmente, durante 5 minutos o hasta que el calabacín esté tierno. Retire del fuego, agregue la albahaca y revuelva.

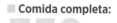 **Coma una porción:**

194

CALORÍAS, 4 g de proteínas, 18 g de carbohidratos, 14 g de grasa, 2 g de grasa saturada, 0 mg de colesterol, 242 mg de sodio, 7 g de fibra

CONVIÉRTALO EN UNA COMIDA APLANADORA

Sirva con 3 onzas de pechuga de pollo a la parrilla (90) y ¼ de taza de arroz silvestre al vapor (75)

Comida completa:

359

CALORÍAS

Sofrito de brócoli y hongos con *tofu*

Tiempo de preparación: 10 minutos / Tiempo de cocción: 8 minutos / Rinde 4 porciones

$1/3$ de taza de caldo de pollo o de verduras

1 cucharada de conservas de albaricoque

1 cucharada de salsa de soya reducida en sodio

1 cucharada de vino de jerez seco

2 cucharaditas de maicena

1 cucharada de aceite de *canola*

1 cabeza grande de brócoli, cortada en floretes

4 dientes de ajo, finamente picados

1 cucharada de jengibre fresco, finamente picado

4 onzas de hongos frescos, rebanados

1 taza de tomates pequeños rojos o amarillos

8 onzas de *tofu* firme, picado en cubitos

MUFA: $1/2$ **taza de nueces de la India, tostadas y picadas**

1. En una taza, combine y bata los primeros cinco ingredientes. Ponga la mezcla aparte.

2. Caliente el aceite en un sartén antiadherente grande a fuego mediano-alto. Agregue el brócoli, el ajo y el jengibre y cueza durante 1 minuto. Agregue los hongos y cueza, revolviendo frecuentemente, durante 3 minutos o hasta que el brócoli esté suave pero crujiente.

3. Agregue los tomates y el *tofu* y cueza, revolviendo frecuentemente, durante 2 minutos o hasta que los tomates empiecen a perder su firmeza.

4. Revuelva la mezcla de maicena y agréguela al sartén. Cueza, revolviendo, durante 2 minutos o hasta que la mezcla espese. Divida por partes iguales en 4 platos y adorne con nueces de la India.

Coma una porción:

283

CALORÍAS, 16 g de proteínas, 25 g de carbohidratos, 16 g de grasa, 2,5 g de grasa saturada, 0 mg de colesterol, 246 mg de sodio, 6 g de fibra dietética

CONVIÉRTALO EN UNA COMIDA APLANADORA

Sirva con 1 naranja mediana (70)

Comida completa:

353

CALORÍAS

Cacerola de *spaghetti squash*

Tiempo de preparación: 15 minutos / Tiempo de cocción: 7 minutos / Tiempo de horneado: 1 hora / Rinde 6 porciones

1 *spaghetti squash*, cortado a la mitad y sin semillas

1 cucharada de aceite oliva

1 cebolla pequeña, picada

2 dientes de ajo, picados

1 cucharada de albahaca fresca picada o 1 cucharadita de albahaca seca

2 tomates de pera, picados

1 taza de requesón con 1% de grasa

½ taza de queso *mozzarella* rallado

¼ de taza de perejil fresco picado

¼ de cucharadita de sal

¼ de taza de queso parmesano rallado

3 cucharadas de pan molido 100% integral, condimentado

MUFA: ¾ de taza de nueces, picadas

1. Precaliente el horno a 400°F. Recubra un refractario de 9" x 13" y una charola para hornear con aceite en aerosol. Coloque el *squash* con el lado cortado hacia abajo sobre la charola para hornear preparada. Hornee durante 30 minutos o hasta que quede tierno. Con un tenedor, raspe el *squash* de modo que las tiritas vayan cayendo en un tazón grande.

2. Mientras tanto, caliente el aceite en un sartén mediano a fuego mediano. Agregue la cebolla, el ajo y la albahaca y cueza durante 4 minutos. Agregue los tomates y cueza durante 3 minutos.

3. Agregue el requesón, el queso *mozzarella*, el perejil, la sal y la mezcla de tomate al tazón que tiene el *squash*. Revuelva para recubrir. Coloque la mezcla en el refractario preparado. Agregue el queso parmesano y el pan molido de modo que quede una capa uniforme.

4. Hornee durante 30 minutos o hasta que esté caliente y burbujeante. Adorne con nueces.

■ **Coma una porción:**

254

CALORÍAS, 13 g de proteínas, 20 g de carbohidratos, 15 g de grasa, 3 g de grasa saturada, 8 mg de colesterol, 494 mg de sodio, 4 g de fibra

CONVIÉRTALO EN UNA COMIDA APLANADORA

Sirva con ⅓ de taza de salmón silvestre de Alaska enlatado (120)

■ **Comida completa:**

374

CALORÍAS

Frijol de soya con sésamo y cebollines

Tiempo de preparación: 6 minutos / Tiempo de cocción: 14 minutos / Rinde 4 porciones

- 1 paquete de *edamame* (vea la página 361) verde, sin cáscara, congelado
- 1 cucharada de salsa de soya
- ½ taza de agua

MUFA: ½ taza de almendras fileteadas

- 1 pizca de salsa de chile picante (opcional)
- 2 cucharadas de cebollines finamente picadas
- 1½ cucharaditas de aceite de sésamo tostado
- ⅛ de cucharadita de pimienta negra recién molida

1. En una cacerola mediana caliente a fuego alto el *edamame*, la salsa de soya y el agua hasta que rompa a hervir, revolviendo ocasionalmente. Baje el fuego y hierva a fuego lento durante 12 minutos o hasta que el *edamame* esté tierno. Si aún queda líquido, siga cociendo, revolviendo ocasionalmente, a fuego mediano-alto, hasta que todo el líquido se haya evaporado.

2. Retire del fuego. Agregue y revuelva las almendras, la salsa picante (en su caso), los cebollines, el aceite y la pimienta. Divida por partes iguales en 4 platos.

■ **Coma una porción:**

212

CALORÍAS, 13 g de proteínas, 12 g de carbohidratos, 13,5 g de grasa, 1,5 g de grasa saturada, 0 mg de colesterol, 340 mg de sodio, 6 g de fibra

CONVIÉRTALO EN UNA COMIDA APLANADORA

Sirva con ½ taza de arroz silvestre al vapor (150)

■ **Comida completa:**

362

CALORÍAS

Zanahorias balsámicas rostizadas

Tiempo de preparación: 5 minutos / Tiempo de cocción: 25 minutos / Rinde 2 porciones

8 zanahorias medianas, cortadas longitudinalmente en cuartos

MUFA: ¼ de taza de aceite de oliva extra virgen, dividida

1 cucharada de vinagre balsámico

½ cucharadita de sal

¼ de cucharadita de pimienta negra recién molida

1. Precaliente el horno a 450°F.

2. En una charola para rostizar, combine las zanahorias, 2 cucharadas del aceite, el vinagre, la sal y la pimienta. Revuelva para recubrir. Rostice durante 20 a 25 minutos, revolviendo ocasionalmente, hasta que esté ligeramente caramelizado y las zanahorias estén tiernas pero firmes. Vierta el aceite restante sobre las zanahorias.

■ Coma una porción:

177

CALORÍAS, 1 g de proteínas, 12 g de carbohidratos, 14,5 g de grasa, 2 g de grasa saturada, 0 mg de colesterol, 356 mg de sodio, 3 g de fibra

CONVIÉRTALO EN UNA COMIDA APLANADORA

Sirva con 2 tazas de verduras de hojas verdes tiernas orgánicas mixtas (16), 1 taza de tomates tipo uva cortados a la mitad (30) y 1 pan árabe multigrano *Thomas'*® (140)

■ Comida completa:

363

CALORÍAS

Minicacerolas de batata dulce

Tiempo de preparación: 10 minutos / Tiempo de cocción: 10 minutos / Tiempo de horneado: 10–12 minutos / Rinde 6 porciones

MUFA: ¾ de taza de nueces, finamente picadas

2½ cucharadas de mantequilla baja en calorías, derretida, divididas

1½ libras de batatas dulces, peladas y cortadas en cubitos de ½"

⅓ de taza de jugo de naranja

2 cucharadas de *half-and-half* sin grasa

½ cucharadita de especias para pay de calabaza

⅛ de cucharadita de sal

⅛ de cucharadita de pimienta negra recién molida

1. Precaliente el horno a 400°F.

2. Coloque seis cazuelas pequeñas de 4 onzas cada una en una charola firme para hornear. Recubra el interior de las cazuelas con aceite en aerosol. En un tazón pequeño, combine las nueces y 1½ cucharadas de la mantequilla. Mezcle con un tenedor hasta que quede bien mezclado. Divida la mezcla entre las cazuelas y presione la mezcla con un tenedor para cubrir el fondo de las cazuelas.

3. Ponga las batatas dulces en una cacerola mediana y llene con suficiente agua fría como para que queden cubiertas. Caliente hasta que rompa a hervir. Cubra y cueza durante alrededor de 10 minutos o hasta que las batatas estén muy suaves. Escurra y colóquelas en un tazón mediano. Agregue el jugo de naranja, el *half-and-half*, las especias para pay de calabaza, la sal, la pimienta y la cucharada de mantequilla restante. Con una batidora eléctrica de mano, bata hasta que quede una mezcla uniforme. Vierta cuidadosamente la mezcla a las cazuelas.

4. Hornee durante 10 a 12 minutos o hasta que dore ligeramente.

■ **Coma una porción:**

217

CALORÍAS, 4 g de proteínas, 24 g de carbohidratos, 12,5 g de grasa, 3 g de grasa saturada, 6 mg de colesterol, 135 mg de sodio, 4 g de fibra

CONVIÉRTALO EN UNA COMIDA APLANADORA

Sirva con 4 tazas de palomitas de maíz bajas en calorías para horno de microondas (100) y 1 taza de pimiento rebanado (40)

■ **Comida completa:**

357

CALORÍAS

Salteado de calabaza

Tiempo de preparación: 10 minutos / Tiempo de cocción: 42 minutos / Rinde 8 porciones

2 cucharadas de aceite de oliva extra virgen

6 dientes de ajo, rebanados

1 cucharadita de hojuelas de chile rojo

3 libras de distintas variedades de calabazas (como calabacín, *yellow crookneck*), cortadas en rebanadas circulares finas

½ cucharadita de sal

MUFA: 1 taza de semillas de girasol

1. En un sartén antiadherente grande sobre fuego mediano, combine el aceite, el ajo y las hojuelas de chile rojo. Cueza, revolviendo ocasionalmente, durante 2 a 3 minutos o hasta que el ajo empiece a adquirir un tono dorado. Agregue las calabazas y la sal. Revuelva para recubrir. Cubra el sartén, baje el fuego a mediano-bajo y cueza durante 30 minutos, revolviendo ocasionalmente, hasta que la calabaza empiece a deshacerse.

2. Destape el sartén y suba el fuego a mediano. Cueza durante 10 a 12 minutos más o hasta que casi todo el líquido se haya evaporado. Divida por partes iguales en 8 platos y adorne con semillas de girasol.

■ **Coma una porción:**

156

CALORÍAS, 5 g de proteínas, 10 g de carbohidratos, 12 g de grasa, 1,4 g de grasa saturada, 0 mg de colesterol, 156 mg de sodio, 4 g de fibra

CONVIÉRTALO EN UNA COMIDA APLANADORA

Sirva con 4 onzas de pavo rostizado orgánico de la marca *Applegate Farms*®, enrollado (100), 1 taza de pimiento rebanado (40) y ¼ de taza de *hummus* (100)

■ **Comida completa:**

396

CALORÍAS

Arroz silvestre con almendras y aliño de arándano agrio

Tiempo de preparación: 15 minutos / Tiempo de reposo: 10 minutos / Tiempo de cocción: 1 hora con 15 minutos / Rinde 8 porciones

- 2 tazas de arroz silvestre
- 2 tiras ($\frac{1}{2}$" x 2") de peladura de naranja rallada
- 1 tallo de apio, solamente 3" de la parte superior con hojas
- 2 cucharaditas de sal
- 6 tazas de agua
- 2 clavos de olor enteros
- $\frac{1}{2}$ cebolla pequeña, más 2 tazas de cebolla picada
- 1 cucharada de aceite de oliva
- 2 dientes de ajo, finamente picados
- 2 tazas de uvas blancas sin semillas
- 1 taza de arándanos agrios secos sin endulzar
- 1 taza de caldo de pollo bajo en sodio, sin grasa
- $\frac{1}{2}$ taza de perejil de hoja plana, picado

MUFA: 1 taza de almendras rebanadas, tostadas

1. En una cacerola profunda y ancha de 5 cuartos de galón, caliente a fuego alto el arroz, la peladura de naranja, el apio, la sal y el agua hasta que rompa a hervir. Introduzca el clavo de olor en la $\frac{1}{2}$ de cebolla y agregue a la cacerola. Tape la cacerola y cueza a fuego mediano-lento durante 35 a 45 minutos o hasta que el arroz esté suave. Retire del fuego y deje reposar, tapado, durante 10 minutos. Retire y deseche la peladura de naranja, la cebolla con el clavo de olor y el apio. Ponga aparte.

2. Caliente el aceite en un sartén grande a fuego mediano y agregue la cebolla picada. Baje el fuego a lento, tape el sartén y cueza durante 5 minutos. Suba el fuego a mediano. Destape el sartén y cueza, revolviendo ocasionalmente, durante alrededor de 10 minutos. Agregue el ajo y cueza durante 1 minuto. Agregue la mezcla de cebolla, las uvas, los arándanos agrios, el caldo y el perejil al arroz y revuelva para mezclar bien. Tape y cueza a fuego lento durante 15 minutos. Adorne con almendras.

■ **Coma una porción:**

322

CALORÍAS, 9 g de proteínas, 56 g de carbohidratos, 8,5 g de grasa, 1 g de grasa saturada, 0 mg de colesterol, 655 mg de sodio, 6 g de fibra

CONVIÉRTALO EN UNA COMIDA APLANADORA

Sirva con 1 manzana (80)

■ **Comida completa:**

402

CALORÍAS

Papas a la francesa saludables

Tiempo de preparación: 5 minutos / Tiempo de cocción: 25 minutos / Rinde 4 porciones

1 batata dulce grande y 1 papa *russet* grande para hornear, peladas y cortadas en tiras finas

MUFA: ¼ taza de aceite de *canola*

½ cucharadita de chile en polvo

½ cucharadita de ajo en polvo

½ cucharadita de comino molido

½ cucharadita de sal de mar

1. Precaliente el horno a 450°F.

2. En un tazón, combine y revuelva las papas, el aceite, el chile en polvo, el ajo en polvo y el comino. Acomode las papas en una sola capa sobre una charola para hornear. Hornee durante 25 minutos. A la mitad, voltee las papas y siga horneando.

3. Retire las papas del horno y póngalas sobre varias capas de toallas de papel. Espolvoree con la sal.

■ **Coma una porción:**

243

CALORÍAS, 3 g de proteínas, 28 g de carbohidratos, 14 g de grasa, 1 g de grasa saturada, 0 mg de colesterol, 338 mg de sodio, 3 g de fibra

CONVIÉRTALO EN UNA COMIDA APLANADORA
Sirva con 2 tazas de verduras de hojas verdes tiernas mixtas (15) y 1 taza de tomates tipo uva cortados a la mitad (30) con 2 cucharadas de vinagreta balsámica *Newman's Own*® (45) y ¾ de taza de maíz dulce orgánico *Cascadian Farm*®, descongelado (70)

■ **Comida completa:**

403

CALORÍAS

Espárragos sofritos con jengibre, sésamo y soya

Tiempo de preparación: 5 minutos / Tiempo de cocción: 12 minutos / Rinde 4 porciones

1½ libras de espárragos, recortados y cortados en piezas de 2"

MUFA: ¼ de taza de aceite de *canola*

½ pimiento rojo grande, sin semillas y cortado en tiras

1 cucharada de jengibre fresco picado

1 cucharada de salsa de soya reducida en sodio

⅛ de cucharadita de hojuelas de chile rojo

2 cucharaditas de aceite de sésamo tostado

1 cucharadita de semillas de sésamo

1. Ponga ¼" de agua a hervir en un sartén antiadherente grande a fuego alto. Agregue los espárragos y deje que hierva otra vez. Baje el fuego a lento, cubra el sartén y hierva a fuego lento durante 5 minutos o hasta que los espárragos estén suaves pero crujientes. Escurra en una coladera y enfríe brevemente bajo agua corriente fría. Seque el sartén con una toalla de papel.

2. Caliente el aceite de *canola* en el mismo sartén a fuego alto. Agregue el pimiento y cueza, revolviendo constantemente, durante 3 minutos o hasta que quede suave pero crujiente. Agregue los espárragos, el jengibre, la salsa de soya y las hojuelas de chile rojo y cueza durante 2 minutos o hasta que toda la mezcla se haya calentado. Retire del fuego y agregue el aceite de sésamo y las semillas de sésamo.

■ **Coma una porción:**

190

CALORÍAS, 4 g de proteínas, 9 g de carbohidratos, 17 g de grasa, 1,5 g de grasa saturada, 0 mg de colesterol, 145 mg de sodio, 4 g de fibra

CONVIÉRTALO EN UNA COMIDA APLANADORA

Sirva con 4 onzas de pavo rostizado orgánico de la marca *Applegate Farms®*, enrollado (100), 1 taza de tomates tipo uva (30) y 1 naranja mediana (70)

■ **Comida completa:**

390

CALORÍAS

Pasta toscana de frijol blanco

Tiempo de preparación: 10 minutos / Rinde 12 porciones

1 lata de frijoles *cannellini*, enjuagados y escurridos

1 diente de ajo grande

1 cucharada de jugo de limón recién exprimido

2 cucharaditas de vinagre de vino blanco

2 tallos de perejil italiano de hoja plana fresco

2 hojas de albahaca

1 cucharadita de mostaza *Dijon*

¼ de cucharadita de orégano seco

Hojuelas de chile rojo

MUFA: ¾ de taza de aceite de oliva

Sal

Pimienta negra recién molida

1. En el tazón de un procesador de alimentos que tenga una cuchilla de metal o en una licuadora, combine los frijoles, el ajo, el jugo de limón, el vinagre, el perejil, la albahaca, la mostaza, el orégano y las hojuelas de chile rojo al gusto. Licúe hasta que quede un puré uniforme.

2. Mientras esté funcionando el procesador o la licuadora, lentamente vierta el aceite hasta que todo se haya absorbido. Sazone al gusto con sal y pimienta negra.

■ **Coma una porción:**

140

CALORÍAS, 1 g de proteínas, 4 g de carbohidratos, 13,5 g de grasa, 2 g de grasa saturada, 0 mg de colesterol, 87 mg de sodio, 1 g de fibra

CONVIÉRTALO EN UNA COMIDA APLANADORA

Sirva con 1 pan árabe de trigo integral *Thomas'*® (140) y 1 taza de tomates tipo uva (30)

■ **Comida completa:**

310

CALORÍAS

Tarta de ciruela y nectarina

Tiempo de preparación: 35 minutos / Tiempo de reposo: 30 minutos / Tiempo de refrigeración: 1 hora / Rinde 6 porciones

3 ciruelas, sin hueso y cortadas en rebanadas finas

2 nectarinas, sin hueso y cortadas en rebanadas finas

¼ de taza de miel

1 cucharada de vinagre de frambuesa o vinagre balsámico blanco

1 taza de yogur de vainilla bajo en grasa

1 taza de queso *ricotta* bajo en grasa

1 torta blanca esponjosa sin grasa, cortada en rebanadas de ½"

MUFA: ¾ de taza de almendras rebanadas, tostadas

1. En un tazón mediano, revuelva las ciruelas y las nectarinas con la miel y el vinagre. Deje reposar durante 30 minutos a temperatura ambiente, revolviendo una o dos veces.

2. En un tazón pequeño, combine y bata el yogur y el queso *ricotta* hasta que quede una mezcla uniforme.

3. Cubra el fondo de un platón hondo de vidrio transparente de 2 cuartos de galón con la mitad de las rebanadas de torta blanca esponjosa. Rocíe un poco del jugo de las frutas. Agregue la mitad de las frutas sobre las rebanadas de torta. Agregue la mitad de las almendras. Agregue la mitad de la mezcla de yogur. Use las rebanadas de torta restantes para hacer una segunda capa. Agregue las frutas restantes. Agregue la mezcla restante de yogur para cubrir las frutas. Decore la parte superior con las almendras restantes.

4. Cubra con envoltura plástica y refrigere durante 1 hora o hasta 24 horas antes de servir.

Coma una porción:

371

CALORÍAS, 13 g de proteínas, 62 g de carbohidratos, 10 g de grasa, 2,5 g de grasa saturada, 15 mg de colesterol, 289 mg de sodio, 4 g de fibra

Fresas con chocolate

Tiempo de preparación: 3 minutos / Tiempo de cocción: 8 minutos / Tiempo de reposo: 30 minutos / Rinde 4 porciones

MUFA: 1 taza de chispas de chocolate semiamargo

1 cucharada de leche descremada
20 fresas medianas maduras

1. Cubra una charola para hornear con papel pergamino.

2. Caliente el chocolate y la leche a baño María. Baje el fuego a mediano y permita que el chocolate se derrita, alrededor de 3 minutos. Revuelva hasta que quede una mezcla uniforme. Retire del fuego.

3. Sosteniéndolas del tallo, sumerja cada fresa en el chocolate, recubriendo tres cuartas partes de las mismas. Póngalas en el papel pergamino, dejando 1" de espacio entre cada fresa.

4. Refrigere durante 30 minutos para que el chocolate se endurezca.

■ **Coma una porción:**

222

CALORÍAS, 2 g de proteínas, 31 g de carbohidratos, 13 g de grasa, 7,5 g de grasa saturada, 0 mg de colesterol, 7 mg de sodio, 4 g de fibra

CONVIÉRTALO EN UNA COMIDA APLANADORA
Sirva con 1 taza de requesón sin grasa (160) espolvoreado con canela

■ **Comida completa:**

382

CALORÍAS

Pay de queso con calabaza y arce

Tiempo de preparación: 15 minutos / Tiempo de cocción: 1 hora con 10 minutos / Tiempo de refrigeración: 4 horas / Rinde 12 porciones

- 3 paquetes (8 onzas cada uno) de queso crema sin grasa, a temperatura ambiente
- $^2/_3$ de taza de azúcar morena empacada
- 3 huevos grandes
- 1 lata de calabaza pura
- $^1/_2$ taza de yogur sin grasa sabor maple o vainilla
- 2 cucharadas de harina blanca
- 1$^1/_2$ cucharaditas de canela molida
- 1 cucharadita de jengibre molido
- 1 cucharadita de saborizante sabor arce o ron
- 1 cucharadita de extracto de vainilla

MUFA: 1$^1/_2$ tazas de semilla de calabaza, tostadas

1. Precaliente el horno a 350°F. Con una batidora eléctrica, bata el queso crema y el azúcar morena hasta que quede una mezcla uniforme. Agregue y bata los huevos uno a la vez. Agregue y mezcle la calabaza, el yogur, la harina, la canela, el jengibre, el saborizante sabor arce o ron y el extracto de vainilla. Vierta el relleno a un molde de 9″ desmontable, recubierto con aceite en aerosol.

2. Hornee 1 hora con 10 minutos. Retire del horno y pase un cuchillo alrededor del pay para despegarlo. Deje reposar a temperatura ambiente durante 30 minutos.

3. Refrigere el pay, descubierto, hasta que esté frío. Luego, cubra con papel aluminio y refrigere durante al menos 4 horas (o hasta 3 días).

4. Cuando esté listo para servir, cuidadosamente retire los lados del molde. Adorne cada porción con 2 cucharadas de semillas de calabaza.

■ **Coma una porción:**

299

CALORÍAS, 20 g de proteínas, 26 g de carbohidratos, 13,5 g de grasa, 3 g de grasa saturada, 64 mg de colesterol, 315 mg de sodio, 2 g de fibra

CONVIÉRTALO EN UNA COMIDA APLANADORA
Sirva con 1 manzana (80)

■ **Comida completa:**

379

CALORÍAS

Galletitas de avena con arándanos agrios y chispas de chocolate

Tiempo de preparación: 10 minutos / Tiempo de horneado: 10 minutos / Rinde 24 galletitas

2 tazas de avena molida instantánea

½ taza de harina pastelera integral

¾ de cucharadita de bicarbonato de sodio

½ cucharadita de canela molida

¼ de cucharadita de sal

½ taza de azúcar morena

⅓ de taza de aceite de *canola*

3 claras de huevo grandes

2 cucharaditas de extracto de vainilla

¾ de taza de arándanos agrios, gruesamente picados

MUFA: 2¼ tazas de nueces picadas

½ taza de chispas de chocolate semiamargo

1. Precaliente el horno a 350°F. En un tazón grande, combine la avena, la harina, el bicarbonato de sodio, la canela y la sal.

2. En un tazón mediano, combine y bata el azúcar morena, el aceite, las claras de huevo y el extracto de vainilla hasta que quede una mezcla uniforme. Incorpore los arándanos agrios, las nueces y las chispas de chocolate. Incorpore gradualmente a la mezcla de harina y revuelva hasta que todo quede bien mezclado.

3. Deje caer la masa por cucharada sobre dos charolas para hornear grandes recubiertas de aceite en aerosol. Hornee durante 10 minutos o hasta que las galletitas adquieran un tono dorado.

4. Transfiera las galletitas a una rejilla de alambre y deje enfriar completamente.

■ **Coma una porción:**

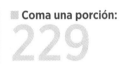

CALORÍAS
(1 galletita), 4 g de proteínas, 15 g de carbohidratos, 11,8 g de grasa, 1,5 g de grasa saturada, 0 mg de colesterol, 73 mg de sodio, 2 g de fibra

CONVIÉRTALO EN UNA COMIDA APLANADORA
Sirva con ½ taza de requesón (80) y 1 manzana mediana (80)

■ **Comida completa:**

CALORÍAS

Pudín de chocolate con plátano amarillo y galletas *Graham*

Tiempo de preparación: 5 minutos / Tiempo de cocción: 5 minutos / Tiempo de refrigeración: 2 horas / Rinde 6 porciones

3 galletas *Graham* enteras, molidas

1 plátano amarillo maduro, rebanado

½ taza de azúcar

¼ de taza de cacao en polvo sin endulzar

3 cucharadas de maicena

Sal

3 tazas de leche con 2% de grasa

½ cucharadita de extracto de vainilla

MUFA: 1½ tazas de chispas de chocolate semiamargo

1. Divida por partes iguales las galletas *Graham* molidas en seis tazas para flan o cazuelas pequeñas. Presione las migajas para cubrir el fondo de las cazuelas. Agregue las rebanadas de plátano amarillo, reservando unas cuantas para adornar.

2. En una cacerola grande, mezcle el azúcar, el cacao, la maicena y la sal. Agregue y revuelva la leche. Bata a fuego mediano durante alrededor de 4 minutos o hasta que el pudín rompa a hervir y espese.

3. Cueza durante 1 minuto más. Retire del fuego y agregue y revuelva el extracto de vainilla. Vierta la mezcla en las tazas para flan preparadas. Refrigere durante al menos 2 horas o hasta que haya cuajado.

4. Agregue a cada pudín ¼ de taza de chispas de chocolate y las rebanadas de plátano amarillo reservadas.

■ **Coma una porción:**

398

CALORÍAS, 7 g de proteínas, 65 g de carbohidratos, 15 g de grasa, 8,5 g de grasa saturada, 10 mg de colesterol, 147 mg de sodio, 4 g de fibra

Cannoli rellenos de queso *ricotta* y cítricos

Tiempo de preparación: 15 minutos / Rinde 12 porciones

1 bote de queso *ricotta* sin grasa

⅓ de taza de azúcar glas

1 cucharada de peladura de naranja recién rallada

2 cucharaditas de peladura de limón, recién rallada

1 cucharadita de peladura de limón verde, recién rallada

½ cucharadita de extracto de vainilla

MUFA: 3 tazas de chispas de chocolate semiamargo, divididas

12 *cannoli* grandes sin rellenar

1. En un tazón mediano, combine el queso *ricotta*, el azúcar glas, la peladura de naranja, la peladura de limón, la peladura de limón verde y el extracto de vainilla. Con una batidora eléctrica, bata hasta que la mezcla quede ligera y esponjosa. Incorpore suavemente 2½ tazas de las chispas de chocolate y aparte la ½ taza restante.

2. Use una cuchara para rellenar los *cannoli* con la mezcla. Derrita las chispas de chocolate restantes y vierta el chocolate derretido sobre los *cannoli*.

■ **Coma un *cannoli*:**

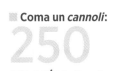

250

CALORÍAS, 6 g de proteínas, 34 g de carbohidratos, 13 g de grasa, 7,7 g de grasa saturada, 6 mg de colesterol, 42 mg de sodio, 3 g de fibra

CONVIÉRTALO EN UNA COMIDA APLANADORA

Sirva con 1 taza de fresas rebanadas (53) y 1 plátano amarillo pequeño, rebanado (90)

■ **Comida completa:**

393

CALORÍAS

Avena con chispas de chocolate

Tiempo de preparación: 5 minutos / Tiempo de cocción: 5 minutos / Rinde 1 porción

Receta de Beth Willhite, miembro de flatbellydiet.com ■ Esta receta ganó nuestro primer concurso de recetas flatbellydiet.com y se publicó en línea. Según Cynthia, "¡La combinación de pimienta negra recién molida y chocolate es absolutamente deliciosa!"

¾ de taza de agua
½ taza de avena molida instantánea

MUFA: 2 cucharadas de chispas de chocolate semiamargo

¼ de cucharadita de extracto de vainilla
⅛ de cucharadita pimienta negra recién molida
Una pizca del sal
2 cucharadas de chispas de chocolate amargo

1. En una cacerola, caliente el agua a fuego alto hasta que rompa a hervir. Agregue la avena, revuelva una vez para humedecer, luego cueza, revolviendo ocasionalmente, durante 3 a 4 minutos o hasta que el agua se haya absorbido.

2. Retire la cacerola del fuego y agregue las chispas de chocolate semiamargo, el extracto de vainilla, la pimienta y la sal. Revuelva hasta que quede bien mezclado. Transfiera a un plato hondo. Adorne con las chispas de chocolate amargo mientras siga caliente.

■ **Coma una porción:**

365

CALORÍAS, 9 g de proteínas, 55 g de carbohidratos, 14 g de grasa, 2 g de grasa mono-insaturada, 6,5 g de grasa saturada, 0 mg de colesterol, 159 mg de sodio, 6 g de fibra

CONVIÉRTALO EN UNA COMIDA APLANADORA
Adorne con ½ taza de frambuesas, fresas o arándanos (30).

■ **Comida completa:**

395

CALORÍAS

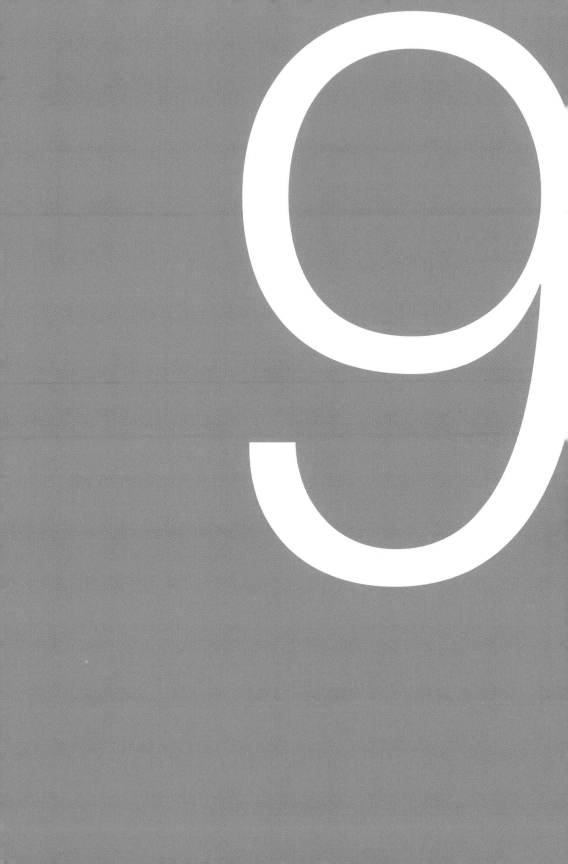

APUNTE Y APLANE

AHORA QUE YA TERMINÓ el plan antiabotagamiento de cuatro días, ya debe haberse creado el hábito de llevar un diario básico de alimentos, en el que documenta lo que come y cómo se siente cuando lo está comiendo. Reconocer la conexión emocional que tiene con la comida es un paso crítico para bajar de peso y no recuperarlo, sea cual sea el plan alimenticio que esté siguiendo. Pero *reconocer* y *solucionar* son dos cosas distintas. Durante el plan antiabotagamiento del Capítulo 5, le di varios Trucos Mentales sencillos para ayudarla a centrarse nuevamente en usted misma y en sus metas cada vez que entrara en contacto con la comida. Puede usar estas pequeñas estrategias en cualquier momento y en cualquier lugar, para ponerle fin al hábito de comer "sin pensar" o por razones emocionales. Pero su relación con la comida es mucho más compleja que lo que hace y cómo se siente cuando se sienta a comer. ¿Recuerda el espejo que me llevó a visitar el autoexprés del restaurante de comida rápida? (Vea las páginas 51–52). A veces, su manera de sentirse acerca de sí misma y la manera en que ve su cuerpo puede afectar la rapidez con la que sucumbe a esos antojos.

Los psicólogos conductuales ahora entienden cómo destapar y desenmarañar esas misteriosas conexiones. La terapia es una manera de hacerlo, si usted cuenta con un seguro médico (o el dinero suficiente) y una hora a la semana para tratar de recordar lo que comió durante los últimos 6 días y por qué lo comió. Otra manera más práctica es llevar un diario. Pero no un diario cualquiera. La mayoría de nosotras en algún momento de nuestras vidas hemos comprado un cuaderno caro de cuero con la intención de capturar nuestros pensamientos y sentimientos más íntimos, sólo para descubrir que el resultado final es un montón de impresiones sin verdadera coherencia.

El diario de este plan es distinto. No es necesariamente un lugar donde va a escribir sobre lo que soñó anoche o la discusión que sigue teniendo con su esposo porque simplemente no parece poder hacer tal o mascual quehacer. En cambio, el diario de este plan es un lugar donde explorará su relación con la comida, donde tratará de averiguar los "por qués" y los "cómos" de sus conductas alimenticias y donde tratará de identificar sus fortalezas psicológicas que ayudarán a impulsarla hacia el éxito. (Y el éxito, bajo este contexto, significa... dígalo conmigo: ¡una panza plana!)

Quiero que siempre lleve consigo este diario y que lo use todos los días de este programa. Cada día, le daré un tema para reflexionar que le ayudará a desarrollar un tema sobre el cual escribir. Yo le llamo a estas reflexiones *Confidencias del Corazón* porque su nivel de confianza y su actitud son el núcleo (o corazón) de su capacidad para alcanzar el éxito. No necesita ocupar todo su día en completar estos ejercicios. Yo nunca le pediría que hiciera algo que yo no estuviera dispuesta o no fuera capaz de hacer, y sin dudas no puedo pasar horas y horas cada día explorando mi relación con nada. Pero sí puedo encontrar 15 minutos al día. Los puedo encontrar mientras viajo en tren al trabajo o los sábados y domingos en la mañana, justo antes de que despierten mis hijas. Si busco esos 15 minutos, los puedo encontrar. Y usted también.

Las Confidencias del Corazón son esenciales para forjar una verdadera conexión mente-vientre que sí rinda frutos. Le ayudarán a descubrir y comprender sus motivaciones, sus barreras al éxito y las fuentes de ambición y capacidad que la han llevado a lograr sus metas de vida más importantes. Quizá le suene extraño, pero las mismas cualidades que le ayudaron a conseguir ese ascenso o a construir una relación sólida con su esposo o a criar niños sanos y bien adaptados son las que le ayudarán a aplanar su panza. Seguridad en sí misma, autoconsciencia, determinación, amor, aceptación, compasión, organización. . . si usted posee cualquiera de estas cualidades, entonces las Confidencias del Corazón le ayudarán a hacer uso de ellas y explotarlas en beneficio de su abdomen.

No se deje engañar: es probable que algunas de las Confidencias del Corazón no le parezcan muy divertidas. Algunas le pedirán que confronte asuntos o conductas personales difíciles de las que quizá no se enorgullezca. Las Confidencias del Corazón le ayudarán a descubrir sus demonios, a confrontarlos y a combatirlos.

A medida que vaya llenando estas páginas, recuerde leer lo que ya ha escrito periódicamente. Así, podrá identificar sus patrones de conducta y apreciar los avances que ha logrado. Cada Confidencia del Corazón le agrega un poco más a la anterior, llevándola cada vez más cerca a un sentido más profundo de autoconsciencia. Al igual que la vida misma, es difícil saber hacia dónde va si no sabe de dónde viene.

Al igual que con el diario que llevó en el Capítulo 5, tengo tres consejos que darle.

- Olvídese de la ortografía y la puntuación.

- Escriba aprisa para evitar que intervenga su crítico interno.

- Escriba desde el corazón.

Y ahora, ¡a apuntar y aplanar se ha dicho!

DÍA Nº1

CONFIDENCIA DEL CORAZÓN: anote al menos tres razones por las cuales ha decidido seguir este plan para aplanar su panza. Describa cómo se siente acerca de los 28 días que le esperan y qué es lo que espera de usted misma.

_____

_____

_____

_____

_____

_____

_____

DESAYUNO

LO QUE COMÍ:

| HORA: | HAMBRE ANTES: -5 -3 0 3 5 7 | HAMBRE DESPUÉS: -5 -3 0 3 5 7 |

ALMUERZO

LO QUE COMÍ:

| HORA: | HAMBRE ANTES: -5 -3 0 3 5 7 | HAMBRE DESPUÉS: -5 -3 0 3 5 7 |

MERIENDA

LO QUE COMÍ:

| HORA: | HAMBRE ANTES: -5 -3 0 3 5 7 | HAMBRE DESPUÉS: -5 -3 0 3 5 7 |

CENA

LO QUE COMÍ:

| HORA: | HAMBRE ANTES: -5 -3 0 3 5 7 | HAMBRE DESPUÉS: -5 -3 0 3 5 7 |

▨ **CONFIDENCIA DEL CORAZÓN:** anote cuatro cosas que le ayudarán a lograr el éxito al seguir este plan (por ejemplo: "la cooperación de mi familia"). Ahora escriba lo que va a hacer para asegurar que obtenga cada una de las cuatro cosas que necesita.

DESAYUNO

LO QUE COMÍ:

HORA:	HAMBRE ANTES: -5 -3 0 3 5 7	HAMBRE DESPUÉS: -5 -3 0 3 5 7

ALMUERZO

LO QUE COMÍ:

HORA:	HAMBRE ANTES: -5 -3 0 3 5 7	HAMBRE DESPUÉS: -5 -3 0 3 5 7

MERIENDA

LO QUE COMÍ:

HORA:	HAMBRE ANTES: -5 -3 0 3 5 7	HAMBRE DESPUÉS: -5 -3 0 3 5 7

CENA

LO QUE COMÍ:

HORA:	HAMBRE ANTES: -5 -3 0 3 5 7	HAMBRE DESPUÉS: -5 -3 0 3 5 7

▓ **CONFIDENCIA DEL CORAZÓN:** practique poner su atención en lo que come. Si ve la televisión, revisa sus mensajes de correo electrónico o incluso lee el periódico mientras come, no podrá fijarse en cuánto y qué tan rápido está comiendo. Haga una de las comidas de hoy en completa paz y tranquilidad. Tómese su tiempo; paladee el sabor y la textura de la comida y, eventualmente, la sensación de saciedad. Esté consciente de sus emociones mientras come. Escriba acerca de su experiencia.

_____

_____

_____

_____

_____

_____

_____

DESAYUNO

LO QUE COMÍ:

| HORA: | HAMBRE ANTES: -5 -3 0 3 5 7 | HAMBRE DESPUÉS: -5 -3 0 3 5 7 |

ALMUERZO

LO QUE COMÍ:

| HORA: | HAMBRE ANTES: -5 -3 0 3 5 7 | HAMBRE DESPUÉS: -5 -3 0 3 5 7 |

MERIENDA

LO QUE COMÍ:

| HORA: | HAMBRE ANTES: -5 -3 0 3 5 7 | HAMBRE DESPUÉS: -5 -3 0 3 5 7 |

CENA

LO QUE COMÍ:

| HORA: | HAMBRE ANTES: -5 -3 0 3 5 7 | HAMBRE DESPUÉS: -5 -3 0 3 5 7 |

▓ **CONFIDENCIA DEL CORAZÓN:** acuérdese de una comida que no le salió bien; una en la que quizá comió de más o en la que comió algo que después se arrepintió de haber comido. Imagine que pudiera echar el tiempo atrás y "volver a hacer" esa comida. Escriba lo que haría diferente esta vez.

DESAYUNO

LO QUE COMÍ:

HORA:　　HAMBRE ANTES: -5　-3　0　3　5　7　　HAMBRE DESPUÉS: -5　-3　0　3　5　7

ALMUERZO

LO QUE COMÍ:

HORA:　　HAMBRE ANTES: -5　-3　0　3　5　7　　HAMBRE DESPUÉS: -5　-3　0　3　5　7

MERIENDA

LO QUE COMÍ:

HORA:　　HAMBRE ANTES: -5　-3　0　3　5　7　　HAMBRE DESPUÉS: -5　-3　0　3　5　7

CENA

LO QUE COMÍ:

HORA:　　HAMBRE ANTES: -5　-3　0　3　5　7　　HAMBRE DESPUÉS: -5　-3　0　3　5　7

DÍA Nº5

▓ **CONFIDENCIA DEL CORAZÓN:** anote dos cambios que haya hecho durante el plan antiabotagamiento. ¿Cuántos de esos cambios resultaron ser más fáciles de lo que esperaba? Describa lo que ocurrió en cada caso.

_____

_____

_____

_____

_____

_____

_____

_____

DESAYUNO

LO QUE COMÍ:

| HORA: | HAMBRE ANTES: -5 -3 0 3 5 7 | HAMBRE DESPUÉS: -5 -3 0 3 5 7 |

ALMUERZO

LO QUE COMÍ:

| HORA: | HAMBRE ANTES: -5 -3 0 3 5 7 | HAMBRE DESPUÉS: -5 -3 0 3 5 7 |

MERIENDA

LO QUE COMÍ:

| HORA: | HAMBRE ANTES: -5 -3 0 3 5 7 | HAMBRE DESPUÉS: -5 -3 0 3 5 7 |

CENA

LO QUE COMÍ:

| HORA: | HAMBRE ANTES: -5 -3 0 3 5 7 | HAMBRE DESPUÉS: -5 -3 0 3 5 7 |

DÍA Nº6

CONFIDENCIA DEL CORAZÓN: hoy, vea si puede detectar la diferencia que existe entre cómo se siente al comer cuando tiene hambre y cómo se siente al comer cuando se siente estresada. Escriba acerca de esas reflexiones.

DESAYUNO

LO QUE COMÍ:

HORA: HAMBRE ANTES: -5 -3 0 3 5 7   HAMBRE DESPUÉS: -5 -3 0 3 5 7

ALMUERZO

LO QUE COMÍ:

HORA: HAMBRE ANTES: -5 -3 0 3 5 7   HAMBRE DESPUÉS: -5 -3 0 3 5 7

MERIENDA

LO QUE COMÍ:

HORA: HAMBRE ANTES: -5 -3 0 3 5 7   HAMBRE DESPUÉS: -5 -3 0 3 5 7

CENA

LO QUE COMÍ:

HORA: HAMBRE ANTES: -5 -3 0 3 5 7   HAMBRE DESPUÉS: -5 -3 0 3 5 7

DÍA Nº7

▪ **CONFIDENCIA DEL CORAZÓN:** hoy cumple una semana de haber seguido este plan. ¡Bien hecho! Anote las dos o tres cosas que más se le dificultaron al seguir esta dieta. Ahora escriba qué va hacer para librar esos obstáculos durante la semana entrante.

_____

_____

_____

_____

_____

_____

_____

DESAYUNO

LO QUE COMÍ:

HORA:	HAMBRE ANTES: -5 -3 0 3 5 7	HAMBRE DESPUÉS: -5 -3 0 3 5 7

ALMUERZO

LO QUE COMÍ:

HORA:	HAMBRE ANTES: -5 -3 0 3 5 7	HAMBRE DESPUÉS: -5 -3 0 3 5 7

MERIENDA

LO QUE COMÍ:

HORA:	HAMBRE ANTES: -5 -3 0 3 5 7	HAMBRE DESPUÉS: -5 -3 0 3 5 7

CENA

LO QUE COMÍ:

HORA:	HAMBRE ANTES: -5 -3 0 3 5 7	HAMBRE DESPUÉS: -5 -3 0 3 5 7

▨ **CONFIDENCIA DEL CORAZÓN:** escriba una biografía personal. ¿Quién es usted? ¿Cuáles son las fortalezas personales que le ayudan en su trabajo, su vida familiar y su salud? Luego escriba la biografía de la persona que usted quiere ser. ¿Es ella más segura de sí misma, más activa, más compasiva? ¿Cuáles son las cualidades que puede aprovechar de la primera para convertirse en la segunda?

_____

_____

_____

_____

_____

_____

_____

_____

DESAYUNO

LO QUE COMÍ:

| HORA: | HAMBRE ANTES: -5 -3 0 3 5 7 | HAMBRE DESPUÉS: -5 -3 0 3 5 7 |

ALMUERZO

LO QUE COMÍ:

| HORA: | HAMBRE ANTES: -5 -3 0 3 5 7 | HAMBRE DESPUÉS: -5 -3 0 3 5 7 |

MERIENDA

LO QUE COMÍ:

| HORA: | HAMBRE ANTES: -5 -3 0 3 5 7 | HAMBRE DESPUÉS: -5 -3 0 3 5 7 |

CENA

LO QUE COMÍ:

| HORA: | HAMBRE ANTES: -5 -3 0 3 5 7 | HAMBRE DESPUÉS: -5 -3 0 3 5 7 |

DÍA Nº9

CONFIDENCIA DEL CORAZÓN: recuerde los últimos días. Identifique una "trampita" que haya hecho con respecto a su dieta y anótela al lado izquierdo de la página. En el lado opuesto, anote todo lo que recuerde que haya hecho bien ese día (que su hijo se riera, inició un proyecto, salió a caminar durante un largo rato). Ahora vea el "resultado global" del día. ¿Ahora puede ver su "trampita" desde un punto de vista distinto?

_____

_____

_____

_____

_____

_____

_____

DESAYUNO

LO QUE COMÍ:

HORA:	HAMBRE ANTES: -5 -3 0 3 5 7	HAMBRE DESPUÉS: -5 -3 0 3 5 7

ALMUERZO

LO QUE COMÍ:

HORA:	HAMBRE ANTES: -5 -3 0 3 5 7	HAMBRE DESPUÉS: -5 -3 0 3 5 7

MERIENDA

LO QUE COMÍ:

HORA:	HAMBRE ANTES: -5 -3 0 3 5 7	HAMBRE DESPUÉS: -5 -3 0 3 5 7

CENA

LO QUE COMÍ:

HORA:	HAMBRE ANTES: -5 -3 0 3 5 7	HAMBRE DESPUÉS: -5 -3 0 3 5 7

▨ **CONFIDENCIA DEL CORAZÓN:** hoy, fíjese en todo aquello que agradece. Haga una lista de lo que ama de su cuerpo, su familia, su trabajo, e incluso de su ambiente circundante, hasta que ya no haya más espacio para escribir.

_____

_____

_____

_____

_____

_____

_____

_____

DESAYUNO

LO QUE COMÍ:

| HORA: | HAMBRE ANTES: -5 -3 0 3 5 7 | HAMBRE DESPUÉS: -5 -3 0 3 5 7 |

ALMUERZO

LO QUE COMÍ:

| HORA: | HAMBRE ANTES: -5 -3 0 3 5 7 | HAMBRE DESPUÉS: -5 -3 0 3 5 7 |

MERIENDA

LO QUE COMÍ:

| HORA: | HAMBRE ANTES: -5 -3 0 3 5 7 | HAMBRE DESPUÉS: -5 -3 0 3 5 7 |

CENA

LO QUE COMÍ:

| HORA: | HAMBRE ANTES: -5 -3 0 3 5 7 | HAMBRE DESPUÉS: -5 -3 0 3 5 7 |

DÍA Nº11

▦ **CONFIDENCIA DEL CORAZÓN:** haga una lista de cinco golosinas instantáneas que puede sustituir por alimentos más sanos cuando los antojos o las emociones le estén ganando.

_____

_____

_____

_____

_____

_____

_____

DESAYUNO

LO QUE COMÍ:

| HORA: | HAMBRE ANTES: -5 -3 0 3 5 7 | HAMBRE DESPUÉS: -5 -3 0 3 5 7 |

ALMUERZO

LO QUE COMÍ:

| HORA: | HAMBRE ANTES: -5 -3 0 3 5 7 | HAMBRE DESPUÉS: -5 -3 0 3 5 7 |

MERIENDA

LO QUE COMÍ:

| HORA: | HAMBRE ANTES: -5 -3 0 3 5 7 | HAMBRE DESPUÉS: -5 -3 0 3 5 7 |

CENA

LO QUE COMÍ:

| HORA: | HAMBRE ANTES: -5 -3 0 3 5 7 | HAMBRE DESPUÉS: -5 -3 0 3 5 7 |

CONFIDENCIA DEL CORAZÓN: escríbale una carta de amor a su abdomen. Incluya al menos dos razones por las cuales merece su afecto y su respeto.

DESAYUNO

LO QUE COMÍ:

HORA:	HAMBRE ANTES: -5 -3 0 3 5 7	HAMBRE DESPUÉS: -5 -3 0 3 5 7

ALMUERZO

LO QUE COMÍ:

HORA:	HAMBRE ANTES: -5 -3 0 3 5 7	HAMBRE DESPUÉS: -5 -3 0 3 5 7

MERIENDA

LO QUE COMÍ:

HORA:	HAMBRE ANTES: -5 -3 0 3 5 7	HAMBRE DESPUÉS: -5 -3 0 3 5 7

CENA

LO QUE COMÍ:

HORA:	HAMBRE ANTES: -5 -3 0 3 5 7	HAMBRE DESPUÉS: -5 -3 0 3 5 7

DÍA Nº13

CONFIDENCIA DEL CORAZÓN: para averiguar más acerca de la conexión que existe entre la comida y sus sentimientos, haga cuatro columnas con los encabezados **enojo, tristeza, miedo** y **felicidad**. Recuerde el último par de veces en que tuvo un antojo por comer algo mientras sentía alguna de esas emociones. Recuerde qué se le antojó y qué se comió y anótelo en la columna indicada.

_____

_____

_____

_____

_____

_____

_____

_____

DESAYUNO

LO QUE COMÍ:

| HORA: | HAMBRE ANTES: -5 -3 0 3 5 7 | HAMBRE DESPUÉS: -5 -3 0 3 5 7 |

ALMUERZO

LO QUE COMÍ:

| HORA: | HAMBRE ANTES: -5 -3 0 3 5 7 | HAMBRE DESPUÉS: -5 -3 0 3 5 7 |

MERIENDA

LO QUE COMÍ:

| HORA: | HAMBRE ANTES: -5 -3 0 3 5 7 | HAMBRE DESPUÉS: -5 -3 0 3 5 7 |

CENA

LO QUE COMÍ:

| HORA: | HAMBRE ANTES: -5 -3 0 3 5 7 | HAMBRE DESPUÉS: -5 -3 0 3 5 7 |

▓ **CONFIDENCIA DEL CORAZÓN:** ¡acaba de completar la segunda semana! ¡Felicidades! ¡Ya va por la mitad! Escriba acerca de cómo se siente de haber llegado a esta meta. Describa los cambios que ha notado durante esta semana en usted misma y en su actitud acerca de la comida y su cuerpo, en particular, su panza. Anote lo que espera para la semana que viene.

_____

_____

_____

_____

_____

_____

_____

_____

DESAYUNO

LO QUE COMÍ:

| HORA: | HAMBRE ANTES: -5 -3 0 3 5 7 | HAMBRE DESPUÉS: -5 -3 0 3 5 7 |

ALMUERZO

LO QUE COMÍ:

| HORA: | HAMBRE ANTES: -5 -3 0 3 5 7 | HAMBRE DESPUÉS: -5 -3 0 3 5 7 |

MERIENDA

LO QUE COMÍ:

| HORA: | HAMBRE ANTES: -5 -3 0 3 5 7 | HAMBRE DESPUÉS: -5 -3 0 3 5 7 |

CENA

LO QUE COMÍ:

| HORA: | HAMBRE ANTES: -5 -3 0 3 5 7 | HAMBRE DESPUÉS: -5 -3 0 3 5 7 |

CONFIDENCIA DEL CORAZÓN: identifique tres o cuatro situaciones de "alto riesgo", por ejemplo, eventos, actividades o lugares en los que corre peligro de comer más de lo que debería o de comer los alimentos equivocados. Ahora diseñe un plan de escape que pueda implementar para evitar problemas en cada una de estas situaciones. Escriba una descripción de este plan, usando el formato "Si pasa X, entonces yo haré Y".

_____

_____

_____

_____

_____

_____

_____

_____

DESAYUNO

LO QUE COMÍ:

| HORA: | HAMBRE ANTES: -5 -3 0 3 5 7 | HAMBRE DESPUÉS: -5 -3 0 3 5 7 |

ALMUERZO

LO QUE COMÍ:

| HORA: | HAMBRE ANTES: -5 -3 0 3 5 7 | HAMBRE DESPUÉS: -5 -3 0 3 5 7 |

MERIENDA

LO QUE COMÍ:

| HORA: | HAMBRE ANTES: -5 -3 0 3 5 7 | HAMBRE DESPUÉS: -5 -3 0 3 5 7 |

CENA

LO QUE COMÍ:

| HORA: | HAMBRE ANTES: -5 -3 0 3 5 7 | HAMBRE DESPUÉS: -5 -3 0 3 5 7 |

▒ **CONFIDENCIA DEL CORAZÓN:** haga una lista de cuando menos cinco actividades que siempre le hayan interesado pero que nunca haya podido hacer. Califíquelas por orden de preferencia. Luego, junto a cada actividad, anote lo primero que tiene que hacer para que ese sueño se convierta en realidad.

_____

_____

_____

_____

_____

_____

_____

_____

DESAYUNO

LO QUE COMÍ:

| HORA: | HAMBRE ANTES: -5 -3 0 3 5 7 | HAMBRE DESPUÉS: -5 -3 0 3 5 7 |

ALMUERZO

LO QUE COMÍ:

| HORA: | HAMBRE ANTES: -5 -3 0 3 5 7 | HAMBRE DESPUÉS: -5 -3 0 3 5 7 |

MERIENDA

LO QUE COMÍ:

| HORA: | HAMBRE ANTES: -5 -3 0 3 5 7 | HAMBRE DESPUÉS: -5 -3 0 3 5 7 |

CENA

LO QUE COMÍ:

| HORA: | HAMBRE ANTES: -5 -3 0 3 5 7 | HAMBRE DESPUÉS: -5 -3 0 3 5 7 |

DÍA Nº17

▓ **CONFIDENCIA DEL CORAZÓN:** busque en su memoria aquellas reglas poco saludables que solía seguir al comer (como siempre comerse todo lo que le sirven). ¿Dónde aprendió esas reglas? ¿Cómo siguen afectando la manera en que come? Ahora escriba sus "Nuevas reglas para comer" (por ejemplo, "Prestarle atención a mi estómago y dejar de comer cuando me sienta satisfecha").

_____
_____
_____
_____
_____
_____
_____

DESAYUNO

LO QUE COMÍ:

| HORA: | HAMBRE ANTES: -5 -3 0 3 5 7 | HAMBRE DESPUÉS: -5 -3 0 3 5 7 |

ALMUERZO

LO QUE COMÍ:

| HORA: | HAMBRE ANTES: -5 -3 0 3 5 7 | HAMBRE DESPUÉS: -5 -3 0 3 5 7 |

MERIENDA

LO QUE COMÍ:

| HORA: | HAMBRE ANTES: -5 -3 0 3 5 7 | HAMBRE DESPUÉS: -5 -3 0 3 5 7 |

CENA

LO QUE COMÍ:

| HORA: | HAMBRE ANTES: -5 -3 0 3 5 7 | HAMBRE DESPUÉS: -5 -3 0 3 5 7 |

■ **CONFIDENCIA DEL CORAZÓN:** haga una lista de todas las cosas y las personas con quienes esté enojada. Luego escriba junto a cada una de ellas, en letras mayúsculas: TE PERDONO.

DESAYUNO

LO QUE COMÍ:

HORA:	HAMBRE ANTES: -5 -3 0 3 5 7	HAMBRE DESPUÉS: -5 -3 0 3 5 7

ALMUERZO

LO QUE COMÍ:

HORA:	HAMBRE ANTES: -5 -3 0 3 5 7	HAMBRE DESPUÉS: -5 -3 0 3 5 7

MERIENDA

LO QUE COMÍ:

HORA:	HAMBRE ANTES: -5 -3 0 3 5 7	HAMBRE DESPUÉS: -5 -3 0 3 5 7

CENA

LO QUE COMÍ:

HORA:	HAMBRE ANTES: -5 -3 0 3 5 7	HAMBRE DESPUÉS: -5 -3 0 3 5 7

DÍA Nº19

▪ **CONFIDENCIA DEL CORAZÓN:** trate de pasar todo el día apreciando lo mucho que sí tiene. Haga una lista de los cinco momentos que más agradezca hoy; léala antes de irse a dormir.

DESAYUNO

LO QUE COMÍ:

HORA:	HAMBRE ANTES: -5 -3 0 3 5 7	HAMBRE DESPUÉS: -5 -3 0 3 5 7

ALMUERZO

LO QUE COMÍ:

HORA:	HAMBRE ANTES: -5 -3 0 3 5 7	HAMBRE DESPUÉS: -5 -3 0 3 5 7

MERIENDA

LO QUE COMÍ:

HORA:	HAMBRE ANTES: -5 -3 0 3 5 7	HAMBRE DESPUÉS: -5 -3 0 3 5 7

CENA

LO QUE COMÍ:

HORA:	HAMBRE ANTES: -5 -3 0 3 5 7	HAMBRE DESPUÉS: -5 -3 0 3 5 7

■ **CONFIDENCIA DEL CORAZÓN:** dele un empujón a su autoestima. Haga una lista de todas las cosas nuevas que está haciendo que no estaba haciendo hace 3 semanas. Probablemente ha logrado mucho más de lo que cree.

_____

_____

_____

_____

_____

_____

_____

DESAYUNO

LO QUE COMÍ:

HORA:	HAMBRE ANTES: -5 -3 0 3 5 7	HAMBRE DESPUÉS: -5 -3 0 3 5 7

ALMUERZO

LO QUE COMÍ:

HORA:	HAMBRE ANTES: -5 -3 0 3 5 7	HAMBRE DESPUÉS: -5 -3 0 3 5 7

MERIENDA

LO QUE COMÍ:

HORA:	HAMBRE ANTES: -5 -3 0 3 5 7	HAMBRE DESPUÉS: -5 -3 0 3 5 7

CENA

LO QUE COMÍ:

HORA:	HAMBRE ANTES: -5 -3 0 3 5 7	HAMBRE DESPUÉS: -5 -3 0 3 5 7

DÍA Nº21

■ **CONFIDENCIA DEL CORAZÓN:** ¡bienvenida al final de la tercera semana! Escriba acerca de cómo se siente de haber llegado tan lejos. ¿Siente que tiene más poder? ¿Se siente invencible? ¿Orgullosa? ¿Conectada con su panza? Anote todos los cumplidos que le hayan hecho, incluido lo que usted misma ha pensado acerca de lo lejos que ha llegado y lo bien que ahora luce.

_____

_____

_____

_____

_____

_____

_____

DESAYUNO

LO QUE COMÍ:

| HORA: | HAMBRE ANTES: -5 -3 0 3 5 7 | HAMBRE DESPUÉS: -5 -3 0 3 5 7 |

ALMUERZO

LO QUE COMÍ:

| HORA: | HAMBRE ANTES: -5 -3 0 3 5 7 | HAMBRE DESPUÉS: -5 -3 0 3 5 7 |

MERIENDA

LO QUE COMÍ:

| HORA: | HAMBRE ANTES: -5 -3 0 3 5 7 | HAMBRE DESPUÉS: -5 -3 0 3 5 7 |

CENA

LO QUE COMÍ:

| HORA: | HAMBRE ANTES: -5 -3 0 3 5 7 | HAMBRE DESPUÉS: -5 -3 0 3 5 7 |

■ **CONFIDENCIA DEL CORAZÓN:** hoy escriba en su diario sentada frente a un espejo. Describa a la persona que ve como si le estuviera explicando a una amiga cómo luce esta mujer. Anote la mayor cantidad de cumplidos que le sea posible.

DESAYUNO

LO QUE COMÍ:

HORA:	HAMBRE ANTES: -5 -3 0 3 5 7	HAMBRE DESPUÉS: -5 -3 0 3 5 7

ALMUERZO

LO QUE COMÍ:

HORA:	HAMBRE ANTES: -5 -3 0 3 5 7	HAMBRE DESPUÉS: -5 -3 0 3 5 7

MERIENDA

LO QUE COMÍ:

HORA:	HAMBRE ANTES: -5 -3 0 3 5 7	HAMBRE DESPUÉS: -5 -3 0 3 5 7

CENA

LO QUE COMÍ:

HORA:	HAMBRE ANTES: -5 -3 0 3 5 7	HAMBRE DESPUÉS: -5 -3 0 3 5 7

DÍA Nº23

■ **CONFIDENCIA DEL CORAZÓN:** si sólo pudiera comer tres alimentos durante el resto de su vida, ¿cuáles serían? Piense en una receta rápida. ¿Cómo puede adaptarla para que encaje con el Plan Panza Plana?

_____

_____

_____

_____

_____

_____

_____

_____

DESAYUNO

LO QUE COMÍ:

HORA:	HAMBRE ANTES: -5 -3 0 3 5 7	HAMBRE DESPUÉS: -5 -3 0 3 5 7

ALMUERZO

LO QUE COMÍ:

HORA:	HAMBRE ANTES: -5 -3 0 3 5 7	HAMBRE DESPUÉS: -5 -3 0 3 5 7

MERIENDA

LO QUE COMÍ:

HORA:	HAMBRE ANTES: -5 -3 0 3 5 7	HAMBRE DESPUÉS: -5 -3 0 3 5 7

CENA

LO QUE COMÍ:

HORA:	HAMBRE ANTES: -5 -3 0 3 5 7	HAMBRE DESPUÉS: -5 -3 0 3 5 7

▨ **CONFIDENCIA DEL CORAZÓN:** en tres columnas con los encabezados **mucho, regular** y **poco**, haga una lista de las cosas que la motivan, anotándolas en la columna indicada. Por ejemplo, bajar una talla y poder subir las escaleras sin que le falte el aliento son dos cosas que podría anotar bajo la columna de "mucho", mientras que dormir mejor en las noches podría ser un "regular".

_____

_____

_____

_____

_____

_____

_____

DESAYUNO

LO QUE COMÍ:

| HORA: | HAMBRE ANTES: -5 -3 0 3 5 7 | HAMBRE DESPUÉS: -5 -3 0 3 5 7 |

ALMUERZO

LO QUE COMÍ:

| HORA: | HAMBRE ANTES: -5 -3 0 3 5 7 | HAMBRE DESPUÉS: -5 -3 0 3 5 7 |

MERIENDA

LO QUE COMÍ:

| HORA: | HAMBRE ANTES: -5 -3 0 3 5 7 | HAMBRE DESPUÉS: -5 -3 0 3 5 7 |

CENA

LO QUE COMÍ:

| HORA: | HAMBRE ANTES: -5 -3 0 3 5 7 | HAMBRE DESPUÉS: -5 -3 0 3 5 7 |

DÍA Nº25

▪ **CONFIDENCIA DEL CORAZÓN:** describa un fracaso que haya tenido en el pasado reciente. ¿Cómo lo superó? ¿Cuál fue la cosa que más la ayudó a perseverar? ¿Cómo puede aplicar esto a su experiencia de seguir esta dieta?

_____

_____

_____

_____

_____

_____

_____

DESAYUNO

LO QUE COMÍ:

HORA:	HAMBRE ANTES: -5 -3 0 3 5 7	HAMBRE DESPUÉS: -5 -3 0 3 5 7

ALMUERZO

LO QUE COMÍ:

HORA:	HAMBRE ANTES: -5 -3 0 3 5 7	HAMBRE DESPUÉS: -5 -3 0 3 5 7

MERIENDA

LO QUE COMÍ:

HORA:	HAMBRE ANTES: -5 -3 0 3 5 7	HAMBRE DESPUÉS: -5 -3 0 3 5 7

CENA

LO QUE COMÍ:

HORA:	HAMBRE ANTES: -5 -3 0 3 5 7	HAMBRE DESPUÉS: -5 -3 0 3 5 7

■ **CONFIDENCIA DEL CORAZÓN:** escriba acerca de una mujer que admire. ¿Por qué es tan especial para usted? Si pudiera absorber dos de sus cualidades, ¿cuáles serían y por qué?

_____

_____

_____

_____

_____

_____

_____

DESAYUNO

LO QUE COMÍ:

| HORA: | HAMBRE ANTES: -5 -3 0 3 5 7 | HAMBRE DESPUÉS: -5 -3 0 3 5 7 |

ALMUERZO

LO QUE COMÍ:

| HORA: | HAMBRE ANTES: -5 -3 0 3 5 7 | HAMBRE DESPUÉS: -5 -3 0 3 5 7 |

MERIENDA

LO QUE COMÍ:

| HORA: | HAMBRE ANTES: -5 -3 0 3 5 7 | HAMBRE DESPUÉS: -5 -3 0 3 5 7 |

CENA

LO QUE COMÍ:

| HORA: | HAMBRE ANTES: -5 -3 0 3 5 7 | HAMBRE DESPUÉS: -5 -3 0 3 5 7 |

DÍA Nº27

CONFIDENCIA DEL CORAZÓN: anote todas las razones por las cuales eligió seguir este plan. Asegúrese de incluir todo aquello que sea importante para usted, tanto **hoy** como en el **futuro**. Por ejemplo, puede anotar en una hoja lo siguiente: Hoy. Debajo puede anotar razones como "sentirme más delgada y con más energía". En otra columna puedes poner Futuro y debajo anotar razones como "no tener que tomar medicamentos". Relea su lista a cada rato para recordarse de sus razones.

_____

_____

_____

_____

_____

_____

_____

_____

DESAYUNO

LO QUE COMÍ:

| HORA: | HAMBRE ANTES: -5 -3 0 3 5 7 | HAMBRE DESPUÉS: -5 -3 0 3 5 7 |

ALMUERZO

LO QUE COMÍ:

| HORA: | HAMBRE ANTES: -5 -3 0 3 5 7 | HAMBRE DESPUÉS: -5 -3 0 3 5 7 |

MERIENDA

LO QUE COMÍ:

| HORA: | HAMBRE ANTES: -5 -3 0 3 5 7 | HAMBRE DESPUÉS: -5 -3 0 3 5 7 |

CENA

LO QUE COMÍ:

| HORA: | HAMBRE ANTES: -5 -3 0 3 5 7 | HAMBRE DESPUÉS: -5 -3 0 3 5 7 |

▨ **CONFIDENCIA DEL CORAZÓN:** ¡¡¡Felicidades!!! Ha llegado al final del plan formal de cuatro semanas. Describa cómo se siente de haberse propuesto completar este programa y haberlo logrado. ¿Qué tan saludable se siente? ¿Qué tan contenta está con los resultados? Escriba una promesa a sí misma de que continuará alimentado su cuerpo y su mente de esta forma saludable.

_____

_____

_____

_____

_____

_____

_____

DESAYUNO

LO QUE COMÍ:

HORA:	HAMBRE ANTES: -5 -3 0 3 5 7	HAMBRE DESPUÉS: -5 -3 0 3 5 7

ALMUERZO

LO QUE COMÍ:

HORA:	HAMBRE ANTES: -5 -3 0 3 5 7	HAMBRE DESPUÉS: -5 -3 0 3 5 7

MERIENDA

LO QUE COMÍ:

HORA:	HAMBRE ANTES: -5 -3 0 3 5 7	HAMBRE DESPUÉS: -5 -3 0 3 5 7

CENA

LO QUE COMÍ:

HORA:	HAMBRE ANTES: -5 -3 0 3 5 7	HAMBRE DESPUÉS: -5 -3 0 3 5 7

¡APLANÓ SU PANZA!

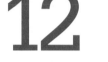

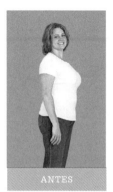

ANTES

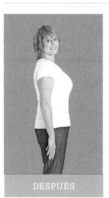

DESPUÉS

Nichole Michl

EDAD: 46

PÉRDIDA DE PESO:

12

LIBRAS EN 32 DÍAS

REDUCCIÓN DE MEDIDAS:

11

PULGADAS

¡PERDÍ 12 LIBRAS EN UN MES, ADEMÁS DE 11 PULGADAS ALREDEDOR DE la cintura y *muchas* más pulgadas en todo mi cuerpo! ¡Estaba encantada!", exclama Nichole Michl.

Y bueno, debiera estarlo. Esta diseñadora gráfica de 46 años de edad había tratado de bajar de peso muchas veces a lo largo de los años e incluso lo había hecho con éxito en varias ocasiones. Pero nunca había podido deshacerse de su grasa abdominal. "Esa siempre era la última en desaparecer", se lamenta. Y esto le molestaba. Entonces pensó, *"Si esa dieta hace lo que dice hacer —si me va a ayudar a deshacerme de mi grasa abdominal— yo voy a ser una mujer muy feliz".*

Nichole ya sabía esto de ella misma: cuando ella se compromete con algo —especialmente cuando el compromiso es público— es más probable que lo cumpla. Entonces, se retó a sí misma. "Tomé la decisión de ponerme a dieta y de seguirla durante los 32 días y luego le conté mi decisión a todas las personas que conozco, para que ya no pudiera echarme para atrás".

También es el tipo de persona que cuando se compromete con algo, lo hace al 100 por ciento. Siguió las reglas al pie de la letra, dice. "Cada una de las cosas que me decían que hiciera, las hice. Compré los alimentos indicados. Medí todo. Incluso seguí la dieta cuando salía, porque yo sé que cuando vas a casa de una amiga a cenar, es fácil bajar la guardia diciendo, 'sólo por esta vez'. Luego, antes de que te des cuenta, ya la has roto muchas veces".

Como estaba decidida a no dejar que eso sucediera, si Nichole salía a comer a un restaurante o incluso si salía de viaje un fin de semana, se llevaba su comida en una hielera.

Nichole dice que el apoyo que recibió durante esos 32 días fue una de las claves de su éxito. Durante todo el trayecto, su familia y sus compañeros de trabajo la animaron y ella se maravillaba al ver cómo iba bajando de peso. "No podía más que ver los cambios en mi cuerpo —dice— y eso fue lo que me motivó a seguir adelante".

Ponerse a dieta la hizo tomar las cosas con más calma. "Yo tendía a comer muy aprisa, simplemente para hacerlo rápido y ya. Como en el trabajo. Yo sé que no debemos hacerlo, pero siempre comía en mi escritorio. Sin embargo, cuando empecé la dieta, aprendí a comer con más lentitud. Le prestaba atención a lo que comía y realmente apreciaba cada bocado. Incluso las porciones de frutos secos. En vez de meterme un puñado entero en la boca, mordía un pedacito, lo masticaba y realmente lo saboreaba. Ahora trato de hacer lo mismo con todo". Ella planea continuar con la dieta. Con lo que ha bajado de peso y con lo que se le ha aplanado el abdomen, esta dieta se ha convertido en un plan de vida para ella.

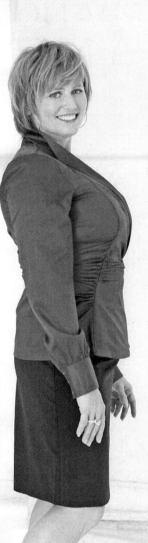

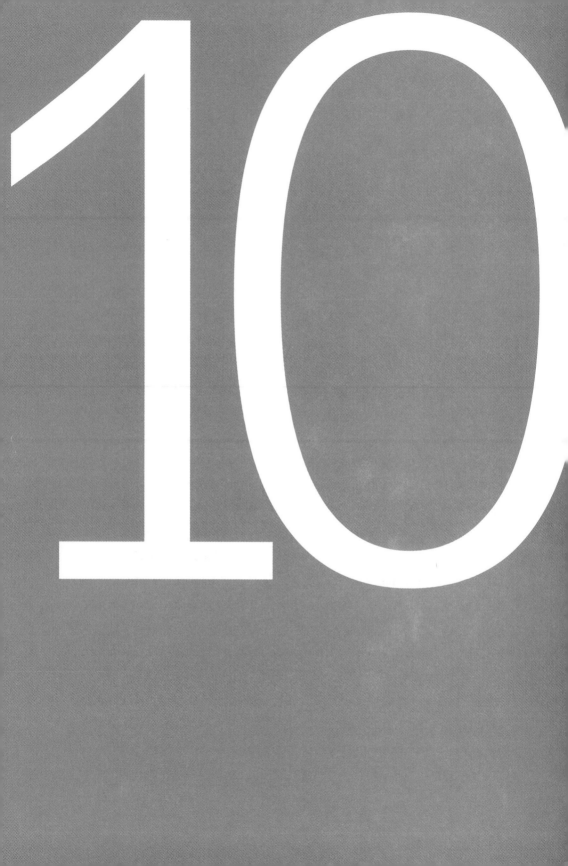

LA RUTINA
APLANADORA

HACE TRES AÑOS, después de casi 2 meses de reposo en cama indicado por mi doctor, seguido de una cesárea y el nacimiento de mis dos hijas, Sophia y Olivia, ya estaba desesperada por empezar a moverme otra vez. Antes de dar a luz, yo siempre había hecho ejercicio, a veces dedicándole de 10 a 15 horas a la semana. Salía a correr cinco mañanas a la semana, luego caminaba al trabajo y a menudo tomaba una clase de entrenamiento con pesas en el gimnasio durante mi hora de almuerzo. Durante años, asistí religiosamente a mi clase de yoga todos los jueves en la noche. (Como me dijo una amiga hace tiempo, "Cuando no tienes hijos, tu día puede ser tan largo como quieras que sea").

Luego llegaron mis hijas y mi concepto de "mi" tiempo cambió. . . para siempre. Una vez que regresé a trabajar, eran demasiadas las cosas que tenía que hacer en 9 horas como para hacer ejercicio a la hora del almuerzo. Las mañanas ya me estaban vetadas: me despertaba a las

5:30 a.m. y salía corriendo de mi casa para tomar el primer tren. ¿Clases de yoga después del trabajo? Salía corriendo todos los días a las 5:15 p.m. para llegar a tiempo a casa y pasar una hora con mis hijas antes de acostarlas. La verdad es que aún necesitaba el ejercicio, pero entre la hora que tardaba en ir y venir del trabajo, mis hijas y mi empleo de tiempo completo, simplemente me era imposible seguir con el horario que tenía antes de embarazarme.

Yo sé por experiencia propia lo difícil que puede ser incluir el ejercicio cuando una está muy ocupada. Por eso me era importante que esta dieta incluyera una rutina de ejercicio que pudiera adaptarse a cualquier horario. Aunque esta dieta ha sido diseñada para dar resultado aunque no haga ejercicio, todos los expertos que conozco creen firmemente en el poder del ejercicio aeróbico y el entrenamiento con pesas para mejorar el ánimo y aumentar el nivel de energía, así como para ayudar a prevenir enfermedades y conservar los huesos y la masa muscular a medida que se vaya envejeciendo. Por supuesto, al hacer ejercicio mientras sigue esta dieta, obtendrá resultados más rápido, tal como lo comprobaron los integrantes de nuestro panel de pruebas. Quienes agregaron una rutina de ejercicio diaria perdieron, en promedio, un 70 por ciento más de peso corporal y un 25 por ciento más pulgadas que quienes no lo hicieron. Aunque *todos y cada uno* de los integrantes de nuestro panel eliminaron grasa y pulgadas de más alrededor de su cintura —incluso quienes sólo siguieron el plan alimenticio— los que hicieron ejercicio perdieron más y también las perdieron más rápido.

Una rutina basada en la ciencia

Cuando le pedí a la directora de acondicionamiento físico de *Prevention*, Michele Stanten, que diseñara una rutina de ejercicio para acompañar esta dieta, sabía que ella empezaría por buscar un plan que no sólo estuviera respaldado por los estudios de investigación más recientes, sino que también brindara resultados. Al igual que el plan alimenticio, este programa de ejercicio tenía que ser lo que yo llamo "a prueba de vida". No quería que fuera complicado. . . quería que no fuera necesario comprar tal o mascual equipo o aparato costoso, ni remodelar el sótano de la casa para convertirlo en un salón de *Pilates*, ni sudar durante meses y meses a la vez, soñando con el día en que pudiera recostarse en un camastro en la playa y por fin relajarse. Tenía que ser un programa que la mayoría de las mujeres pudieran seguir y que lo encontraran placentero dentro del contexto de sus vidas ajetreadas y sus horarios demandantes. Ah, y tenía una condición más para Michele: cero abdominales.

No conozco a nadie que le encante hacer abdominales. Requieren demasiado esfuerzo con el cuello y la espalda inferior, son difíciles y extenuantes. . . simplemente no tienen sentido para mí. Y a decir verdad, no son tan eficaces. En todos los estudios de investigación que hemos visto salir de los laboratorios de ejercicio, los abdominales *nunca* han sido el ejercicio que mejor se centre en los músculos del abdomen. A lo largo de los años, he conocido a los entrenadores más destacados con los vientres más increíblemente definidos y todos me han dicho que dejaron de hacer abdominales desde hace una década. Hoy en día, los entrenadores de acondicionamiento físico verdaderamente evolucionados

Una ventaja adicional del ejercicio

En un estudio de investigación publicado en la revista médica *Journal of Clinical Endocrinology and Metabolism*,[1] se dividió en tres grupos a un grupo de mujeres posmenopáusicas obesas con diabetes del tipo II. Un grupo recibió instrucciones de seguir una dieta baja en calorías y rica en MUFA, además de asistir a una consulta con una nutrióloga y a las reuniones semanales de un grupo de apoyo. Otro grupo siguió un programa supervisado de ejercicio aeróbico que consistía en caminatas de 50 minutos, tres veces a la semana. El tercer grupo siguió ambos programas. Al cabo de 14 semanas, las mujeres que estaban en los grupos que sólo hicieran la dieta y que hicieron ejercicio aparte de seguir la dieta perdieron una cantidad similar de peso, alrededor de 10 libras (4,48 kg), pero el grupo que siguió ambos programas perdió casi el doble de grasa visceral del abdomen.

El dúo dinámico

Si va a hacer ejercicio, le exhorto a que haga tanto entrenamiento con pesas como ejercicio aeróbico. Si ya camina con regularidad, pruebe los ejercicios de entrenamiento con pesas que aparecen en este capítulo. Si sólo hace entrenamiento con pesas, entonces agregue la rutina aeróbica recomendada a su vida. La mezcla correcta de ejercicio cardiovascular y entrenamiento con pesas es importante para lograr resultados rápidos y duraderos. En un estudio de investigación, unas mujeres en la cuarentena hicieron ya sea puro ejercicio aeróbico (60 minutos, 6 días a la semana) o una mezcla de sesiones de ejercicio (60 minutos de ejercicio aeróbico, 3 días a la semana y 60 minutos de entrenamiento con pesas, 3 días a la semana[2]). Al cabo de 24 semanas, las que pertenecían al grupo que combinó ambos tipos de ejercicio perdieron 40 por ciento más peso, tres veces más grasa subcutánea y, lo que es mejor de todo, un 12 por ciento más de grasa visceral peligrosa. Además, también lograron aumentar su masa corporal magra, por ejemplo, en la forma de músculo que acelera el metabolismo.

desarrollan rutinas de ejercicios centrados en el abdomen que no se concentran sólo en un grupo de músculos abdominales sino en todo el tronco, y eso incluye el frente, los lados y la espalda.

Los fundamentos de la Rutina Aplanadora

LA RUTINA APLANADORA consta de tres componentes principales:

- Ejercicio cardiovascular para quemar calorías y eliminar grasa
- Entrenamiento con pesas para formar músculo y acelerar el metabolismo
- Ejercicios centrados en el tronco para tonificar y endurecer el abdomen

La primera parte del plan, el **ejercicio cardiovascular**, quema calorías, que es la única manera en que podemos reducir la capa de grasa que cubre los músculos del vientre. A menos que esté eliminando esa grasa, puede pasar horas haciendo abdominales sin ver cambio alguno. Le recomiendo que, como ejercicio aeróbico, elija caminar, porque es fácil y accesible y porque ofrece cientos de beneficios, pero puede hacer lo que guste: andar en bicicleta, nadar, correr o usar máquinas como esteras mecánicas, escaladoras y máquinas elípticas.

Para el ejercicio cardiovascular, estoy recomendando dos tipos de caminatas: la **Caminata Quemagrasa** y la **Caminata Quemacalorías.** Las Caminatas Quemagrasa son caminatas que se hacen a un paso constante y que garantizan quemarle la grasa de la panza. La duración de estas aumentará cada semana y a medida que vaya mejorando su condición física, deberá poder ir caminando a un paso más veloz (¡y quemar grasa con mayor rapidez!) sin sentir que está haciendo un esfuerzo adicional. Las Caminatas Quemacalorías están diseñadas para ejecutarse por intervalos, lo que significa que habrá períodos en los que tenga que caminar aprisa y otros en los que camine a un paso más moderado. Los estudios han demostrado que el entrenamiento por intervalos hace que el metabolismo se quede acelerado mucho después de haber terminado una sesión de ejercicio. ¿La ventaja? Estará quemando más calorías a lo largo del día.

Si no puede hacer las seis sesiones de ejercicio cardiovascular cada semana, no se sienta mal: sólo haga lo que pueda. Quiero que personalice las sesiones de ejercicio de modo que se adapten a su estilo de vida. Si usted es como yo, es mucho más probable que se comprometa con algo que a) *disfrute* y b) *realmente pueda hacer.* Estos días, ahora me agrada más salir a caminar e ir de excursión (puedo llevar a mis hijas conmigo) que ir a las clases de *spinning* a las que solía asistir con religiosidad cuando estaba en la treintena. Todo esto se trata de lo que le funcione, en este momento, a estas alturas de su vida.

TIP AL HACER EJERCICIO

Si tiene planeado hacer ejercicio y se tiene que saltar una sesión, no se salte el **Arranque Metabólico**. En el corto plazo, estos son los ejercicios que le permitirán seguir quemando más calorías a lo largo de todo el día. Mantener el músculo es esencial para conservar una masa corporal magra.

Además de la caminata diaria, también seguirá un régimen de entrenamiento, ya sea **El Arranque Metabólico** o **La Rutina Abdominal**.

El Arranque Metabólico incluye cuatro ejercicios combinados que se centran simultáneamente en distintas partes del cuerpo, como brazos y piernas. Al mismo tiempo, queman más calorías en general y lo hacen en menos tiempo (eso me encanta). Cada uno de estos ejercicios también tiene un componente de equilibrio, de modo que mientras esté ejercitando sus brazos, piernas, trasero, pecho y espalda, también estará ejercitando su tronco. Permítame repetir eso: *incluso cuando esté haciendo los ejercicios para acelerar su metabolismo, estará ejercitando los músculos de su abdomen.*

La Rutina Abdominal es nada menos que la mejor y más eficaz rutina de ejercicio libre de abdominales jamás diseñada. Todos los ejercicios sugeridos han sido probados en laboratorios y han demostrado ser hasta 80 por ciento más eficaces que los abdominales tradicionales.

Estas rutinas de ejercicio han sido diseñadas para tonificar y endurecer no sólo sus músculos abdominales, sino también cada centímetro de su cuerpo, de

¿SABÍA USTED QUE...

Caminar también puede levantarle el ánimo. Unos investigadores de la Universidad Yale han demostrado que el ejercicio moderado a vigoroso puede compensar los efectos negativos del cortisol, que es la hormona del estrés que produce grasa abdominal de la que hablamos al principio del Capítulo 3.[3] Otros estudios de investigación han mostrado que con tan sólo 10 minutos de ejercicio, el cerebro empieza a producir endorfinas que la calman y que conducen a una disminución en el nivel de cortisol. ¡Los beneficios que caminar produce en su estado de ánimo empiezan con el primer paso que dé, persisten hasta el final de la caminata y duran horas![4]

modo que se deshacerá no sólo de esas partes fofas de sus piernas, trasero y brazos, sino también de su pancita. Lo mejor de estas rutinas de fortalecimiento físico es que cada una comprende sólo cuatro o cinco ejercicios —los más eficaces con base en los estudios de investigación— para que rápido pueda reafirmar su cuerpo. Debe fijarse como meta hacer tres sesiones de cada una a la semana. Pero como dije anteriormente, si esto no le es posible, incluso una o dos de cada una de estas rutinas a la semana le ayudará a obtener resultados más rápido. Si en efecto hace las seis sesiones de ejercicio por semana, asegúrese de descansar un día cada semana. No importa cuál día elija; siéntase en libertad de adaptar el plan a su propio horario.

Velocidad e intensidad

Si quiere eliminar la grasa abdominal excedente, su "caminata" debe ser lo suficientemente aeróbica como para que empiece a latir más aprisa su corazón. Aquí es donde figuran los factores de velocidad e intensidad. El programa que hemos diseñado incorpora caminatas tanto a un *paso constante* como *por intervalos*. Las **Caminatas Quemagrasa** que se hacen a un paso constante, son justamente eso. Aquí caminará aprisa a una velocidad constante durante un cierto tiempo y gradualmente irá aumentando la duración de la misma, como se muestra en el plan. Y a medida que vaya mejorando su condición física y que sus músculos se vayan fortaleciendo, naturalmente empezará a caminar más aprisa y a quemar más calorías, sin que sienta que tiene que hacer un mayor esfuerzo. Por ejemplo, una caminata de 2 millas (3,2 km) a 2 millas por hora (3,2 km por hora) quema 170 calorías (con base en una persona que pesa 150 libras / 67,2 kg). Pero cuando aumenta la velocidad a 3 millas por hora (4,8 km por hora), quemará 224 calorías durante la misma hora, es decir, 30 por ciento más calorías y ni un solo minuto más de ejercicio. Es una situación donde todos salen ganando, ¿no?

Manténgase hidratada. Beba al menos 2 vasos de agua más o menos 2 horas antes de su sesión de ejercicio y luego alrededor de ½ vaso cada hora mientras esté haciendo ejercicio.

Cuando haga las caminatas por intervalos, o sea, las **Caminatas Quemacalorías**, alternará entre períodos en los que camine aprisa y períodos cortos de mayor intensidad. En ambos casos, puede empezar al nivel que le sea más cómodo e ir aumentando gradualmente la intensidad a medida que vaya adquiriendo mayor resistencia.

Intensidad se refiere al nivel al que usted hace su ejercicio. Por ejemplo, lo que para alguien que nunca antes ha hecho ejercicio puede ser "alta intensidad", podría significar "baja intensidad" para una persona que hace ejercicio con regularidad. En todo caso, sin importar su condición física, usted puede realizar una sesión de ejercicio de alta intensidad simplemente al esforzarse un poco más allá de su "zona de confort" habitual.

Al hacer ejercicio a una intensidad alta, usted puede quemar de 25 a 75 por ciento más calorías que al hacerlo a una intensidad baja. Tanto correr como andar en bicicleta e incluso los ejercicios aeróbicos tipo *step*, funcionan del mismo modo. Entre más rápido los haga o más esfuerzo le requiera (digamos, por ejemplo, cuando camina ascendiendo por una colina inclinada), mayores serán los beneficios. Le pediremos también que evalúe su nivel de intensidad en una escala del 1 al 10, donde 1 corresponde a cómo se siente cuando está recostada en su sofá y 10 corresponde a cómo se siente si corre a toda velocidad. Es imposible —y poco saludable— mantener una intensidad extremadamente elevada durante toda una sesión de ejercicio. Es más eficaz hacer un esfuerzo adicional hacia esta zona por períodos breves. Desglosamos los distintos niveles en el recuadro que aparece a continuación.

	CÓMO SE SIENTE	NIVEL DE INTENSIDAD	VELOCIDAD (MPH/ KPM) *
CALENTAMIENTO, ENFRIAMIENTO	Lo suficientemente fácil como para que pueda cantar mientras lo hace	3–4	3,0–3,5/4,8–5,6
APRISA	Puede hablar con libertad, pero ya no puede cantar	5–6	3,5–4,0/5,6– 6,4
A TODA VELOCIDAD	Puede hablar durante lapsos breves, pero preferiría no hacerlo	7–8	4.0+/6,4+

* Observe que estas velocidades para caminar son meras pautas. Entre más mejore su condición física, más rápido podrá caminar a cada uno de estos niveles.

Use los niveles de velocidad y esfuerzo (con base en una escala del 1 al 10) para asegurar que esté haciendo ejercicio al nivel indicado de intensidad para sus Caminatas Quemagrasa y Quemacalorías.

■ CAMINATA QUEMAGRASA: las caminatas a un paso constante queman grasa abdominal. Camine aprisa (nivel de intensidad 5–6).

■ CAMINATA QUEMACALORÍAS: las caminatas por intervalos le permiten quemar más calorías durante y después de su sesión de ejercicio para deshacerse de aún más grasa abdominal. Alterne entre caminar aprisa (nivel de intensidad 5–6) con períodos cortos de caminar a toda velocidad (nivel de intensidad 7-8).

Consejos para caminar correctamente

EL SECRETO PARA convertir su caminata diaria en una sesión quemagrasa está en caminar de la forma y con la técnica correctas. El error más común que cometen las personas cuando tratan de acelerar el paso es que dan pasos más largos. Esto, en realidad, puede hacer que camine más lento, porque la pierna estirada hacia el frente actúa como freno y puede lesionarla al someter sus articulaciones a un esfuerzo adicional. En vez, dé pasos más cortos y más rápidos, rodando el pie de talón a dedos y empujándose del piso con los dedos de los pies. Luego, doble sus brazos más o menos a un ángulo de 90 grados y colúmpielos hacia adelante (sin

(continúa en la página 304)

Su plan de caminatas de un mes

DÍA Nº 1

Caminata Quemagrasa

DURACIÓN TOTAL	SECUENCIA	NIVEL DE INTENSIDAD
30 minutos	3 min de calentamiento	3-4
	25 min de caminar aprisa	5-6
	2 min de enfriamiento	3-4

DÍA Nº 2

Caminata Quemacalorías

DURACIÓN TOTAL	SECUENCIA	NIVEL DE INTENSIDAD
25 minutos	3 min de calentamiento	3-4
	4 min de caminar aprisa	5-6
	1 min de caminar a toda velocidad	7-8
	(repita los intervalos de caminar	
	aprisa/a toda velocidad 4 veces)	3-4
	2 min de enfriamiento	

DÍA Nº 3

Caminata Quemagrasa

DURACIÓN TOTAL	SECUENCIA	NIVEL DE INTENSIDAD
30 minutos	3 min de calentamiento	3-4
	25 min de caminar aprisa	5-6
	2 min de enfriamiento	3-4

DÍA Nº 4

Caminata Quemacalorías

DURACIÓN TOTAL	SECUENCIA	NIVEL DE INTENSIDAD
25 minutos	3 min de calentamiento	3-4
	4 min de caminar aprisa	5-6
	1 min de caminar a toda velocidad	7-8
	(repita los intervalos de caminar	
	aprisa/a toda velocidad 4 veces)	3-4
	2 min de enfriamiento	

DÍA Nº 5

Caminata Quemagrasa

DURACIÓN TOTAL	SECUENCIA	NIVEL DE INTENSIDAD
30 minutos	3 min de calentamiento	3-4
	25 min de caminar aprisa	5-6
	2 min de enfriamiento	3-4

DÍA Nº 6

Caminata Quemacalorías

DURACIÓN TOTAL	SECUENCIA	NIVEL DE INTENSIDAD
25 minutos	3 min de calentamiento	3-4
	4 min de caminar aprisa	5-6
	1 min de caminar a toda velocidad	7-8
	(repita los intervalos de caminar	
	aprisa/a toda velocidad 4 veces)	3-4
	2 min de enfriamiento	

DÍA Nº 7

DESCANSO

Caminata Quemagrasa

DÍA Nº 1

DURACIÓN TOTAL	SECUENCIA	NIVEL DE INTENSIDAD
45 minutos	3 min de calentamiento 40 min de caminar aprisa 2 min de enfriamiento	3-4 5-6 3-4

Caminata Quemacalorías

DÍA Nº 2

DURACIÓN TOTAL	SECUENCIA	NIVEL DE INTENSIDAD
35 minutos	3 min de calentamiento 4 min de caminar aprisa 1 min de caminar a toda velocidad (repita los intervalos de caminar aprisa/a toda velocidad 6 veces) 2 min de enfriamiento	3-4 5-6 7-8 3-4

Caminata Quemagrasa

DÍA Nº 3

DURACIÓN TOTAL	SECUENCIA	NIVEL DE INTENSIDAD
45 minutos	3 min de calentamiento 40 min de caminar aprisa 2 min de enfriamiento	3-4 5-6 3-4

Caminata Quemacalorías

DÍA Nº 4

DURACIÓN TOTAL	SECUENCIA	NIVEL DE INTENSIDAD
35 minutos	3 min de calentamiento 4 min de caminar aprisa 1 min de caminar a toda velocidad (repita los intervalos de caminar aprisa/a toda velocidad 6 veces) 2 min de enfriamiento	3-4 5-6 7-8 3-4

Caminata Quemagrasa

DÍA Nº 5

DURACIÓN TOTAL	SECUENCIA	NIVEL DE INTENSIDAD
45 minutos	3 min de calentamiento 40 min de caminar aprisa 2 min de enfriamiento	3-4 5-6 3-4

Caminata Quemacalorías

DÍA Nº 6

DURACIÓN TOTAL	SECUENCIA	NIVEL DE INTENSIDAD
35 minutos	3 min de calentamiento 4 min de caminar aprisa 1 min de caminar a toda velocidad (repita los intervalos de caminar aprisa/a toda velocidad 6 veces) 2 min de enfriamiento	3-4 5-6 7-8 3-4

DÍA Nº 7

DESCANSO

Su plan de caminatas de un mes

DÍA Nº 1

Caminata Quemagrasa

DURACIÓN TOTAL	SECUENCIA	NIVEL DE INTENSIDAD
60 minutos	3 min de calentamiento	3-4
	55 min de caminar aprisa	5-6
	2 min de enfriamiento	3-4

DÍA Nº 2

Caminata Quemacalorías

DURACIÓN TOTAL	SECUENCIA	NIVEL DE INTENSIDAD
45 minutos	3 min de calentamiento	3-4
	4 min de caminar aprisa	5-6
	1 min de caminar a toda velocidad	7-8
	(repita los intervalos de caminar	
	aprisa/a toda velocidad 8 veces)	3-4
	2 min de enfriamiento	

DÍA Nº 3

Caminata Quemagrasa

DURACIÓN TOTAL	SECUENCIA	NIVEL DE INTENSIDAD
60 minutos	3 min de calentamiento	3-4
	55 min de caminar aprisa	5-6
	2 min de enfriamiento	3-4

DÍA Nº 4

Caminata Quemacalorías

DURACIÓN TOTAL	SECUENCIA	NIVEL DE INTENSIDAD
45 minutos	3 min de calentamiento	3-4
	4 min de caminar aprisa	5-6
	1 min de caminar a toda velocidad	7-8
	(repita los intervalos de caminar	
	aprisa/a toda velocidad 8 veces)	3-4
	2 min de enfriamiento	

DÍA Nº 5

Caminata Quemagrasa

DURACIÓN TOTAL	SECUENCIA	NIVEL DE INTENSIDAD
60 minutos	3 min de calentamiento	3-4
	55 min de caminar aprisa	5-6
	2 min de enfriamiento	3-4

DÍA Nº 6

Caminata Quemacalorías

DURACIÓN TOTAL	SECUENCIA	NIVEL DE INTENSIDAD
45 minutos	3 min de calentamiento	3-4
	4 min de caminar aprisa	5-6
	1 min de caminar a toda velocidad	7-8
	(repita los intervalos de caminar	
	aprisa/a toda velocidad 8 veces)	3-4
	2 min de enfriamiento	

DÍA Nº 7

DESCANSO

Caminata Quemagrasa

DÍA Nº 1

DURACIÓN TOTAL	SECUENCIA	NIVEL DE INTENSIDAD
60 minutos	3 min de calentamiento	3-4
	55 min de caminar aprisa	5-6
	2 min de enfriamiento	3-4

Caminata Quemacalorías

DÍA Nº 2

DURACIÓN TOTAL	SECUENCIA	NIVEL DE INTENSIDAD
45 minutos	3 min de calentamiento	3-4
	4 min de caminar aprisa	5-6
	1 min de caminar a toda velocidad	7-8
	(repita los intervalos de caminar	
	aprisa/a toda velocidad 8 veces)	3-4
	2 min de enfriamiento	

Caminata Quemagrasa

DÍA Nº 3

DURACIÓN TOTAL	SECUENCIA	NIVEL DE INTENSIDAD
60 minutos	3 min de calentamiento	3-4
	55 min de caminar aprisa	5-6
	2 min de enfriamiento	3-4

Caminata Quemacalorías

DÍA Nº 4

DURACIÓN TOTAL	SECUENCIA	NIVEL DE INTENSIDAD
45 minutos	3 min de calentamiento	3-4
	4 min de caminar aprisa	5-6
	1 min de caminar a toda velocidad	7-8
	(repita los intervalos de caminar	
	aprisa/a toda velocidad 8 veces)	3-4
	2 min de enfriamiento	

Caminata Quemagrasa

DÍA Nº 5

DURACIÓN TOTAL	SECUENCIA	NIVEL DE INTENSIDAD
60 minutos	3 min de calentamiento	3-4
	55 min de caminar aprisa	5-6
	2 min de enfriamiento	3-4

Caminata Quemacalorías

DÍA Nº 6

DURACIÓN TOTAL	SECUENCIA	NIVEL DE INTENSIDAD
45 minutos	3 min de calentamiento	3-4
	4 min de caminar aprisa	5-6
	1 min de caminar a toda velocidad	7-8
	(repita los intervalos de caminar	
	aprisa/a toda velocidad 8 veces)	3-4
	2 min de enfriamiento	

DÍA Nº 7

DESCANSO

(continuación de la página 299)

que pasen de la altura del pecho) y hacia atrás, de modo que su mano pase casi rozando su cadera. Dejar que sus brazos se columpien demasiado frente a su cuerpo le impedirá generar una inercia que la impulse hacia adelante. Practique estas técnicas y en poco tiempo, verá cómo estará rebasando a todo el mundo.

El Arranque Metabólico

Yo SIEMPRE HE SIDO una devota del entrenamiento con pesas. (Mis hijas saben que cuando salgo de casa para ir al gimnasio, "Mami va a ir a mostrar sus músculos".) Me da seguridad en mí misma y una sensación de poder. Además,

Equípese para caminar

LOS TENIS

■ **Encuentre a un vendedor/vendedora que sepa de lo que habla.** A diferencia de las comercializadoras para el mercado masivo, las tiendas especializadas a menudo emplean a vendedores capacitados que le harán preguntas acerca de sus hábitos al caminar y la mirarán caminar. Esta información mejorará la probabilidad de que usted compre los tenis adecuados para su tipo de pie.

■ **Pida que le midan los pies.** Su talla puede cambiar con el tiempo y los tenis que quedan pequeños pueden conducir a toda una gama de problemas. Asegúrese que quede un espacio del ancho de su pulgar en el extremo anterior del dedo gordo del pie cuando esté de pie y no sentada.

■ **Cambie sus tenis cada 300 a 500 millas (482,7 a 804,5 km).** Eso equivale a cambiarlos cada 5 a 8 meses si camina alrededor de 3 millas (4,8 km), 5 días a la semana. Para cuando un zapato tenis se ve arruinado por fuera, el soporte y acojinamiento internos tienen mucho de haber desaparecido. Yo sé que es difícil deshacerse de un par de tenis cómodos, pero se estará haciendo un favor a usted misma y a sus pies. Los tenis desgastados son una causa común de dolores de pies, de rodillas e incluso de espalda.

LOS CALCETINES

■ **Busque calcetines (medias) de algún material sintético que absorba la humedad,** para que sus pies se mantengan secos y sea menos probable que le salgan ampollas. Evite los calcetines hechos 100 por ciento de algodón. Dado que algunos son gruesos y otros delgados, lleve puestos sus calcetines para caminar cuando vaya a comprar zapatos porque pueden afectar lo bien o mal que le queden.

simplemente me agrada cómo hace que se sienta mi cuerpo: tonificado, fuerte y saludable. También sé lo importante que es a medida que voy envejeciendo. El entrenamiento con pesas mantiene e incluso reconstruye los preciados músculos, que son el motor quemador de calorías del cuerpo que echa a andar nuestro metabolismo. Desde que cumplimos más o menos treinta años de edad, empezamos a perder alrededor de $\frac{1}{2}$ libra (224 gramos) de músculo al año. Si no tomamos medidas, esa pérdida puede duplicarse para cuando llegamos a la menopausia. Y por cada libra de músculo que perdemos, el cuerpo quema menos calorías, lo que explica por qué aumentamos de peso con mayor rapidez y por qué nos cuesta más trabajo perderlo a medida que vamos envejeciendo. Esta disminución en la masa muscular también nos hace más débiles y las tareas cotidianas, como pararse de una silla y subir las escaleras, se vuelven más difíciles. Como resultado, empezamos a movernos menos, lo que contribuye aún más a que perdamos más músculo y acumulemos más grasa.

Cuando forzamos el músculo, creamos rasgaduras microscópicas en el tejido muscular. (Sé que la palabra rasgadura no suena muy saludable, pero créame, en este caso sí lo es). El cuerpo entonces viene al rescate y llena esas pequeñas grietas con proteínas, creando tejido muscular nuevo. Por este motivo, debe esperar un día entre cada sesión de entrenamiento con pesas, para dar tiempo a que los músculos se autorreparen.

Al reemplazar el tejido, se crean músculos más fuertes, que es precisamente el resultado que queremos lograr, porque una masa muscular más fuerte hace que nuestro cuerpo se vea más firme, duro y tonificado. Sin embargo, lo más importante es que, debido a que la masa muscular quema alrededor de siete veces más calorías que la grasa (más o menos 15 calorías más al día por libra), entre más músculo tenga, más rápido quemará calorías y más rápido perderá grasa abdominal.

El entrenamiento con pesas también eleva su nivel de energía, haciendo que le sea más fácil casi cualquier tarea y esto a su vez aumenta la probabilidad de que usted permanezca activa a lo largo del día.

Por último, los músculos fuertes también protegen y forman huesos fuertes, lo cual es esencial, particularmente para las mujeres. Y como si perder masa muscular fuera poca cosa, las mujeres también empiezan a perder hueso a mediados de la treintena, una pérdida que se va aumentando a medida que envejecen y que se va a acelerando aún más hacia la menopausia. Para cuando llegan a la menopausia, algunas mujeres empiezan a perder hasta el 20 por ciento de su hueso dentro de los primeros 5 años. La pérdida ósea puede conducir a fracturas accidentales y espontáneas (cuando los huesos se rompen sin razón aparente), ambas de las cuales se vuelven más difíciles de tratar conforme envejecemos, ya que hay menos hueso para reparar la fractura. La pérdida ósea también conduce a la curvatura de la columna, que, además de ser muy incómoda, hace que nos sea imposible pararnos derechas, causando eventualmente que el abdomen quede salido. El entrenamiento con pesas somete a sus huesos a un esfuerzo adicional al estirar y jalar los músculos y los tendones para incrementar la densidad ósea y reducir el riesgo de sufrir osteoporosis. Si ya padece osteoporosis, el entrenamiento con pesas puede aminorar su impacto, pero consulte a su médico antes de comenzar cualquier programa de ejercicio.

A continuación indicamos seis maneras más en que el entrenamiento con pesas puede mejorar su salud.

Cuídese al caminar

- Camine con una amiga.
- Elija rutas que le sean familiares.
- Utilice ropa reflectora y lleve una linterna si sale cuando esté oscuro durante el amanecer y el atardecer. Use colores vivos durante el día.
- Trate de evitar la hora de más tráfico para disminuir su exposición al monóxido de carbono.

- No lleve objetos de valor consigo.
- Camine de frente al tráfico para que pueda ver los carros viniendo.
- Lleve consigo un teléfono celular y una identificación.
- Si escucha música, mantenga el volumen lo suficientemente bajo como para que pueda escuchar si se está acercando un auto o una persona.

■ Dormirá mejor. Las personas que hacen entrenamiento con pesas con regularidad presentan una menor probabilidad de batallar con el insomnio.

■ Aumentará su músculo. Cada libra de músculo quema 15 calorías adicionales al día.

■ Mejorará su equilibrio al fortalecer sus ligamentos y tendones.

■ Tendrá una mayor resistencia. A medida que se vaya fortaleciendo, no se fatigará con tanta facilidad.

■ Disminuirá su riesgo de desarrollar diabetes. El tejido muscular magro le ayuda a su cuerpo a metabolizar el azúcar en sangre.

■ Minimizará la apariencia de celulitis. Al formar músculos firmes y compactos, adquirirá una apariencia más pareja y uniforme la grasa llena de bultos que se encuentra en la parte inferior del cuerpo.

Antes de empezar a levantar

Si AÚN NO está haciendo ningún tipo de entrenamiento con pesas, *¡ahora es el momento de empezar!* Si ya lo está haciendo, entonces procure aumentar un poco la intensidad.

■ LOS TÉRMINOS: si esta es la primera vez que va a levantar un par de mancuernas, estos son algunos de los términos básicos con los que se tendrá que familiarizar. La palabra *repetición* significa, por ejemplo, cada vez que levanta y baja una mancuerna o que levanta su tronco del piso y luego lo vuelve a bajar; eso se considera como una repetición. Un número específico de repeticiones (8, 10, 12 o así) se llama *serie*.

■ LAS PESAS: muchas mujeres entrenan con pesas que son demasiado ligeras como para acelerar su metabolismo y reafirmar su cuerpo. No le tenga miedo a levantar más peso; los músculos no le crecerán como a un fisiculturista (las mujeres simplemente no tienen una cantidad suficiente de las hormonas que son necesarias para conseguir ese tipo de resultado), pero sí se hará más fuerte y se le reafirmará el cuerpo con mayor rapidez. Para lograr los mejores resultados posibles, el peso que elija deberá ser suficiente como para que cuando esté haciendo su última repetición, sienta que ya no puede hacer ni una más de la forma correcta. Si todavía puede, entonces tendrá que levantar más peso. Si no puede hacer al menos ocho repeticiones, entonces está levantando demasiado peso: elija una pesa más ligera o pruebe la versión más fácil del ejercicio. Debido a que algunos músculos son más grandes que otros, necesitará usar pesas más pesadas para los ejercicios de pecho, espalda, piernas y trasero. Para los músculos más pequeños, como los de sus brazos y hombros, probablemente será mejor que use pesas más ligeras.

▨ SU RUTINA: en el **Arranque Metabólico**, empezará con un serie de 10 repeticiones y avanzará hasta llegar a dos series de 15 repeticiones durante el programa de 4 semanas. Recuerde, si en cualquier momento el peso que está levantando no ha fatigado el músculo ejercitado para cuando llegue a su última repetición, entonces es momento de aumentar el peso o de probar la variante más difícil del ejercicio. (Para los abdominales, puede probar la versión más difícil o aumentar el número de repeticiones).

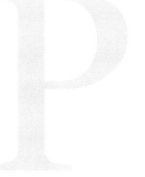

¿A qué hora debo hacer ejercicio?

R: Algunas encuestas han mostrado que las personas que hacen ejercicio por la mañana son más consistentes porque hay menos oportunidades de distraerse con otra cosa y saltarse la sesión que cuando se hace ejercicio en la noche. Pero si usted no es una persona que esté muy activa en las mañanas, quizá lo único que necesite para convencerse de saltarse su sesión matutina sea el botón para reprogramar la alarma. La consideración más importante debe ser encontrar una hora a la que está más dispuesta y sea más capaz de hacer ejercicio. Incorpore sus sesiones de ejercicio a su vida cuando sea más conveniente para usted; de otro modo, sus otras actividades siempre tomarán prioridad por encima de las mismas. La hora del día en que decida hacer ejercicio no produce un impacto significativo en la cantidad de calorías que quemará o en la rapidez con la que verá resultados. Lo que más importa es que simplemente *lo haga*.

▨ EL EQUIPO: necesitará dos pares de mancuernas para esta sección del programa: unas ligeras y otras más pesadas. Si es una principiante, intente empezar con un par de 3 libras (1,3 kg) y otro par de 5 libras (2,2 kg). Si ya tiene más experiencia, puede empezar con un par de 5 libras (2,2 kg) y otro de 8 libras (3,6 kg). Recuerde, estas sólo son pautas generales. Por lo tanto, ajuste el peso que esté levantando con base en las recomendaciones anteriores. Es fácil determinar el peso correcto para usted: si hace todas las repeticiones con tanta facilidad que al final siente como que podría seguir adelante, entonces probablemente no está trabajando los músculos tanto como debiera; es decir, no está haciendo suficientes repeticiones o las pesas que está usando son demasiado ligeras. Si, por otra parte, apenas puede llegar a la última repetición de la última serie, entonces ha elegido el peso correcto. Eventualmente, a medida que se vayan fortaleciendo sus músculos, se irá acostumbrando al número de series y repeticiones que esté haciendo. Ese es el momento en que tendrá que aumentar un poco más la intensidad.

En la **Rutina Abdominal**, le damos un número específico de repeticiones a seguir, pero puede elegir cualquiera de nuestras sugerencias para hacer los ejercicios más fáciles o difíciles, dependiendo de qué sea lo que mejor le funcione a usted. Sólo recuerde que si quiere desarrollar tejido muscular magro, debe elegir un peso que le represente un desafío.

PLAN SEMANAL DEL ARRANQUE METABÓLICO

SEMANA	DÍA Nº2	DÍA Nº4	DÍA Nº6
Nº 1	10 repeticiones	10 repeticiones	10 repeticiones
Nº 2	15 repeticiones	15 repeticiones	15 repeticiones
Nº 3	2 series, 10 repeticiones	2 series, 10 repeticiones	2 series, 10 repeticiones
Nº 4	2 series, 15 repeticiones	2 series, 15 repeticiones	2 series, 15 repeticiones

Arco con extensión

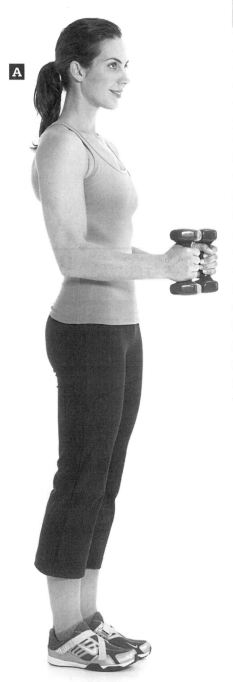

EJERCICIO PRINCIPAL

A. Párese con los pies juntos. Sostenga una mancuerna en cada mano, doble los brazos a 90 grados de modo que las mancuernas queden frente a usted, con los antebrazos paralelos al piso y las palmas de las manos una frente a la otra.

B. Con su pie derecho, dé un paso de 2 a 3 pies (60 a 90 cm) hacia atrás, cayendo en la bola del pie. Doble las rodillas, bajando la rodilla derecha hacia el piso hasta que el muslo izquierdo quede paralelo al piso. Mantenga la rodilla izquierda directamente arriba del tobillo. Al mismo tiempo, extienda sus brazos, llevando las mancuernas hacia atrás. Mantenga esta posición durante un segundo, luego coloque su peso sobre el pie izquierdo, póngase nuevamente de pie, junte los pies y doble los brazos de modo que queden en la posición inicial. Haga una serie, luego repita con la pierna opuesta.

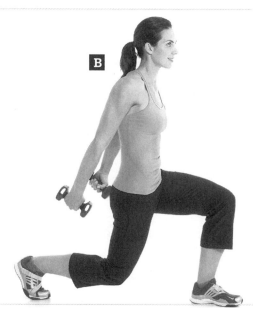

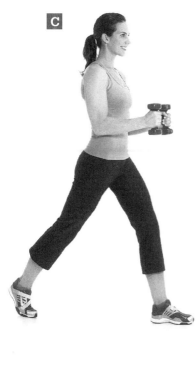

C. Haga arcos estacionarios empezando con el pie izquierdo de 2 a 3 pies (60 a 90 cm) adelante de su pie derecho, con el talón derecho levantado del piso. Mantenga esta posición durante toda una serie, luego cambie de pierna y repita.

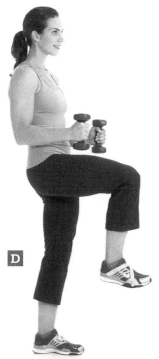

VERSIÓN MÁS
DIFÍCIL

D. Cuando esté regresando de la posición de arco, eleve la rodilla derecha frente a usted hasta que llegue a la altura de su cadera, con la pierna doblada a 90 grados. Al mismo tiempo, doble los brazos de modo que queden en la posición inicial. Mantenga esta posición durante 1 segundo, equilibrándose sobre su pie izquierdo, luego columpie su pie derecho hacia atrás y repita. Complete una serie y luego repita con la pierna opuesta.

Curl con sentadilla

A. Párese con los pies juntos, sostenga una mancuerna en cada mano, con los brazos hacia abajo y las palmas de las manos hacia el frente.

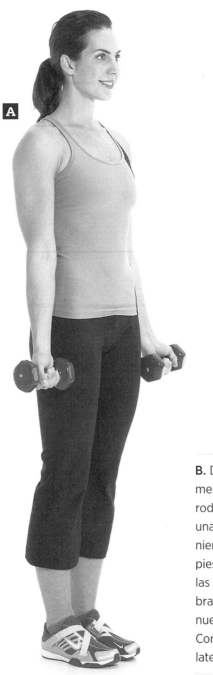

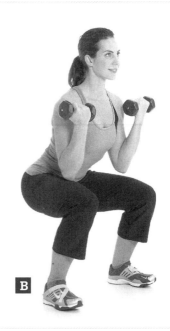

B. Dé un paso lateral con su pie derecho más o menos a 2 pies (60 cm) de distancia y doble las rodillas y las caderas como si se fuera a sentar en una silla. Siéntese lo más atrás que pueda, manteniendo las rodillas por detrás de los dedos de los pies. Al mismo tiempo, doble los codos, llevando las mancuernas hacia los hombros. No mueva los brazos ni los hombros. Cuando se esté parando nuevamente, junte los pies y baje las mancuernas. Complete una serie y luego repita, dando el paso lateral con el pie izquierdo.

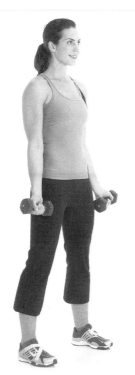

C

VERSIÓN MÁS FÁCIL

C. Empiece con los pies separados a una distancia del ancho de los hombros y mantenga esta posición mientras hace las sentadillas (cuclillas), sin dar el paso lateral.

VERSIÓN MÁS DIFÍCIL

D. Cuando se esté poniendo de pie desde la posición de la sentadilla, eleve la rodilla izquierda, llevándola delante de usted hasta que llegue a la altura de su cadera, con la pierna doblada a 90 grados. Mantenga esta posición durante 1 segundo, equilibrándose sobre su pie derecho, luego columpie el pie izquierdo hacia el lado y repita. Complete una serie, luego repita con la pierna opuesta.

D

Arco lateral con elevación

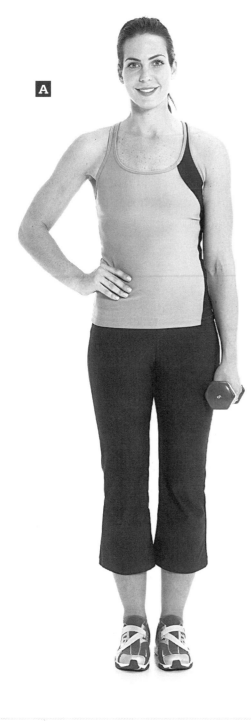

A

A. Párese con los pies juntos y sostenga una mancuerna en la mano izquierda con el brazo hacia abajo y la palma de la mano hacia el cuerpo. Coloque su mano derecha sobre su cadera.

B. Dé un paso lateral con el pie derecho de modo que quede de 2 a 3 pies (60 a 90 cm) de distancia y doble la rodilla derecha para llegar a la posición del arco, sentándose hacia atrás y llevando la mancuerna hacia el tobillo derecho. Mantenga la rodilla derecha detrás de los dedos de los pies. Impúlsese con el pie derecho y vuelva a pararse, juntando los pies. Desde esta posición, eleve el brazo izquierdo hacia su lado izquierdo hasta que llegue a la altura del hombro y eleve la pierna derecha hacia el lado opuesto, lo más alto que pueda (como la foto que aparece a la derecha). Mantenga esta posición durante un segundo, luego regrese a la posición inicial. Complete una serie, luego cambie de lado y repita.

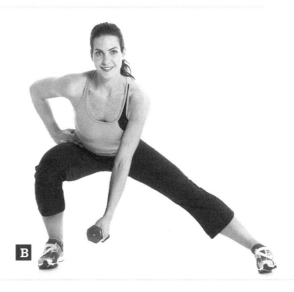

B

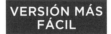

VERSIÓN MÁS FÁCIL

....

C. Mantenga su pie en el piso cuando eleve su brazo a la altura de su hombro.

C

VERSIÓN MÁS DIFÍCIL

....

D. Desde la posición de arco, impúlsese con el pie derecho y vuelva a pararse, elevando su brazo izquierdo hacia el lado hasta que llegue a la altura de su hombro y elevando la pierna derecha hacia el lado opuesto, lo más alto posible, ***luego inmediatamente baje a otra posición de arco***. Complete una serie, luego cambie de lado y repita.

D

Remo con plancha

EJERCICIO PRINCIPAL

A. Sostenga una mancuerna en cada mano y colóquese de manos y rodillas en el piso. Camine con las manos hacia adelante de modo que el cuerpo quede en línea recta de cabeza a rodillas y las manos estén directamente debajo de los hombros, con los pies en el aire.

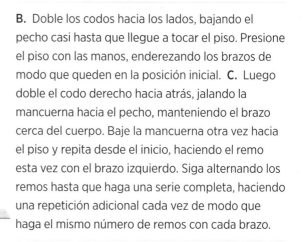

A

B

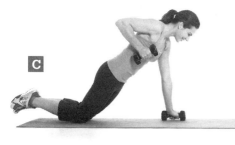

C

B. Doble los codos hacia los lados, bajando el pecho casi hasta que llegue a tocar el piso. Presione el piso con las manos, enderezando los brazos de modo que queden en la posición inicial. **C.** Luego doble el codo derecho hacia atrás, jalando la mancuerna hacia el pecho, manteniendo el brazo cerca del cuerpo. Baje la mancuerna otra vez hacia el piso y repita desde el inicio, haciendo el remo esta vez con el brazo izquierdo. Siga alternando los remos hasta que haga una serie completa, haciendo una repetición adicional cada vez de modo que haga el mismo número de remos con cada brazo.

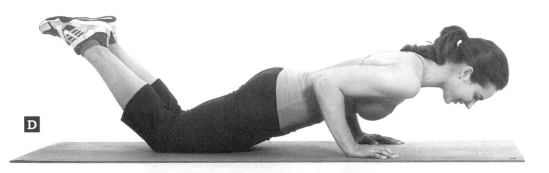

VERSIÓN MÁS FÁCIL

Haga el ejercicio por partes. Haga una serie de planchas (lagartijas) sin las mancuernas. **D.** Luego colóquese de manos y rodillas en el piso y haga una serie de remos con cada brazo.

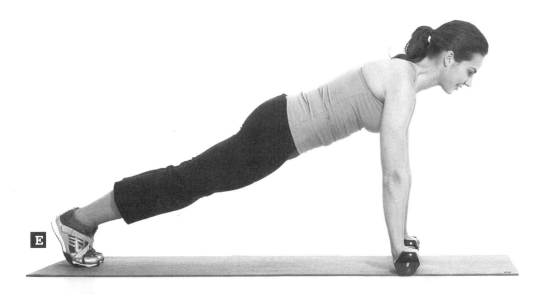

VERSIÓN MÁS DIFÍCIL

E. Haga planchas (lagartijas) completas, equilibrándose con las manos y los dedos de los pies sobre el piso.

La Rutina Abdominal

La TERCERA PARTE DE la *Rutina Aplanadora* se centra, por supuesto, en los músculos abdominales. Pero tengo que confesar algo más: cuando era más joven, a menudo me saltaba esos últimos 5 minutos de mi clase de ejercicios aeróbicos con *step* que le dedicaban a los abdominales por una razón: sólo hacíamos ejercicios abdominales. *A-bu-rri-do.* Además, nunca parecieron hacer mucho por mi panza. Nuestro programa para tonificar el abdomen es una rutina combinada que incluye *Pilates*, ejercicios tradicionales para los músculos abdominales y ejercicios de equilibrio para asegurar que tonifique su abdomen desde todos los ángulos. Todos estos ejercicios han sido probados en un laboratorio y garantizan brindarle mejores resultados que los ejercicios abdominales ordinarios.

El rodamiento trabaja el músculo principal del vientre, que es recto del abdomen, que va desde la parte inferior de las costillas hasta la pelvis, y este ejercicio es 80 por ciento más eficaz que el abdominal estándar.

Asegúrese de estirarse

Lo más importante que puede hacer antes de hacer ejercicio es calentarse realizando algún tipo de actividad suave. El mejor momento para estirarse es después de una sesión de ejercicio, cuando los músculos ya están calientes y flexibles. Los estiramientos también ayudan a promover la recuperación y mejorarán su postura para que esté más erguida, haciendo que su abdomen se vea más plano instantáneamente.

Estos tres estiramientos se centran en los principales grupos de músculos que estará trabajando. Haga los estiramientos con suavidad, manteniéndolos durante 10 segundos. No rebote. Haga cada estiramiento de tres a seis veces, respirando profundamente todo el tiempo.

■ ESTIRAMIENTO DEL CUADRÍCEPS Párese con los pies juntos y doble la pierna izquierda hacia atrás, llevando el talón izquierdo hacia su trasero. (Si lo necesita, puede sostenerse de una silla o de la pared con la mano derecha para equilibrarse). Tome su pie izquierdo con la mano izquierda y meta las caderas para que sienta el estiramiento en el frente del muslo izquierdo y de la cadera. Mantenga esta posición durante 10 segundos y suelte. Cambie de piernas y repita.

La bicicleta es el ejercicio que le recomendamos que elija si sólo tiene tiempo para hacer un ejercicio. Este trabaja el músculo abdominal principal con más eficacia, al mismo tiempo que también ejercita los músculos oblicuos, que son los que envuelven el torso. Esto genera un 190 por ciento más actividad que cuando uno hace un abdominal sencillo, según un estudio de investigación realizado por el Consejo del Ejercicio de los Estados Unidos.

Los ejercicios como la tabla y las extensiones de brazos y piernas ejercitan tanto sus músculos abdominales como los músculos de la espalda al mismo tiempo. Unos músculos de la espalda fuertes le permiten pararse más derecha, tener una mejor postura y como ventaja adicional, ayudar a que su abdomen luzca más plano casi instantáneamente.

Por último, la elevación de cadera trabaja específicamente los abdominales inferiores. Debido a que el recto del abdomen es un músculo largo y continuo, no es posible aislar completamente los abdominales superiores e inferiores. Pero

ESTIRAMIENTO DE PANTO-RRILLA Párese con el pie derecho más o menos de 2 a 3 pies (60 a 90 cm) de distancia delante del izquierdo, con los dedos de los pies apuntando hacia adelante. Coloque sus manos sobre el muslo derecho y doble la rodilla derecha, manteniendo la pierna izquierda recta y presionando el talón izquierdo contra el piso para que sienta un estiramiento en la pantorrilla izquierda. Mantenga esta posición durante 10 segundos y suelte. Cambie de pierna y repita.

ESTIRAMIENTO DEL TENDÓN DE LA CORVA Desde la posición del estiramiento de pantorrilla, adelante el pie trasero de modo que quede a una distancia de 6 a 12 pulgadas (15 a 30 cm) del pie delantero. Enderece la pierna delantera, levantado los dedos de los pies del piso y doble la pierna trasera y siéntese hacia atrás, colocando las manos sobre el muslo. Es muy importante que no trabe la rodilla delantera. Deberá sentir un estiramiento que corre por la parte trasera del muslo de la pierna recta. Mantenga esta posición durante 10 segundos y suelte. Cambie de piernas y repita.

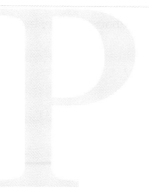

¿Y si ya soy una fanática del ejercicio? ¿Debo continuar con mi rutina normal o hacer esta?

Si ya tiene un programa de ejercicio que le encante, sin lugar a dudas, continúe con él. Es más probable que siga haciendo ejercicio si hace algo que disfrute. Pero yo la alentaría a comparar sus sesiones de ejercicio con las que se recomiendan aquí y que quizá le haga algunos ajustes menores a su plan de ejercicio para maximizar su potencial "aplanaabdómenes". Estas son algunas preguntas que deberá hacerse mientras revise su plan.

■ *¿Estoy levantando pesas al menos 2 días a la semana?*
En caso de que no, considere agregar a su programa los ejercicios del **Arranque Metabólico** que aparecen en las páginas 310 a 317. Si ya está levantando pesas pero quiero lograr mejores resultados, trate de hacer entrenamiento con pesas 3 días a la semana, haciendo algunos de los ejercicios combinados del **Arranque Metabólico**. Al trabajar múltiples partes del cuerpo al mismo tiempo, quemará más calorías.

■ *¿Estoy haciendo de 30 a 60 minutos de ejercicio cardiovascular (caminar, andar en bicicleta, correr, nadar, usar una máquina de ejercicio cardiovascular como una máquina elíptica o una escaladora) al menos 5 días a la semana?*
En caso de que no, aumente la duración o frecuencia de sus sesiones de ejercicio para aumentar la quema diaria de calorías. Si lo está haciendo pero quiere ver mejores resultados, convierta tres de sus sesiones en caminatas por intervalos, como la **Caminata Quemacalorías**. O convierta cualquier actividad de ejercicio cardiovascular en una rutina por intervalos, aumentando su intensidad durante 30 a 60 segundos y luego bajando a su paso normal durante 2 a 5 minutos.

■ *¿Estoy haciendo ejercicios que se centren en el abdomen al menos 2 días a la semana?*
En caso de que no, empiece por hacer sólo uno o dos ejercicios de **La Rutina Abdominal** que aparece en las páginas 322 a 331 por sesión para reafirmar su abdomen.

este ejercicio le permite maximizar la cantidad de trabajo que hacen las fibras musculares en la parte baja de ese músculo, activándolo más que los ejercicios abdominales normales y al mismo tiempo estimulando la parte superior del mismo.

¿El resultado final? Ni un solo ejercicio abdominal. Y ahora sabe por qué.

PLAN SEMANAL DE LA RUTINA ABDOMINAL

SEMANA	DÍA Nº1	DÍA Nº3	DÍA Nº5
Nº 1	10 repeticiones	10 repeticiones	10 repeticiones
Nº 2	15 repeticiones	15 repeticiones	15 repeticiones
Nº 3	2 series, 10 repeticiones	2 series, 10 repeticiones	2 series, 10 repeticiones
Nº 4	2 series, 15 repeticiones	2 series, 15 repeticiones	2 series, 15 repeticiones

Bicicleta

**EJERCICIO
PRINCIPAL**

A. Acuéstese boca arriba con las rodillas por encima de la cadera, las pantorrillas paralelas al piso y las manos detrás de la cabeza.

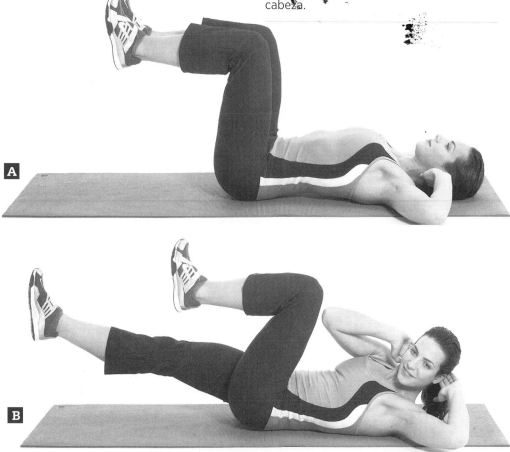

A

B

B. Contraiga los músculos abdominales, elevando la cabeza y los hombros del piso mientras extiende la pierna derecha de modo que quede a alrededor de 10 pulgadas (25,4 cm) del piso. Gire hacia la izquierda, tratando de juntar el codo derecho con la rodilla izquierda. No se jale el cuello; el esfuerzo debe venir de los abdominales. Mantenga esta posición durante un segundo, luego cambie de lado, girando hacia la derecha. Esa es una repetición.

C. Mantenga los pies planos sobre el piso con las rodillas dobladas mientras levanta y gira el tronco.

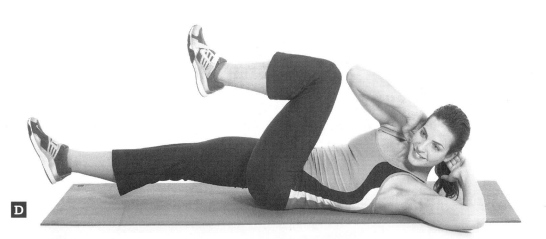

D. Baje la pierna extendida de modo que quede a alrededor de 3 pulgadas (7,5 cm) del piso.

Lagartija modificada

EJERCICIO PRINCIPAL

A. Acuéstese boca abajo y apóyese en los antebrazos, con los codos directamente debajo de los hombros y los dedos de los pies sobre el piso.

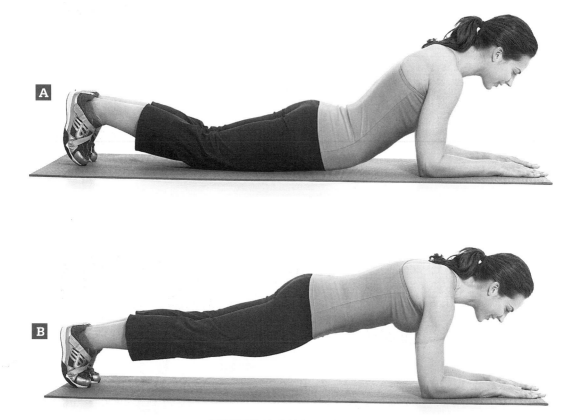

B. Contraiga los músculos del torso, elevando el vientre y las piernas del piso de modo que el cuerpo quede en línea recta de cabeza a talones. Mantenga los músculos abdominales contraídos para que el vientre no se cuelgue. Mantenga esta posición durante 15 segundos (aumente el tiempo por 15 segundos cada semana de modo que para la cuarta semana esté sosteniendo esta posición durante 1 minuto). Sólo necesita hacer una repetición.

C. Mantenga las rodillas sobre el piso y sólo levante su vientre, equilibrándose sobre las rodillas y los antebrazos. Quédese en esta posición.

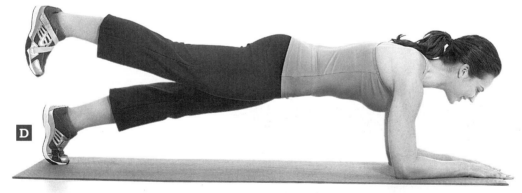

D. Eleve su pie derecho del piso y sosténgalo ahí durante la mitad del tiempo, luego cambie de piernas y mantenga la otra pierna elevada durante el resto del tiempo.

Rodamiento

EJERCICIO PRINCIPAL

A. Recuéstese boca arriba con los brazos extendidos por encima de la cabeza y las piernas dobladas, de modo que los pies queden planos sobre el piso.

B. Inhale y eleve los brazos sobre el pecho. Luego exhale y ruede la cabeza hacia el pecho, levantando la cabeza y los hombros del piso. (Mantenga los brazos junto a los oídos a lo largo de todo el ejercicio). Presione las partes internas de los muslos para juntarlas y meta el ombligo hacia la columna. Ruede el cuerpo lentamente hacia arriba hasta que quede sentada.

Luego extienda las piernas de modo que usted quede en forma de "C", con la espalda redondeada, la cabeza hacia las rodillas y los brazos extendidos hacia el frente. Gradualmente haga el mismo movimiento pero a la inversa, inhalando y contrayendo los músculos abdominales a medida que vaya rodando nuevamente hacia el piso, una vértebra a la vez.

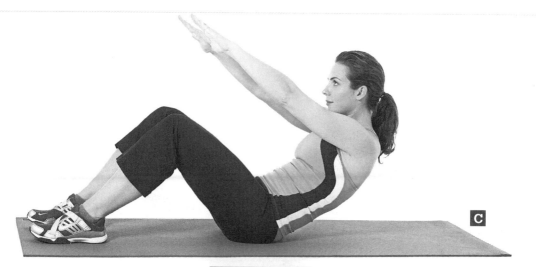

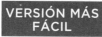

VERSIÓN MÁS FÁCIL

C. Siéntese derecha sobre el piso con las rodillas dobladas, los pies planos y los brazos extendidos a la altura de los hombros frente a usted. Conforme vaya exhalando, ruede hacia atrás pero sólo hasta que el cuerpo quede a un ángulo de alrededor de 45 grados, una vértebra a la vez, manteniendo contraídos los músculos abdominales. Luego, ruede hacia arriba otra vez.

VERSIÓN MÁS DIFÍCIL

D. Haga el mismo ejercicio pero manteniendo las piernas extendidas todo el tiempo.

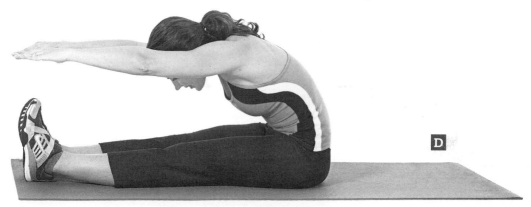

Extensión de brazo y pierna

A. Arrodíllese y coloque las manos directamente debajo de los hombros y las rodillas directamente debajo de las caderas.

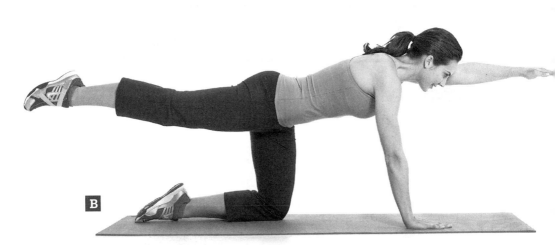

B. Mantenga la espalda recta y la cabeza alineada con la columna y simultáneamente eleve el brazo izquierdo y la pierna derecha, extendiéndolos en línea con la espalda de modo que los dedos de su mano queden apuntando hacia el frente y los dedos de los pies queden apuntando hacia atrás. Mantenga esta posición durante un segundo, luego baje el brazo y la pierna. Haga una serie, luego cambio de brazo y de pierna y repita.

C. En vez de elevar y bajar un brazo y una pierna, sosténgalos en línea con la espalda durante 15 segundos, luego repita del lado opuesto. Una repetición de cada lado es suficiente. Aumente la cantidad de tiempo que sostenga la elevación hasta que pueda mantenerla durante 1 minuto.

C

**VERSIÓN MÁS
DIFÍCIL**

D. Cuando estén elevados el brazo y la pierna, contraiga los músculos abdominales y trate de juntar el codo izquierdo y la rodilla derecha debajo del torso, manteniendo esta posición durante un segundo. Extienda nuevamente y repita. Haga una serie, luego cambie de brazo y pierna y repita.

D

Elevación de cadera

A. Acuéstese boca arriba con los brazos a los lados. Doble las piernas de modo que los pies se levanten del piso y los muslos queden sobre las caderas.

A

B. A medida que jale los músculos abdominales hacia la columna, levante la cadera del piso, manteniendo las piernas dobladas. Mantenga las manos y los brazos relajados para que no los use para ayudarse a levantar la cadera. Mantenga esta posición durante un segundo, luego baje lentamente la cadera hacia el piso y doble las piernas.

B

C. Acuéstese con las piernas dobladas y los pies planos sobre el piso. Contraiga los músculos abdominales, presionando la baja espalda contra el piso y ruede la cadera hacia arriba, inclinando la pelvis sin levantar los pies.

D. Mientras esté elevando la cadera, extienda las piernas y luego dóblelas conforme la esté bajando.

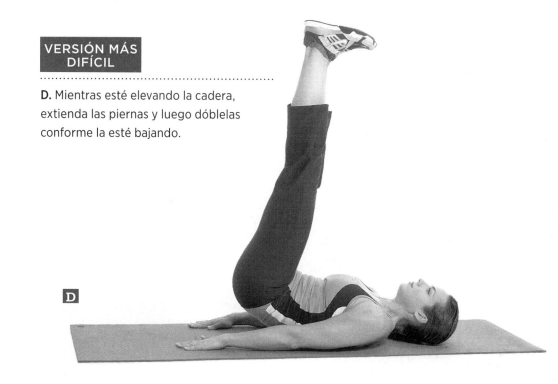

EL PLAN COMPLETO:
SU RUTINA APLANADORA DE 28 DÍAS

SEMANA	DÍA Nº1	DÍA Nº2	DÍA Nº3	
Nº 1	Caminata Quemagrasa: 30 min	Caminata Quemacalorías: 25 min	Caminata Quemagrasa: 30 min	
	La Rutina Abdominal: 10 repeticiones	El arranque metabólico: 10 repeticiones	La Rutina Abdominal: 10 repeticiones	
Nº 2	Caminata Quemagrasa: 45 min	Caminata Quemacalorías: 35 min	Caminata Quemagrasa: 45 min	
	La Rutina Abdominal: 15 repeticiones	El Arranque Metabólico: 15 repeticiones	La Rutina Abdominal: 15 repeticiones	
Nº 3	Caminata Quemagrasa: 60 min	Caminata Quemacalorías: 45 min	Caminata Quemagrasa: 60 min	
	La Rutina Abdominal: 2 series, 10 repeticiones	El Arranque Metabólico: 2 series, 10 repeticiones	La Rutina Abdominal: 2 series, 10 repeticiones	
Nº 4	Caminata Quemagrasa: 60 min	Caminata Quemacalorías: 45 min	Caminata Quemagrasa: 60 min	
	La Rutina Abdominal: 2 series, 15 repeticiones	El Arranque Metabólico: 2 series, 15 repeticiones	La Rutina Abdominal: 2 series, 15 repeticiones	

DÍA Nº4	DÍA Nº5	DÍA Nº6	DÍA Nº7
Caminata Quemacalorías: 25 min	Caminata Quemagrasa: 30 min	Caminata Quemacalorías: 25 min	
El Arranque Metabólico: 10 repeticiones	La Rutina Abdominal: 10 repeticiones	El Arranque Metabólico: 10 repeticiones	DESCANSO
Caminata Quemacalorías: 35 min	Caminata Quemagrasa 45 min	Caminata Quemacalorías: 35 min	
El Arranque Metabólico: 15 repeticiones	La Rutina Abdominal: 15 repeticiones	El Arranque Metabólico: 15 repeticiones	DESCANSO
Caminata Quemacalorías: 45 min	Caminata Quemagrasa: 60 min	Caminata Quemacalorías: 45 min	
El Arranque Metabólico: 2 series, 10 repeticiones	La Rutina Abdominal 2 series, 10 repeticiones	El Arranque Metabólico: 2 series, 10 repeticiones	DESCANSO
Caminata Quemacalorías: 45 min	Caminata Quemagrasa 60 min	Caminata Quemacalorías: 45 min	
El Arranque Metabólico: 2 series, 15 repeticiones	La Rutina Abdominal: 2 series, 15 repeticiones	El Arranque Metabólico: 2 series, 15 repeticiones	DESCANSO

Mantenga la motivación

Y AHORA, hablemos un poco sobre la actitud. A estas alturas, usted ya sabe de lo que se trata. Creer en usted misma es una parte esencial de este programa. Yo veo el poder de la actitud en cada una de las historias que cuentan las personas que han logrado bajar de peso con éxito y que yo edito en la revista *Prevention* y cada vez que conozco a una lectora que se ha enfrentado un reto en la vida sin titubear. La perspectiva correcta es lo que yo siempre llamo la "sazón adicional". Significa mejores resultados, resultados más rápidos y resultados duraderos.

Le pido que tenga esto presente cuando las cosas se pongan difíciles: cambiar su proceso de pensamiento puede cambiar su experiencia entera al hacer ejerci-

4 razones para hacer ejercicio con música

1. Se sentirá más contenta. Un revolucionario estudio de investigación de imagenología cerebral, realizado en la Universidad McGill, mostró por primera vez que la música activa los mismos centros de recompensa o placer que responden a las emociones positivas que se asocian con comer y —aunque parezca mentira— con el sexo.[5]

2. Se moverá más aprisa. Unos investigadores australianos descubrieron que entre más rápido sea el pulso de la música, hará ejercicio más vigorosamente. Otros estudios de investigación han demostrado que quienes hacen ejercicio mientras escuchan música, tienen una mayor resistencia y por tanto, hacen ejercicio durante más tiempo, quemando más calorías.

3. Se volverá más inteligente. En el primero estudio de investigación que analizó el efecto combinado de la música y el ejercicio en el desempeño mental, Charles Emery, el autor principal del estudio y profesor de psicología de la Universidad Estatal de Ohio, encontró que este dúo aumenta la puntuación en las pruebas de fluidez verbal.[6]

4. Perderá grasa abdominal con mayor rapidez. Las mujeres que hicieron ejercicio mientras escuchaban música perdieron hasta 8 libras (3,6 kg) más que las mujeres que lo hicieron en silencio.

cio. De hecho, la mente es tan poderosa que usted puede fortalecer sus músculos sin levantar una sola mancuerna. Cuando unos investigadores de la Clínica de Cleveland le pidieron a voluntarios sanos que imaginaran que estaban contrayendo los músculos de sus manos, aumentaron la fuerza de sus manos en un 35 por ciento. Si bien apenas está en sus inicios esta rama de la investigación, imagine lo que puede hacer su mente durante una sesión de ejercicio real.

Ahora, armada con esta información, éntrele a cada sesión de ejercicio imaginándose como una mujer fuerte, vigorizada y ligera como una pluma. No recuerde los momentos difíciles del día ni se lamente por lo cansada que se siente. En vez, imagínese caminando sobre nubes o que una fuerza invisible la está levantando, ayudándola a dar el próximo paso, a levantar la pesa o a completar el ejercicio. Su mente es muy poderosa. ¡Úsela! Si tan sólo se toma unos cuantos segundos para ajustar su actitud, no podrá creer lo fácil, rápida y placentera que será su sesión de ejercicio.

¡APLANÓ SU PANZA!

Evelyn Gomer

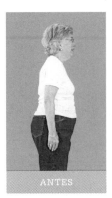

ANTES

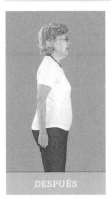

DESPUÉS

PÉRDIDA DE PESO:

7

LIBRAS EN 32 DÍAS

REDUCCIÓN DE MEDIDAS:

8,5

PULGADAS

LA MOTIVACIÓN DE EVELYN GOMER PARA PROBAR ESTA DIETA vino de sus amigas, aunque de modo indirecto. "Durante años, yo era una persona de ciudad, específicamente de la ciudad de Nueva York. La mayoría de las mujeres citadinas son delgadas y se visten muy bien y yo fui así durante años, hasta que me fui a vivir lejos de Manhattan". Como lo cuenta Evelyn, "Me casé ya grande y me mudé a los suburbios, donde las mujeres son, bueno, más aseñoradas. Entonces, por la razón que haya sido, me dejé ir, por completo". Ella y su esposo se volvieron a mudar a Nueva York y ella descubrió que sus amigas citadinas seguían estando delgadas y esbeltas, pero ella no. "Yo quería volver a estar así —dice—, de modo que cuando escuché hablar de esta dieta, tomé la primera oportunidad que tuve para empezarla". No es que nunca antes hubiera estado a dieta. Sí lo había estado, pero no con resultados duraderos. "¿Esta dieta? ¡Es una verdadera bendición!"

La primera cosa verdaderamente maravillosa que descubrió es que nunca tenía hambre. "Yo me siento muy incómoda cuando tengo hambre. Mi estómago empieza a gruñir y me empiezo a sentir cansada y aletargada. Pero hacer cuatro comidas al día me funcionó muy bien. ¡Y los MUFA!" Al igual que la mayoría de las personas que han seguido esta dieta, Evelyn nunca había escuchado hablar de los MUFA antes de empezar esta dieta, de modo que cuando vio que podía comer frutos secos, estaba más que contenta. "Adoro los frutos secos, de todo tipo. Realmente ayudaron a aliviar mi deseo por comer postres más cargados de calorías. Sigo sin poder creer que algo que engorde tanto pueda ser tan saludable —dice—. Yo viajo con un frasco de crema de cacahuate sólo en caso de que me encuentre en un lugar donde no pueda encontrar lo que quiero comer. Me puedo sentir satisfecha mordisqueando unos cuantos frutos secos. Pero hay tantas otras cosas maravillosas para elegir, también".

Evelyn es una mujer muy práctica. Ella repasó las comidas y las recetas para los 28 días y seleccionó alrededor de 20 comidas con las que pudiera sentirse contenta y que no requirieran "50 millones de ingredientes". Ella ha estado preparando esas mismas comidas una y otra vez. Dice que al cabo de un rato, te las llegas a memorizar y ya no tienes que leer lo que necesitas para prepararlas. Vas a comprar todo lo que necesitas una sola vez y así ya tienes todos los ingredientes en casa.

También comentó acerca de un beneficio adicional que ha visto como resultado de seguir esta dieta, además de las 7 libras (3,17 kg) y las 8,5 pulgadas (21,6 cm) que perdió a lo largo de 4 semanas. Parece que su esposo también está adelgazando. No —dice—, "no está a dieta. Pero como no he estado cocinando mucho, él se las ha tenido que arreglar sólo y está comiendo mucho menos de lo que usualmente come. Ha bajado de peso y eso lo tiene muy contento".

GUÍA PARA
MANTENER UNA
PANZA PLANA

HE AQUÍ DOS estadísticas reveladoras: por una parte, en una encuesta reciente se descubrió que el porcentaje de personas que están siguiendo dieta para bajar de peso en cualquier momento dado ha bajado a 29 por ciento, de 33 por ciento en 2004.[1] No obstante, por la otra, la cantidad de gente que está empezando a comer de manera más saludable ha ido creciendo de manera asombrosa. El 57 por ciento de las personas que compran comida están tratando de comer más sanamente, en comparación con 45 por ciento en el 2000.[2]

Los estadounidenses están comiendo más frutas, verduras y cereales integrales de lo que han comido en el pasado y en algunas encuestas, hasta un 90 por ciento de la población de los Estados Unidos está haciendo algo por mejorar sus hábitos alimenticios, como limitar su consumo de sal, azúcar o grasa saturada, o bien, como prestar más atención al tamaño de las porciones. Eso me dice que las personas están ahora más interesadas en hacer elecciones que impacten su salud a largo plazo que en seguir algún plan engañoso que prometa resultados rápidos. Por esta razón, yo quería que esta dieta fuera, antes que nada, algo que las lectoras pudieran seguir haciendo el resto de su vida.

De modo que henos aquí. Presuntamente, usted ya ha completado los primeros 32 días de esta dieta, entonces echémosle un vistazo a lo que ya ha logrado. Si ha seguido los parámetros de este plan (comiendo sus MUFA en cada comida, limitando sus calorías a 1.600 al día, haciendo ejercicio con regularidad de forma inteligente y eficiente y conociendo con mayor profundidad su manera de sentir y pensar acerca de los alimentos), entonces ha dado el primer paso, y también el más difícil, hacia un futuro más sano. Y una ventaja adicional es que probablemente ha perdido unas cuantas libras de la grasa más mortal que hay en el cuerpo: la grasa abdominal.

También espero que haya aprendido unas cuantas cosas que le brinden aún más recompensas al llevar el estilo de vida de este plan. Ya conoce la anatomía y la fisiología del sistema digestivo mejor que nunca antes. Comprende por qué la grasa que no puede ver a veces es peor que la que se le desborda de los pantalones de mezclilla (mahones, pitusas, *jeans*). Y ha leído acerca de la conexión intrincada que existe entre el estrés, el cortisol y su cuerpo. Poner todos estos conocimientos en práctica en beneficio propio, de su panza y de su salud de manera continua es tan simple como adoptar permanentemente las tres reglas de este plan, que probablemente ya le son muy familiares. Espero que haya descubierto que realmente es posible seguir este programa por siempre.

Eso es exactamente lo que los integrantes de nuestro panel de prueba descubrieron. Después de completar la fase de pruebas de este plan, cada uno de ellos, sin que se les preguntara nada, dijeron que planeaban seguir adelante con este plan. ¿Por qué? Porque bajaron de peso y de medidas y nunca se sintieron privados de comida y también gracias a que semana tras semana no reportaron haberse sentido hambrientos, sintieron que su nivel de energía aumentó muchísimo y no tuvieron antojos. Sus comentarios acerca de las comidas y las recetas fueron maravillosos. Y les encantó saber que una vez que habían comprendido el plan, no tenían que contar los días para esperar a que llegara el momento en que pudieran comer una comida satisfaciente otra vez.

Recuerde, lograr el éxito en este plan le promete una recompensa mayor que simplemente una silueta visualmente atractiva: le promete una vida más larga y saludable. Lo que se pretende en este capítulo es armarla con todas las herramientas necesarias para que coseche *todos* los beneficios de este plan —incluido una panza plana— durante todos los años que aún tiene por vivir.

Plana para siempre: las reglas a seguir

▓ **Regla Nº1** Ingiera 400 calorías por comida.

▓ **Regla Nº2** Nunca pase más de 4 horas sin comer.

▓ **Regla Nº3** Coma un MUFA en cada comida.

REGLA Nº1: INGIERA 400 CALORÍAS POR COMIDA

No voy a hablar con rodeos: para mantener su nuevo peso y el buen funcionamiento de su metabolismo, debe seguir controlando su ingesta calórica diaria, es decir, debe seguir ingiriendo alrededor de 400 calorías por comida o 1.600 por día. ¿Por qué, se estará preguntando, tiene que mantener el mismo consumo diario de calorías que la llevó a su meta, *después* de haber llegado a la meta? Porque la verdad es que 1.600 calorías son suficientes para mantener su nivel de energía, apoyar su sistema inmunitario y conservar su preciado músculo quemador de calorías (para que no se sienta fatigada, irritable o hambrienta), pero no para permitir que recupere la grasa abdominal (y la haga más vulnerable a todos los riesgos correspondientes a su salud).

De ningún modo la estoy sentenciando a una vida de privación o aburrimiento aquí. Usted ha estado comiendo conforme a este plan durante 32 días y ya sabe, por experiencia propia, que este estilo de vida la hace sentirse satisfecha y sin hambre. Una de las razones principales por las que le funcionó esta dieta es porque los alimentos son nada menos que fabulosos. Y no hay escasez de los mismos. ¿Y el aburrimiento? Olvídelo. Entre las comidas rápidas, las meriendas y las recetas, así como una multitud de alimentos empacados y rápidos, usted tiene cientos de opciones de dónde escoger, independientemente de que tenga o no el tiempo (o el deseo) de cocinar.

REGLA Nº2: NUNCA PASE MÁS DE 4 HORAS SIN COMER

A ESTAS ALTURAS, esta ya es su rutina probada y comprobada. Ya ha establecido un ritmo y su cuerpo ha respondido, al acostumbrarse a hacer tres comidas ricas en MUFA de 400 calorías cada una, a intervalos de 4 horas, así como una Merienda saludable a cualquier hora del día que mejor le acomode. Ahora sabe cómo se siente mantener un nivel elevado de energía, un nivel constante de azúcar en sangre, un metabolismo acelerado; ya sabe lo que se siente tener el control de su apetito. Y ha visto los resultados en su panza. Continúe así y su salud y su cintura seguirán cosechando los beneficios.

REGLA Nº3: COMA UN MUFA EN CADA COMIDA

A LO LARGO DE LAS ÚLTIMAS semanas, ha llegado a conocer los MUFA bastante bien (y estoy segura que también se ha enamorado de ellos), aquellos pequeños compuestos milagrosos que la ayudan a sentirse satisfecha y a perder grasa visceral de su abdomen. También ha descubierto lo fácil y sabroso que es incluir pequeñas cantidades de estas grasas saludables en sus comidas. Incluso aunque no pueda agregar un MUFA en cada una de las comidas que haga, usted ya sabe que se encuentran principalmente en los aceites vegetales, los frutos secos, las semillas, las aceitunas y el aguacate (palta). Son tan fáciles de conseguir como de adorar y no le será difícil poner la regla de los MUFA en práctica la mayor parte del tiempo. Y si aún no se sabe la lista de MUFA de memoria, siempre puede pasar rápidamente a la página 113 para una consulta rápida.

El peligro de saltarse comidas

No es bueno tratar de consumir menos de 1.600 calorías al día. Créame, yo entiendo la tentación de hacerlo. A todas nos han hecho creer que entre menos calorías ingiramos, mayor será la rapidez con la que bajaremos de peso. Pero bajar de peso no es precisamente así de simple. Si usted disminuye drásticamente la cantidad de comida que come durante un período prolongado, la respuesta natural de su cuerpo es hacer todo con más lentitud para conservar la grasa. Para nosotras que aspiramos tener una panza más plana, esa "respuesta ante la inanición" es lo último que necesitamos.

Esto es lo que ocurre: si ingiere una cantidad insuficiente de calorías, su cuerpo empieza a descomponer el tejido muscular para usarlo como combustible. Esa pérdida de músculo puede afectar drásticamente su metabolismo, a menudo durante períodos muy largos. La razón es simple: el músculo es un tejido metabólicamente activo que requiere cierto número de calorías al día para mantenerse, se esté o no usando. De modo que entre más músculo tenga, más calorías quema. A medida que vaya disminuyendo su masa muscular, también se reduce el número de calorías que requiere su cuerpo para sostenerla. Digamos que una persona que empieza a seguir una dieta demasiado rigurosa baja 15 libras (6,7 kg), 10 (4,5 kg) de las cuales son grasa y 5 (2,2 kg) de las cuales son músculo. Supongamos también que cada libra (0,45 kg) de músculo quema alrededor de 50 calorías al día. Dado que el tejido muscular ya no existe, la persona ahora debe consumir 250 (5 por 50) menos calorías al día para *mantener* las 15 libras de peso que ha perdido.

Por supuesto, la mayoría de las personas no se apegan a una dieta muy rigurosa durante mucho tiempo, sino que regresan a los hábitos alimenticios que tenían antes de ponerse a dieta. Y eso es lo que los pone en riesgo de volver a recuperar todo el peso que perdieron y algo más.

Una panza plana para siempre

A LO LARGO de este libro, le he enfatizado que este plan tiene mucho que ver con la *actitud*. Pues, ¿adivine qué? Lo mismo aplica en el caso de su futuro más sano y con una panza plana.

Cómo dietista, he ayudado a cientos de personas a bajar de peso, pero también he vivido con una persona que logró bajar de peso con "éxito" durante más de una década. Al ver a mi esposo, Jack, deshacerse de más de 50 libras (22,4 kg) y nunca más recuperarlos, he visto con mis propios ojos que, si bien no siempre es fácil, sí es posible perder mucho peso y no recuperarlo. En un estudio de investigación reciente, se analizaron las razones clave por las cuales las personas que logran bajar de peso con éxito a menudo recuperan el peso perdido. Puedo decir que Jack ya es un profesional para evitar cada una de estas trampas y usted puede serlo también.

Trampa Nº1: no planear antes de un evento social. Evítela llevando su propia comida o merienda (refrigerios, tentempiés) cuando vaya a estar en la compañía de familiares o amistades, o bien, planee las reuniones en su casa para que usted tenga más control sobre el menú.

Trampa Nº2: sentirse privada. Según los integrantes de nuestro panel de pruebas, esto no fue un problema con esta dieta. Una y otra vez escuchamos que no se sintieron privados en lo absoluto y que incluso se sintieron un poco culpables por lo llenos y satisfechos que se sentían. Eso se debe a que la comida de este plan es deliciosa, además de que incluye indulgencias saludables como chocolate, frutos secos, queso y bayas.

Trampa Nº3: subestimar el número de calorías que contienen los alimentos. En este caso, ya hemos hecho todo el trabajo por usted. En esta dieta, controlamos las calorías por usted para que no pueda sobrepasarse.

—*Cynthia*

Yo le he dado muchísimas herramientas y trucos que, conforme siga adelante después del Día Nº32, le van a ser tan importantes como las comidas y los MUFA para nutrirla y fortalecerla. Estas herramientas y trucos han sido una parte tan integral de su éxito como los alimentos que ha comido. Los ha usado para hacer cambios importantes. Y serán igualmente esenciales para su salud y bienestar continuos.

Lo he resumido en unas cuantas prácticas y sugerencias clave. Úselas como guía para embarcarse en el viaje que la espera por delante.

SIGA LLEVANDO UN DIARIO

Como comenté en el Capítulo 9, llevar un diario probablemente es lo más importante que puede hacer en adelante para ayudar a mantenerse concentrada en sus metas de salud a largo plazo. Créame cuando le digo que le ayudará a no desviarse del camino. No le estoy sugiriendo que escriba algo durante 15 minutos cada día durante el resto de su vida. Sin embargo, sí le exhorto a que lleve un diario como parte de su repertorio de herramientas para la salud. Al igual que ninguna mamá debe prescindir de un termómetro en su botiquín, yo creo firmemente que ninguna mujer debe prescindir de algún medio para registrar sus pensamientos y sentimientos en papel (o en una computadora). Su diario es su termómetro emocional. Sus pensamientos guardan la clave de todas sus inseguridades destructivas y todo su poder interno. ¿Por qué razón consideraría ignorarlos?

ESTÉ SIEMPRE PRESENTE

Siempre que necesite ajustar rápidamente su actitud para dejar de estar acelerada y en vez centrar nuevamente su atención, haga uso de los Trucos Mentales del Capítulo 5. Son rápidos, tardando sólo unos cuantos minutos cada uno, pero extremadamente eficaces para sacarla de un estupor impulsado por el estrés y ajustar su relación emocional con la comida. Le ayudarán a desacelerarse, a tomarse su tiempo y a saborear y disfrutar su comida, para que no esté tentada a comer en exceso o demasiado aprisa.

MANEJE EL ESTRÉS

La conexión que existe entre el estrés y la grasa abdominal es clara. Maneje el estrés y estará un paso más cerca de manejar la grasa abdominal para siempre. Escribir en su diario puede ser una gran manera de aliviar el estrés, pero también puede serlo el ejercicio. (Otra razón por la que me gusta ir y venir del trabajo caminando es que puedo idear soluciones a las crisis de la oficina en mi cabeza, entreteniendo a los transeúntes en el proceso porque a menudo me sorprenden hablando sola). Si necesita más ideas para ayudar a controlar su estrés, repase periódicamente las estrategias para combatirlo que se incluyen en el Capítulo 4 y úselas como lista de verificación.

REÚNA A SU EQUIPO DE APOYO

Una de las mejores maneras de no desviarse del camino y mantener la motivación es tener un equipo de apoyo que la respalde. Independientemente de cuán motivada esté, el éxito a largo plazo siempre es más fácil con la ayuda de otros. Incluso una sola persona bastará; simplemente alguien que le diga que va muy bien de vez en cuando. Contar con personas que entienden y aceptan sus sueños puede marcar una gran diferencia. Sus partidarios no tienen que ser miembros de su familia ni buenos amigos siquiera, siempre y cuando respeten sus metas.

Resultados en la vida real

¿La báscula no se mueve ni un milímetro? Al llegar a un cierto punto, todas las personas que se ponen a dieta llegan a estancarse. Esto sucede por lo siguiente: esta dieta está diseñada para darle suficientes calorías —1.600— para soportar un peso "ideal" saludable. Si pesa más de su peso ideal, entonces está consumiendo más de 1.600 calorías al día. Puede ponerse a vociferar que no, que en efecto usted está ingiriendo sólo 1.200 calorías al día, que se está muriendo de hambre y que aun así, no está bajando de peso. Y yo le contestaría que eso es cuento. Al igual que necesita una cierta cantidad de madera para calentar una cabaña, necesita una cierta cantidad de calorías para mantener ese peso. Sólo por haber empezado a seguir este plan, ha creado un déficit de calorías que le permitirá perder peso. Sin embargo, por cada libra que pierda, se va reduciendo este déficit de calorías, de modo que a medida que se vaya acercando cada vez más a su meta, tardará cada vez más tiempo en perder la siguiente libra.

¡No parece justo, pero es una ley de la física! Al seguir este plan, nunca deberá llegar a estancarse por completo (es decir, que no haya una pérdida neta). Pero a veces, quizá sienta como si el ritmo al que había estado bajando de peso se detuviera. Si está siguiendo el plan y llevando un diario de lo que come, le aseguro que no se ha detenido. Sólo se ha hecho más lento. Imagínelo así: si había estado bajando 2 libras (0,9 kg) a la semana, luego sólo 1 libra (448 gramos) a la semana, eventualmente llegará a bajar ½ libra (224 gramos) por semana, y luego ¼ de libra (112 gramos). Estas pérdidas incrementales probablemente no se registrarán en la báscula, pero una pérdida sigue siendo una pérdida. Recuerde que incluso ¼ de libra de grasa perdida sigue equivaliendo a una barra entera de mantequilla que ya no trae cargando en el cuerpo. ¡Eso sigue siendo un avance asombroso en una sola semana!

Salga a cenar sin angustia

Bueno, ya tiene un hermoso abdomen plano, está llena de energía y se siente absolutamente de maravilla. Ahora es hora de celebrar. Quizá es su aniversario. O su cumpleaños. O tal vez sólo está contenta. ¿Salir a cenar? ¿Por qué no?

Sólo recuerde, está ahí para celebrar, no para comer en exceso. Y si se atiene al Plan Panza Plana —aunque sea una versión ligeramente modificada del mismo— se despertará mañana sintiéndose bien y no culpable. Adelante, consiéntase con algo especial. Si planea con antelación, no hay razón por la que no pueda disfrutar una comida donde usted quiera, y eso incluye pizza con sus amigas después de pasar una tarde de compras en el centro comercial. Sólo siga las pautas siguientes para no desviarse del camino.

■ Coma lo que normalmente comería a lo largo del día. Saltarse una comida para ahorrar calorías para más tarde sólo hace que sea más probable que coma en exceso durante la cena. También puede hacer más ejercicio, ya que las calorías adicionales que quemará le ayudarán a evitar desbordarse con un postre.

■ Coma una merienda (refrigerio, tentempié) ligera antes de salir. Algunas buenas opciones incluyen los licuados (batidos) que se incluyen en esta dieta o cualquier cosa que incluya un MUFA. El MUFA le acallará el hambre y le ayudará a decir "no, gracias" cuando le pasen la canastilla de pan.

■ Sea la primera en ordenar. Esto evitará que se sienta tentada a ordenar lo que los demás hayan pedido.

■ Trate de dejar comida en su plato. Las viejas reglas de "dejar el plato limpio" de nuestra infancia ya no aplican.

¿SABÍA USTED QUE...

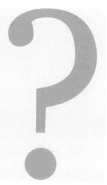

Los estudios de investigación publicados en la revista médica *Journal of the American Medical Association* revelaron que las mujeres que hicieron ejercicio 5 días a la semana durante 30 a 45 minutos a la vez durante un año completo pudieron disminuir su grasa abdominal en un 3 a 6 por ciento.[7]

Percátese de las porciones

Quizá la sugerencia más importante para cuando salga a comer sea prestar atención al tamaño de sus porciones. Sobra decir que cualquier cosa seguida de la frase "tamaño jumbo" es algo que deberá evitar, pero tenga cuidado con los platillos que no publicitan sus proporciones generosas pero que sí traen suficiente como para dos o tres personas. Siempre ayuda tener una referencia visual para ayudar a moderar las porciones de diferentes alimentos cuando sale a un restaurante. Por ejemplo:

▪ Media taza de arroz o pasta cocidos se considera como una "ración". Esto equivale más o menos al tamaño de una minicopita de fruta o media pelota de béisbol. Si está tratando de limitar su porción de arroz o pasta a dos raciones, entonces imagine dos minicopitas de fruta o una pelota de béisbol. La mayoría de los restaurantes chinos sirven una cantidad mucho mayor de arroz.

▪ Una rebanada de pan de tamaño estándar se considera una "ración" de pan. Compare los panecillos y otros productos de pan con esta imagen mental y ajuste el tamaño de su ración conforme a dicha imagen: si el panecillo de su sándwich (emparedado) de pollo o hamburguesa se ve más grande que dos rebanadas de pan, deje algo de pan en el plato.

▪ Tres onzas (84 gramos) de carne cocida, el tamaño de un juego de barajas o la palma de la mano de una mujer, se considera como una "ración". La mayoría de los restaurantes sirven mucho más que esto en sus platillos principales. Algunas maneras inteligentes de comer menos incluyen pedir media porción, pedir un sándwich en lugar de un platillo principal o compartir la comida con otra persona.

▪ Un cuarto de taza de queso rallado se considera como una sola porción. Eso equivale más o menos al tamaño de una pelota de golf. Según los Lineamientos

Dietéticos de 2005, los adultos saludables necesitan de dos a tres raciones de leche, yogur o queso al día. Si el queso es su debilidad, acuérdese de la "pelota de golf" la próxima vez que adorne su comida con queso rallado.

Para cerrar

Me gustaría cerrar recordándole la última pregunta que le hice en el Capítulo 4: *¿para quién está haciendo esto?* Sigue habiendo una sola respuesta aceptable a dicha pregunta: *"para mí"*. Si no estaba muy segura de eso en aquel entonces, espero que con las Confidencias del Corazón del Capítulo 9, le haya yo dado las herramientas necesarias para que usted llegue a esa respuesta ahora.

Este plan fue creado para ayudarle a ver que centrarse en usted misma no es un acto de egoísmo. En la era actual, estamos demasiado comprometidas con otras personas, ya sea la atención que le damos a nuestros hijos y esposo o el tiempo que pasamos en el trabajo o el esfuerzo que le dedicamos a nuestra comunidad. Pero hablo por experiencia cuando le digo que ninguno de esos compromisos vale nada si no está comprometida con usted misma por encima de todo y de todos. Esta dieta no es una treta de vanidad. Por supuesto, es un plan para bajar de peso que ha sido diseñado para darle una cintura más *sexy*. Pero no es una dieta loca para desintoxicarse que le prometa la panza de una mujer de 20 años de edad. Es un plan para bajar de peso basado en los estudios científicos más creíbles y seguros que se dirige específicamente al tipo más peligroso de grasa que cargamos en el cuerpo, esa grasa que amenaza su propia existencia. Si quiere vivir más tiempo y con más salud, quedarse con esa grasa simplemente no es una opción.

Espero que siga comiendo de esta manera durante el tiempo que usted tarde en experimentar la libertad que viene con un peso corporal más saludable. Si termina con unos músculos abdominales de acero, ¡yo estaré de lo más contenta por usted! (Aunque quizá me dé un poquito de envidia también). Pero estaría igualmente contenta si usted me dijera que finalmente perdió el peso que aumentó durante el embarazo o que empezó a caminar o que bajó su presión arterial o que dejó de comprar túnicas tamaño extra grande porque ya no se avergüenza de su apariencia. El Plan Panza Plana no se trata tanto de lograr tener el cuerpo ideal, sino de crear una vida más sana. Si usted no recuerda nada de esta dieta más que el hecho de que incluir un MUFA en cada comida podría salvarle la vida, entonces habré cumplido con mi trabajo. Y usted habrá hecho el suyo.

referencias

Capítulo 1

1. J.A. Paniagua, A. Gallego de la Sacristana, I. Romero, A. Vidal-Puig, J.M. Latre, E. Sanchez, P. Perez-Martínez, J. López-Miranda, and F. Pérez-Jiménez, "Monounsaturated Fat–Rich Diet Prevents Central Body Fat Distribution and Decreases Postprandial Adiponectin Expression Induced by a Carbohydrate-Rich Diet in Insulin-Resistant Subjects," *Diabetes Care*, 30 (2007):1717–23.

Capítulo 2

1. R.E. Ostlund, M. Staten, W.M. Kohrt, J. Schultz, and M. Malley, "The Ratio of Waist-to-Hip Circumference, Plasma Insulin Level, and Glucose Intolerance as Independent Predictors of the HDL2 Cholesterol Level in Older Adults," *New England Journal of Medicine*, 322, no. 4 (January 25, 1990):229–34.

2. László B. Tankó, Yu Z. Bagger, Peter Alexandersen, Philip J. Larsen, and Claus Christiansen, "Peripheral Adiposity Exhibits an Independent Dominant Antiatherogenic Effect in Elderly Women," *Circulation*, 107 (2003):1626.

3. Frank B. Hu; Tricia Y. Li; Graham A. Colditz; Walter C. Willett; JoAnn E. Manson, "Television Watching and Other Sedentary Behaviors in Relation to Risk of Obesity and Type 2 Diabetes Mellitus in Women," *JAMA*, 289 (2003):1785–91.

4. R.A. Whitmer, S. Sidney, J. Selby, S. Claiborne Johnston, and K. Yaffe, "Midlife Cardiovascular Risk Factors and Risk of Dementia in Late Life," *Neurology*, 64 (2005):277–81.

5. http://win.niddk.nih.gov/publications/tools.htm#circumf.

6. http://www.rush.edu/itools/hip/hipcalc.html.

7. Salim Yusuf, Steven Hawken, et al. "Obesity and the Risk of Myocardial Infarction in 27,000 Participants from 52 Countries; A Case-Control Study," *Lancet*, 366 (2005):1640–49.

8. "Thin People May Be Obese on the Inside," *Medical Research News*, 14 de mayo de 2007, reportando un estudio financiado por el Consejo de Investigación Médica bajo la dirección del Dr. Jimmy Bell, profesor de imagenología molecular en la Universidad Imperial, Londres, http://www.news-medical.net/?id=25076.

9. "Modest Gain in Visceral Fat Causes Dysfunction of Blood Vessel Lining in Lean Healthy Humans; Shedding Weight Restores Vessel Health," presentado por el equipo de la Clínica Mayo en las Sesiones Científicas de la Asociación del Corazón de los Estados Unidos, en noviembre de 2007, http://www.sciencedaily.com/releases/2007/11/071105121934.htm.

Capítulo 3

1. S. J. Nicholls, P. Lundman, J. A. Harmer, B. Cutri, K. A. Griffiths, K. A. Rye, P. J. Barter, and D. S. Celermajer, "Consumption of Saturated Fat Impairs the Anti-inflammatory Properties of High-Density Lipoproteins and Endothelial Function," *Journal of the American College of Cardiology*, 48, no. 4 (2006):715–20.

2. David Kritchevsky, "History of Recommendations to the Public about Dietary Fat," *The Journal of Nutrition*, 128, no. 2 (1998):449S–452S.

3. U.S. Department of Health and Human Services and U.S. Department of Agriculture, "Nutrition and Your Health: Dietary Guidelines for Americans, 1980," http://www.health.gov/dietaryguidelines/1980thin.pdf.

4. U.S. Department of Health and Human Services and U.S. Department of Agriculture, "Nutrition and Your Health: Dietary Guidelines for Americans, 1995," http://www.health.gov/dietaryguidelines/dga95/default.htm.

5. U.S. Department of Health and Human Services and U.S. Department of Agriculture, "Nutrition and Your Health: Dietary Guidelines for Americans, 2000," http://www.health.gov/dietaryguidelines/dga2000/document/frontcover.htm.

6. U.S. Department of Health and Human Services and U.S. Department of Agriculture, "Dietary Guidelines for Americans, 2005," http://www.health.gov/dietaryguidelines/dga2005/document/default.htm.

7. T. Thom, N. Haase, W. Rosamond, V. J. Howard, J. Rumsfeld, T. Manolio, Z. J. Zheng, K. Flegal, C. O'Donnell, S. Kittner, D. Lloyd-Jones, D. C. Goff Jr., Y. Hong, R. Adams, G. Friday, K. Furie, P. Gorelick, B. Kissela, J. Marler, J. Meigs, V. Roger, S. Sidney, P. Sorlie, J. Steinberger, S. Wasserthiel-Smoller, M. Wilson, and P. Wolf, American Heart Association Statistics Committee and Stroke Statistics Subcommittee, "Heart Disease and Stroke Statistics—2006 Update: A Report from the American Heart Association Statistics Committee and Stroke Statistics Subcommittee," *Circulation*, 113, no. 6 (2006):e85–151.

8. National Center for Health Statistics, "National Health and Nutrition Examination Survey," http://www.cdc.gov/nchs/about/major/nhanes/nh1rrm.htm.

9. A. Keys, C. Aravanis, H. W. Blackburn, F. S. Van Buchem, R. Buzina, B. D. Djordjevic, A. S. Dontas, F. Fidanza, M. J. Karvonen, N. Kimura, D. Lekos, M. Monti, V. Puddu, and H. L Taylor, "Epidemiological Studies Related to Coronary Heart Disease: Characteristics of Men Aged 40–59 in Seven Countries," *Acta Medica Scandinavica Supplementum*, 460 (1966):1–392.

10. M. D. Kontogianni, D. B. Panagiotakos, C. Chrysohoou, C. Pitsavos, A. Zampelas, and C. Stefanadis, "The Impact of Olive Oil Consumption Pattern on the Risk of Acute Coronary Syndromes: The CARDIO2000 Case-Control Study," *Clinical Cardiology*, 30, no. 3 (2007):125–9.

11. H. M. Roche, A. Zampelas, J. M. Knapper, D. Webb, C. Brooks, K. G. Jackson, J. W. Wright, B. J. Gould, A. Kafatos, M. J. Gibney, and C. M. Williams, "Effect of Long-

Term Olive Oil Dietary Intervention on Postprandial Triacylglycerol and Factor VII Metabolism," *American Journal of Clinical Nutrition*, 68, no. 3 (1998):552–60.

12. W. R. Archer, B. Lamarche, A. C. St-Pierre, J. F. Mauger, O. Deriaz, N. Landry, L. Corneau, J. P. Despres, J. Bergeron, J. Couture, and N. Bergeron, "High Carbohydrate and High Monounsaturated Fatty Acid Diets Similarly Affect LDL Electrophoretic Characteristics in Men Who Are Losing Weight," *Journal of Nutrition*, 133, no. 10 (2003):3124–9.

13. L. J. Appel, F. M. Sacks, V. J. Carey, E. Obarzanek, J. F. Swain, E. R. Miller III, P. R. Conlin, T. P. Erlinger, B. A. Rosner, N. M. Laranjo, J. Charleston, P. McCarron, and L. M. Bishop, OmniHeart Collaborative Research Group, "Effects of Protein, Monounsaturated Fat, and Carbohydrate Intake on Blood Pressure and Serum Lipids: Results of the Omniheart Randomized Trial," *The Journal of the American Medical Association*, 294, no. 19 (2005):2455–64.

14. P. M. Kris-Etherton, T. A. Pearson, Y. Wan, R. L. Hargrove, K. Moriarty, V. Fishell, and T. D. Etherton, "High-Monounsaturated Fatty Acid Diets Lower Both Plasma Cholesterol and Triacylglycerol Concentrations," *American Journal of Clinical Nutrition*, 70, no. 6 (1999):1009–15.

15. R. Estruch, M. A. Martínez-González, D. Corella, J. Salas-Salvado, V. Ruiz-Gutiérrez, M. I. Covas, M. Fiol, E. Gómez-Gracia, M. C. López-Sabater, E. Vinyoles, F. Aros, M. Conde, C. Hahoz, J. Lapetra, G. Saez, and E. Ros, PREDIMED Study Investigators, "Effects of a Mediterranean-Style Diet on Cardiovascular Risk Factors: A Randomized Trial," *Annals of Internal Medicine*, 145, no. 1 (2006):1–11.

16. National Institutes of Health, "How You Can Lower Your Cholesterol Level," http://www.nhlbi.nih.gov/chd/lifestyles.htm.

17. J. A. Paniagua, A. Gallego de la Sacristana, I. Romero, A. Vidal-Puig, J. M. Latre, E. Sanchez, P. Pérez-Martínez, J. López-Miranda, and F. Pérez-Jiménez, "Monounsaturated Fat-Rich Diet Prevents Central Body Fat Distribution and Decreases Postprandial Adiponectin Expression Induced by a Carbohydrate-Rich Diet in Insulin-Resistant Subjects," *Diabetes Care*, 30, no. 7 (2007):1717–23.

18. B. Gumbiner, C. C. Low, and P. D. Reaven, "Effects of a Monounsaturated Fatty Acid-Enriched Hypocaloric Diet on Cardiovascular Risk Factors in Obese Patients with Type 2 Diabetes," *Diabetes Care*, 21, no. 1 (1998):9–15.

19. L. Berglund, M. Lefebre, H. N. Ginsberg, P. M. Kris-Etherton, P. J. Elmer, P. W. Stewart, A. Ershow, T. A. Pearson, B. H. Dennis, P. S. Roheim, R. Ramakrishnan, R. Reed, K. Stewart, and K. M. Phillips, DELTA Investigators, "Comparison of Monounsaturated Fat with Carbohydrates as a Replacement for Saturated Fat in Subjects with a High Metabolic Risk Profile: Studies in the Fasting and Postprandial States," *American Journal of Clinical Nutrition*, 86, no. 6 (2007): 611–20.

20. J. Salas-Salvado, A. García-Arellano, F. Estruch, F. Márquez-Sandoval, D. Corella, M. Fiol, E. Gómez-Gracia, E. Vinoles, F. Aros, C. Herrera, C. Lahoz, J. Lapetra, J. S. Perona, D. Muñoz-Aguado, M. A. Martínez-González, and E. Ros, "Components of the Mediterranean-Type Food Pattern and Serum Inflammatory Markers among Patients at

High Risk for Cardiovascular Disease," *European Journal of Clinical Nutrition*, advance online publication doi: 10.1038/sj.ejcn.1602762 (18 April 2007), www.nature.com/ejcn/journal/vaop/ncurrent/abs/1602762a.html.

21. K. Esposito, R. Marfella, M. Ciotola, C. Di Palo, F. Giugliano, G. Fiugliano, M. D'Armiento, F. D'Andrea, and D. Giugliano, "Effect of a Mediterranean-Style Diet on Endothelial Dysfunction and Markers of Vascular Inflammation in the Metabolic Syndrome: A Randomized Trial," *The Journal of the American Medical Association*, 292, no. 12 (2004):1440–6.

22. A. Wolk, R. Bergstrom, D. Hunter, W. Willett, H. Ljung, L. Holmberg, L. Bergkvist, A. Bruce, and H. O. Adami, "A Prospective Study of Association of Monounsaturated Fat and Other Types of Fat with Risk of Breast Cancer," *Archives of Internal Medicine*, 158, no. 1 (1998):41–5.

23. V. Solfrizzi, F. Panza, F. Torres, F. Mastroianni, A. Del Parigi, A. Venezia, and A. Capurso, "High Monounsaturated Fatty Acids Intake Protects against Age-Related Cognitive Decline," *Neurology*, 52, no. 8 (1999):1563–9.

24. C. Romero, E. Medina, J. Vargas, M. Brenes, and A. De Castro, "In Vitro Activity of Olive Oil Polyphenols against *Helicobacter pylori*," *Journal of Agriculture and Food Chemistry*, 55, no. 3 (2007):680–686.

25. G. Zhao, T. D. Etherton, K. R. Martin, S. G. West, P. J. Gillies, and P. M. Kris-Etherton, "Dietary Alpha-Linolenic Acid Reduces Inflammatory and Lipid Cardiovascular Risk Factors in Hypercholesterolemic Men and Women," *Journal of Nutrition*, 134 (2004):2991–2997.

26. N. Z. Unlu, T. Bohn, S. K. Clinton, and S. J. Schwartz, "Carotenoid Absorption from Salad and Salsa by Humans Is Enhanced by the Addition of Avocado or Avocado Oil," *The Journal of Nutrition*, 135, no. 3 (2005):431–436.

27. F. Panza, V. Solfrizzi, A. M. Colacicco, A. D'Introno, C. Capurso, F. Torres, A. Del Parigi, S. Capurso, and A. Capurso, "Mediterranean Diet and Cognitive Decline," *Public Health Nutrition*, 7, no. 7 (2004):959–63.

28. V. Solfrizzi, A. D'Introno, A. M. Colacicco, C. Capurso, R. Palasciano, S. Capurso, F. Torres, A. Capurso, and F. Panza, "Unsaturated Fatty Acids Intake and All-Causes Mortality: A 8.5-Year Follow-Up of the Italian Longitudinal Study on Aging," *Experimental Gerontology*, 40, no. 4 (2005):335–43.

29. J. A. Paniagua, A. Gallego de la Sacristana, I. Romero, A. Vidal-Puig, J. M. Latre, E. Sanchez, P. Pérez-Martínez, J. López-Miranda, F. Pérez-Jiménez, "Monounsaturated Fat-Rich Diet Prevents Central Body Fat Distribution and Decreases Postprandial Adiponectin Expression Induced by a Carbohydrate-Rich Diet in Insulin-Resistant Subjects," *Diabetes Care*, 3, no. 7 (2007):1717–23.

30. L. S. Piers, K. Z. Walker, R. M. Stoney, M. J. Soares, and K. O'Dea, "The Influence of the Type of Dietary Fat on Postprandial Fat Oxidation Rates: Monounsaturated (Olive Oil) vs. Saturated Fat (Cream)," *International Journal of Obesity and Related Metabolic Disorders*, 26, no. 6 (2002):814–21.

Capítulo 4

1. Doreen Virtue, *Constant Craving A–Z* (Carlsbad, CA: Hay House, 1999).
2. Jennifer A. Linde, Robert W. Jeffery, Simone A. French, Nicolaas P. Pronk, Raymond G. Boyle, "Self-Weighing in Weight Gain Prevention and Weight Loss Trials," *Annals of Behavioral Medicine*, 30, no. 3 (2005):210–16.
3. http://www.foodandmood.org/Pages/sh-survey.html
4. Mikko Laaksonen, Sirpa Sarlio-Lähteenkorva, Päivi Leino-Arjas, Pekka Martikainen, and Eero Lahelma, "Body Weight and Health Status: Importance of Socioeconomic Position and Working Conditions," *Obesity Research*, 13 (2005):2169–77.
5. Jos A. Bosch, Eco J.C. de Geus, Angele Kelder, Enno C.I. Veerman, Johan Hoogstraten, and Arie V. Nieuw Amerongen, "Differential Effects of Active versus Passive Coping on Secretory Immunity," *Psychophysiology*, 38, no. 5 (2001), doi:10.1111/1469-8986.3850836.
6. Ann Hettinger, "Rest Assured," *Prevention*, 59, no. 12 (December 2007):48.
7. Ann Hettinger, "Rest Assured," *Prevention*, 59, no. 12 (December 2007):48.
8. D.L. Sherrill, K. Kotchou, S.F. Quan, "Association of Physical Activity and Human Sleep Disorders," *Archives of Internal Medicine*, 158, no. 17 (September 28, 1998):1894–98, http://archinte.ama-assn.org/cgi/reprint/158/17/1894.

Capítulo 5

1. Philip S. Chua, "Air Travel: Medical Tips," *Heart to Heart Talk, CEBU Cardiovascular Center*, (2003), http://www.cebudoctorsuniversity.edu/hospital/cardio/chua2.html.
2. J.W. Pennebaker, J.K. Kiecolt-Glaser, and R. Glaser, "Disclosure of Traumas and Immune Function: Health Implications for Psychotherapy," *Journal of Consulting and Clinical Psychology*, 56 (1988):239–45.

Capítulo 7

1. Steven Reinberg, "Excess Pounds Raise Women's Cancer Risk," *HealthDay* (November 7, 2007), http://body.aol.com/condition-center/breast-cancer/news/article/_a/excess-pounds-raise-womens-cancer-risk/n20071107090309990041.

Capítulo 10

1. I. Giannopoulou, L.L. Ploutz-Snyder, R. Carhart, R.S. Weinstock, B. Fernhall, S. Goulopoulou, and J.A. Kanaley, "Exercise Is Required for Visceral Fat Loss in Postmenopausal Women with Type 2 Diabetes," *Journal of Clinical Endocrinology & Metabolism*, 90, no. 3 (2005):1511–18.

2. S.K. Park, J.H. Park, Y.C. Kwon, H.S. Kim, M.S. Yoon, and H.T. Park, "The Effect of Combined Aerobic and Resistance Exercise Training on Abdominal Fat in Obese Middle-Aged Women," *Journal of Physiological Anthropology and Applied Human Science*, 22, no. 3 (May 2003):129–35.

3. Melinda L. Irwin, Yutaka Yasui, Cornelia M. Ulrich, Deborah Bowen, Rebecca E. Rudolph, Robert S. Schwartz, Michi Yukawa, Erin Aiello, John D. Potter, and Anne McTiernan, "Effect of Exercise on Total and Intra-abdominal Body Fat in Postmenopausal Women," *JAMA*, 289 (2003):323–30.

4. "Depression and Anxiety: Exercise Eases Symptoms," *MayoClinic.com* (October 23, 2006), http://www.mayoclinic.com/health/depression-and-exercise/MH00043.

5. Anne J. Blood and Robert J. Zatorre, "Intensely Pleasurable Responses to Music Correlate with Activity in Brain Regions Implicated in Reward and Emotion," *Proceedings of the National Academy of Sciences*, 98, no. 20 (September 25, 2001):11818–23.

6. Charles F. Emery, Evana T. Hsiao, Scott M. Hill, and David J. Frid, "Short-Term Effects of Exercise and Music on Cognitive Performance among Participants in a Cardiac Rehabilitation Program," *Heart & Lung: The Journal of Acute and Critical Care*, 32, issue 6 (November/December 2003):368–73.

Capítulo 11

1. "With Obesity on the Rise, Dieting a Constant Concern," *Calorie Control*, 29 (Fall 2007), http://www.caloriecontrol.org/pdf/ccc%20comm%20fall07_3.pdf.

2. Willard Bishop, "Making Healthy Eating Easier," *Shopping for Health 2006*, survey by *Prevention* magazine (2006).

3. M.L. Irwin, Y. Yasui, C.M. Ulrich, D. Bowen, R.E. Rudolph, R.S. Schwartz, M. Yukawa, E. Aiello, J.D. Potter, A. McTiernan, "Effect of Exercise on Total and Intra-abdominal Body Fat in Postmenopausal Women: A Randomized Controlled Trial," *JAMA*, 289, no. 3 (January 15, 2003):323–30, http://jama.ama-assn.org/cgi/content/full/289/3/323?ijkey=2ffd96d981677fb09007213e18cda542e6ed4cc0.

glosario

Aceite de alazor. Sinónimo: aceite de cártamo. En inglés: *safflower oil*.

Aceite de *canola*. Este aceite se extrae de las semillas de la colza, la cual es baja en grasa saturada. Sinónimo: aceite de colza.

Aceite de semillas de lino. *Véase* **Semillas de lino.**

Aceitunas *kalamata*. Un tipo de aceituna griega con forma de almendra, de color oscuro parecido al de la berenjena y con un sabor sustancioso a frutas. Se consiguen en la mayoría de los supermercados y en las tiendas *gourmet*. En inglés: *kalamata olives*.

Adobo. Una salsa en la que se remojan los alimentos para darles sabor. Sinónimo: marinado. En inglés: *marinade*.

Albaricoque. Sus sinónimos son chabacano y damasco. En inglés: *apricot*.

Alimentos chatarra. Una gama de alimentos populares con poco valor nutritivo. Entre los ejemplos comunes de comida chatarra están las papitas, las frituras de maíz, los totopos preempaquetados, las tabletas de chocolate, el helado, las gaseosas, la mayoría de las galletas y las galletitas, los pasteles (bizcochos, tortas, *cakes*), la comida rápida, etc. Casi toda la comida chatarra se prepara con harina refinada y es alta en calorías y grasa, por lo que no es recomendable que forme una parte significativa de nuestra alimentación.

Aliño. Su sinónimo es aderezo. En inglés: *salad dressing*.

Almíbar de arce. Sinónimo: miel de maple. En inglés: *maple syrup*.

Arándano agrio. Una baya roja de sabor agrio usada para elaborar postres y bebidas. Sinónimo: arándano rojo. En inglés: *cranberry*.

Arándano azul. Una baya azul pariente del arándano agrio con un sabor dulce, no agrio. En inglés: *blueberry*.

Arroz *basmati*. Un tipo de arroz de grano largo oriundo de la India. Es muy aromático, con una textura seca pero esponjosa. En inglés: *basmati rice*.

Arugula*.** Una verdura de origen italiano que se come como parte de las ensaladas. Tiene un sabor a mostaza picante y se consigue en ciertos supermercados y en tiendas de productos naturales. A veces se usa como parte del ***Mesclun (véase la página 364).

***Bagel*.** Un panecillo en forma de rosca que se prepara al hervirse y luego hornearse. Se puede preparar con una gran variedad de sabores y normalmente se sirve con queso crema.

Batatas dulces. Tubérculos cuyas cáscaras y pulpas tienen el mismo color amarillo-naranja. No se deben confundir con las batatas de Puerto Rico (llamadas "boniatos" en Cuba), que son tubérculos redondeados con una cáscara rosada y una pulpa blanca. Sinónimos de batata dulce: boniato, camote, moniato. En inglés: *sweet potatoes*.

Blanquear. Una técnica culinaria en que un alimento —por lo general una verdura o una fruta— se coloca en agua hirviendo y luego se retira después de un intervalo breve y se coloca en agua helada o fría. Se utiliza para mejorar el sabor o el color de ciertos alimentos o bien para ayudar a aflojar la piel o cáscara de ciertas frutas o frutos secos.

Bok choy. Un tipo de repollo (vea la página 366) chino. Se consigue en la mayoría de los supermercados (colmados) o en las tiendas de productos asiáticos.

Brócoli *rabe*. Una verdura de origen mediterráneo que consiste en un capullo rodeado por muchas hojas puntiagudas. Dado que el capullo central se parece en algo a una cabezuela de brócoli, se le ha puesto el nombre de brócoli *rabe*, aunque en realidad no pertenece a la misma familia que el brócoli común. Se consigue en la mayoría de los supermercados (colmados). Sinónimo: *rapini*.

***Butternut squash. Véase* Squash.**

Cacahuate. Sus sinónimos son cacahuete y maní. En inglés: *peanut*.

Cacerola. Una comida horneada en un recipiente hondo tipo cacerola. Sinónimo: guiso. En inglés: *casserole*. También puede ser un recipiente metálico de forma cilíndrica que se usa para cocinar. Por lo general, no es muy hondo y tiene mango o asas. Sinónimos: cazuela, cazo. En inglés: *saucepan*.

Calabacín. Un tipo de calabaza con forma de cilindro un poco curvo y que es un poco más chico en la parte de abajo que en la parte de arriba. Su color varía entre un verde claro y un verde oscuro, y a veces tiene marcas amarillas. Su pulpa es color hueso y su sabor es ligero y delicado. Sinónimos: calabacita, hoco, zambo, zapallo italiano. En inglés: *zucchini*.

Cebollín. Una variante de la familia de las cebollas. Tiene una base blanca que todavía no se ha convertido en bulbo y hojas verdes que son largas y rectas. Ambas partes son comestibles. Son parecidos a los chalotes, y la diferencia está en que los chalotes tienen el bulbo ya formado y son más maduros. Sinónimos: escalonia, cebolla de cambray. En inglés: *scallion*.

Cebollino. Una hierba que es pariente de la cebolla cuyas hojas altas y finas dan un ligero sabor a cebolla a los alimentos. Uno de sus usos comunes es como ingrediente de salsas cremosas. También se agrega a las papas horneadas. Debido a las variaciones regionales entre los hispanohablantes, a veces se confunde al cebollino con el cebollín. Vea las definiciones de estos en este glosario para evitar equivocaciones. Sinónimo: cebolleta. En inglés: *chives*.

Chalote. Una hierba que es pariente de la cebolla y de los puerros (poros). Sus bulbos están agrupados y sus tallos son huecos y de un color verde vívido. De sabor suave, se recomienda agregarlo al final del proceso de cocción. Es muy utilizado en la cocina francesa. En inglés: *shallots*.

Chícharos. Semillas verdes de una planta leguminosa euroasiática. Sinónimos: alverjas, arvejas, guisantes, *petit pois*. En inglés: *peas*.

Chile. *Véase* **Pimiento.**

Chili. Un tipo de guiso (estofado) oriundo del suroeste de los Estados unidos que consiste en carne de res molida, chiles picantes, frijoles (habichuelas) y otros condimentos.

Chutney. Un condimento agridulce de origen hindú que contiene frutas, azúcar, cebollas y algún tipo de chile para darle un sabor picante. Hay varios tipos de *chutney*: puede ser de coco, de tomate, de mango y de muchos otros ingredientes más. Por lo general se consigue ya preparado en la sección de alimentos internacionales en los supermercados (colmados) o en tiendas que venden alimentos hindúes.

Cidrayote. Véase *Squash.*

Coleslaw. Ensalada de col (repollo) con mayonesa.

Colesterol. Una sustancia cerosa que se encuentra en el torrente sanguíneo. Se utiliza para producir membranas (paredes) de células, así como algunas hormonas, y también ayuda en otras funciones corporales. El cuerpo fabrica cierta cantidad de colesterol y el resto lo obtiene de los alimentos. Tener demasiado colesterol en el torrente sanguíneo puede ser dañino, ya que impide la circulación y puede conducir a enfermedades cardíacas o a un derrame cerebral. El colesterol como tal es transportado por el torrente sanguíneo por dos sustancias: las lipoproteínas de baja densidad y las lipoproteínas de alta densidad. Comúnmente se conocen las lipoproteínas de baja densidad por el nombre de "colesterol LBD"; también se le dice "colesterol malo", porque puede obstruir las arterias e incrementar el riesgo de sufrir un ataque al corazón. Por su parte, las lipoproteínas de alta densidad o colesterol LAD se conocen como "colesterol bueno", porque niveles elevados de estos se relacionan con menores posibilidades de sufrir un ataque al corazón o un derrame cerebral. En inglés, el colesterol LBD se llama *"LDL cholesterol"* y el colesterol LAD se llama *"HDL cholesterol".*

Comelotodo. Un tipo de legumbre con una vaina delgada de color verde brillante que contiene semillas pequeñas que son tiernas y dulces. Sinónimo: arveja china. En inglés: *snow peas.*

Crema de cacahuate. Su sinónimo es mantequilla de maní. En inglés: *peanut butter.*

Cúrcuma. Una especia hindú de color amarillo fuerte. Sinónimo: azafrán de las indias. En inglés: *turmeric.*

Curry. Un condimento muy picante utilizado para sazonar varios platos típicos de la india. *Curry* también puede referirse a un plato preparado con este condimento.

Cuscús. Un tipo de cereal preparado con sémola en grano. Se hacen bolitas de la sémola y se recubren con harina de trigo bien molida, después se cocina al vapor. Es comida típica magrebí pero se consigue en la mayoría de los supermercados (colmados) ya preparado. En inglés: *couscous.*

Dip. Una salsa o mezcla blanda (como el guacamole, por ejemplo), en que se mojan los alimentos para picar, como por ejemplo frituras de maíz, papitas fritas, totopos (tostaditas, nachos), zanahorias o apio.

Donut. Un pastelito con forma de rosca que se prepara con levadura o polvo de hornear. Se puede hornear pero normalmente se fríe.

Edamame. Un plato preparado con frijoles de soya que han sido cosechado durante una etapa inmadura cuando aún están verdes y que se hierven y se sirven con la vaina. Se consigue ya preparado en la sección de productos asiáticos en el supermercado (colmado) o en las tiendas naturistas.

Ejotes. *Véase* **habichuelas verdes.**

Espaldilla de res. Un corte estadounidense de carne de res tomado de la parte inferior de los cuartos traseros. Sinónimos: arrachera, matambre. En inglés: *flank steak.*

Especias para pay de calabaza o pay de manzana. Una mezcla de especias —entre ellas jengibre, canela, nuez moscada, clavos y pimienta de Jamaica— que se vende preempaquetada. Se usa no sólo para hacer pays de calabaza o de manzana, sino también varios tipos de productos panificados. Las especias para pay de calabaza o de manzana se encuentran en los supermercados (colmados) en la sección de las especias. En inglés las especias para pay de calabaza se llaman *pumpkin pie spice.* Las especias para pay de manzana se llaman *apple pie spice.*

Eye of round. Un corte de carne de res que viene de una sección del animal que abarca desde el trasero hasta el tobillo. Hay varios cortes de carne que vienen de esta sección, pero el más tierno es el *eye of round.* También es bastante magro (bajo en grasa). Se consigue en casi todos los supermercados (colmados).

Fideos *soba*. Un tipo de fideos asiáticos que se hacen de trigo sarraceno (alforjón).

Frijoles. Una de las variedades de plantas con frutos en vaina del género *Phaselous.* Vienen en muchos colores: rojos, negros, blancos, etcétera. Sinónimos: alubia, arvejas, caraotas, fasoles, fríjoles, habas, habichuelas, judías, porotos, trijoles. En inglés: *beans.*

Frijoles *cannellini*. Frijoles de origen italiano de color blanco que típicamente se utilizan en ensaladas y en sopas. Se consiguen en la mayoría de los supermercados y en las tiendas de productos *gourmet.*

Frittata. *Véase* **Omelette.**

Frutos secos. Alimentos comunes que consisten en una semilla comestible encerrada en una cáscara. Entre los ejemplos más comunes de este alimento están las almendras, las avellanas, los cacahuates (maníes), los pistachos y las nueces. Aunque muchas personas utilizan el término "nueces" para referirse a los frutos secos en general, en realidad "nuez" significa un tipo común de fruto seco en particular.

Galletas y galletitas. Tanto "galletas" como "galletitas" se usan en Latinoamérica para referirse a dos tipos de comidas. El primer tipo es un barquillo delgado no dulce (en muchos casos es salado) hecho de trigo que se come como merienda (refrigerio, tentempié) o que acompaña una sopa. El segundo es un tipo de pastel (véase la página 365) plano y dulce que normalmente se come como postre o merienda. En este libro, usamos "galleta" para describir los barquillos salados y "galletita" para los pastelitos pequeños y dulces. En inglés, una galleta se llama *"cracker"* y una galletita se llama *"cookie".*

Galletas *Graham*. Galletas dulces hechas de harina de trigo integral y típicamente saborizadas con miel.

Guiso. Un plato que generalmente consiste en carne y verduras (o a veces tubérculos) que se cocina en una olla a una temperatura baja con poco líquido. Sinónimo: estofado. En inglés: *stew.*

Habas. Frijoles (véase arriba) planos de color oscuro y de origen mediterráneo que se consiguen en las tiendas de productos naturales. En inglés: *fava beans.*

Habas blancas. Frijoles planos de color verde pálido, originalmente cultivados en la ciudad de Lima, en Perú. Sinónimos: alubias, ejotes verdes chinos, frijoles de Lima, judías blancas, porotos blancos. En inglés: *lima beans.*

Habichuelas verdes. Frijoles verdes, largos y delgados. Sinónimos: habichuelas tiernas, ejotes. En inglés: *green beans* o *string beans.*

Half and half. Mezcla comercial de partes iguales de crema y leche que en los EE. UU. comúnmente se echa al café matutino.

Harina pastelera integral. Un tipo de harina utilizada para la repostería pero integral (vea la página siguiente), lo cual significa que está hecha de trigo integral, no el trigo blanco bien molido que normalmente se usa para hacer la harina pastelera común. Se consigue en algunos supermercados y en las tiendas de productos naturales. En inglés: *whole wheat pastry flour.*

Hongo. Una planta talofita que no tiene clorofila. Su tamaño es muy variado y su reproducción es preferentemente asexual. Existe una gran variedad de hongos, desde los pequeños blancos (conocidos como champiñones o setas) hasta los grandes como los *portobello.*

Hongo *shiitake*. Un tipo de hongo de origen asiático que es grande y carnoso, con un sabor intenso. Se consigue en la mayoría de los supermercados (colmados) y en las tiendas de productos asiáticos.

Hummus. Una pasta hecha de garbanzos aplastados mezclados con jugo de limón, aceite de oliva, ajo y aceite de sésamo (ajonjolí). Es muy común en la cocina del Medio Oriente, donde se come con pan árabe (véase la página 365).

Índice glucémico. Un sistema de calificación para alimentos que contienen carbohidratos, el cual asigna valores bajos, medianos y altos a cientos de comidas diferentes. El valor de un alimento en el índice glucémico indica la rápidez con la que éste eleva el azúcar en sangre de una persona después de comerlo. Según ciertas investigaciones, las elevaciones bruscas en la glucosa no son saludables, particularmente cuando uno padece diabetes del tipo II. En cambio, comer alimentos con valores bajos en el índice glucémico —como por ejemplo verduras, frijoles (habichuelas) y pan integral— mantiene estables a los niveles de glucosa y a su vez eso parece ayudar a controlar la diabetes, prevenir ciertas enfermedades y promover el adelgazamiento. Para más información sobre el índice glucémico y cómo aprovecharlo para cuidarse mejor la salud, consulte los libros *Adelgace con azúcar* y *Gánele a la glucosa.*

Integral. Este término se refiere a la preparación de los cereales (granos) como arroz, maíz, avena, pan, etcétera. En su estado natural, los cereales tienen una capa exterior muy nutritiva que aporta fibra dietética, carbohidratos complejos, vitaminas del complejo B, vitamina E, hierro, zinc y otros minerales. No obstante, para que tengan una presentación más atractiva, muchos fabricantes les quitan las capas exteriores a los cereales. La mayoría de los nutriólogos y médicos recomiendan que comamos los cereales integrales (excepto en el caso del alforjón o trigo sarraceno) para aprovechar los nutrientes que nos aportan. Estos productos se consiguen en algunos supermercados y en las tiendas de productos naturales. Entre los productos integrales más comunes están el arroz integral (*brown rice*), pan integral (*whole-wheat bread* o *whole-grain bread*), cebada integral (*whole-grain barley*) y avena integral (*whole oats*).

Kósher. Término que significa que un alimento está en conformidad con las leyes dietéticas judías. Los alimentos kósher se consiguen en algunos supermercados (colmados) o en tiendas especializadas en estos alimentos.

LAD. *Véase* **Colesterol.**

Lasca. Sinónimo: lonja.

LBD. *Véase* **Colesterol.**

Lechuga *mâche*. Una verdura de origen europeo con hojas oscuras muy tiernas. Tiene un sabor picante parecido al de los frutos secos (véase la página 362). Se utiliza en ensaladas o se preparar al vapor cómo una guarnición. Se consigue en algunos supermercados y en la mayoría de las tiendas de productos *gourmet*. Muchas veces la lechuga *mâche* forma parte de una ensalada de verduras mixtas llamada *mesclun* (vea abajo). En inglés se conoce bajo varios nombres, entre ellos *mâche, corn salad, field lettuce* y *field salad*.

Lechuga mantequilla. Una variedad de lechuga que se caracteriza por tener una cabeza pequeña y redonda con hojas blandas cuyas texturas son mantecosas y de un color que oscila entre un verde claro en las hojas exteriores y un verde amarillento en las hojas interiores. Las lechugas tipo Boston y Bibb son las variedades más comunes de lechuga mantequilla. Se puede buscar en el supermercado (colmado) bajo el nombre "*butterhead lettuce*" o bien "*Boston lettuce*" o "*Bibb lettuce*".

Lechuga repollada. Cualquiera de los diversos tipos de lechugas que tienen cabezas compactas de hojas grandes y crujientes que se enriscan. En inglés: *iceberg lettuce*.

Lechuga romana. Una variedad de lechuga con un largo y grueso tallo central y hojas verdes y estrechas. Sinónimo: lechuga orejona. En inglés: *romaine lettuce*.

Licuado. Su sinónimo es batido. En inglés: *smoothie*.

Lomo de cerdo. Un corte del lomo del animal. En inglés: *pork tenderloin*.

***Mâche*.** *Véase* **Lechuga *mâche*.**

Medio hecho. Un término de cocción para carnes de res en que quedan con una temperatura central de 126°F (52°C). A este término la carne queda con un centro rojo tibio. En inglés: *medium rare*.

Melocotón. Fruta originaria de la china que tiene un color amarillo rojizo y cuya piel es velluda. Sinónimo: durazno. En inglés: *peach*.

Merienda. En este libro, es una comida entre las comidas principales del día, sin importar ni lo que se come ni a la hora en que se come. Sinónimos: bocadillo, bocadito, botana, refrigerio, tentempié. En inglés: *snack*.

***Mesclun*.** Una mezcla de verduras de ensalada —típicamente diferentes tipos de lechuga— que se vende preempaquetada en los supermercados en la sección de verduras. Entre las verduras utilizadas en el *mesclun* están la *arugula*, el *radicchio* y la lechuga *mâche*. También se vende bajo el nombre "*field greens*".

Miel de maple. Sinónimo: almíbar de arce. En inglés: *maple syrup*.

***Miso*.** Una pasta que se prepara al moler arroz al vapor (o cebada), frijoles de soya cocidos y sal. Se fermenta la mezcla molida en salmuera. *Miso* es de origen asiático y se usa para preparar sopas y otros alimentos. Se consigue en la sección de productos asiáticos en el supermercado (colmado) y en tiendas que venden alimentos asiáticos.

Mostaza *Dijon*. Un tipo de mostaza francesa con una base de vino blanco. En inglés: *Dijon mustard.*

Muffin. Un tipo de panecillo que se puede preparar con una variedad de harinas y que muchas veces contiene frutas y frutos secos. La mayoría de los *muffins* norteamericanos se hacen con polvo de hornear en vez de levadura. El muffin es una comida de desayuno muy común en los EE. UU.

Naranja. Su sinónimo es china. En inglés: *orange.*

Nuez. *Véase* **Frutos secos.**

Nuez de la India. Un tipo de fruto seco cuya forma es parecida a la de un riñón y cuyo sabor es mantecoso. Sinónimos: anacardo, semilla de cajuil, castaña de cajú. En inglés: *cashew.*

Omelette. Un plato a base de huevos con relleno. Para prepararlo se baten huevos hasta que tengan una consistencia cremosa y después se cocinan en un sartén, sin revolverlos, hasta que se cuajen. El *omelette* se sirven doblado a la mitad con un relleno (como jamón, queso o espinacas) colocado en el medio. Algunos hispanohablantes usan el término "tortilla" para referirse al *omelette*. Una *frittata* es un tipo de *omelette* en que el relleno se agrega a los huevos batidos antes de que se cocinen. Típicamente esta se hornea y no se sirve doblada. En este libro hay una receta para una frittata saludable en la página 167.

Palomitas de maíz. Granos de maíz cocinados en aceite o a presión hasta que forman palomitas blancas. Sinónimos: rositas de maíz, rosetas de maíz, copos de maíz, cotufa, canguil.

Pan árabe. Pan plano originario del Medio Oriente que se prepara sin levadura. Sinónimo: pan de *pita*. En inglés: *pita bread.*

Panqueque. Un tipo de pastel (véase la definición de este abajo) plano generalmente hecho de alforjón (trigo sarraceno) que se dora por ambos lados en una plancha o en un sartén engrasado.

Papas a la francesa. En este libro usamos este término para referirnos a las tiras largas de papas que se fríen en cantidades abundantes de aceite. En muchos países se conocen como papitas fritas y por lo general se sirven como acompañantes para las hamburguesas o los *hot dogs*. En inglés: *French fries.*

Papas cambray. Papas inmaduras que se cosechan durante la primavera o el verano en vez del otoño. Se caracterizan por ser pequeños y tener cáscaras más finas que las de papas maduras, por lo que normalmente no se pelan antes de cocinarlas. En inglés: *new potatoes.*

Papitas fritas. En este libro usamos este término para referirnos a las rodajas redondas u ovaladas de papas que se fríen en cantidades abundantes de aceite y que se venden en bolsas en las tiendas de comestibles. En inglés: *potato chips.*

Pastel. El significado de esta palabra varía según el país. En Puerto Rico, un pastel es un tipo de empanada que se sirve durante las fiestas navideñas. En otros países, un pastel es una masa de hojaldre horneada rellena de frutas en conserva. En este libro, por lo general usamos "pastel" para referirnos a un postre horneado generalmente preparado con harina, mantequilla, edulcorante y huevos. Sinónimos: bizcocho, torta, *cake*. En inglés: *cake*. Ahora bien, hay dos o tres recetas que llevan carne u otros ingredientes que también les llamamos pastel debido a su forma de preparación.

Pay. Una masa de hojaldre horneada que está rellena de frutas en conserva. Sinónimos: pie, pastel, tarta. En inglés: *pie*.

Perrito caliente. Un sándwich (emparedado) que lleva una salchicha de Frankfurt o vienesa (hervida o frita) en un pan alargado que suele acompañarse con algún aderezo como catsup, mostaza o chucrut. Sinónimos: pancho, panso. En inglés: *hot dog*.

Pesto. Una salsa italiana hecha de albahaca machacada, ajo, piñones y queso parmesano en aceite de oliva. Se puede preparar en casa o bien conseguirse ya preparado en la mayoría de los supermercados (colmados).

Pimiento. Fruto de las plantas *Capsicum*. Hay muchísimas variedades de esta hortaliza. Los que son picantes se conocen en México como chiles picantes, y en otros países como pimientos o ajíes picantes. Por lo general, en este libro nos referimos a los chiles picantes o a los pimientos rojos o verdes que tienen forma de campana, los cuales no son nada picantes. En muchas partes de México, estos se llaman pimientos morrones. En el Caribe, se conocen como ajíes rojos o verdes. En inglés, estos se llaman *bell peppers*.

Plátano. Fruta cuya cáscara es amarilla y que tiene un sabor dulce. Sinónimos: banana, banano, cambur y guineo. No lo confunda con el plátano verde, que si bien es su pariente, es una fruta distinta.

Platija. Su sinónimo es rodaballo. En inglés: *flounder*.

Pretzel. Golosina hecha de una pasta de harina y agua. A la pasta se le da la forma de una soga, se le hace un nudo, se le echa sal y se hornea. Es una merienda muy popular en los EE.UU.

Queso *feta*. Un tipo de queso oriundo de Grecia que se hace de leche de oveja y cabra. Se cura en salmuera durante varios meses y tiene un sabor salado que puede oscilar entre suave a fuerte.

Queso Jarlsberg. Un queso noruego de sabor suave que se caracteriza por tener huecos grandes e irregulares parecido a los del queso suizo. En inglés: *Jarlsberg cheese*.

Queso *ricotta*. Un tipo de queso italiano blanco con una consistencia parecida a la del yogur. Es húmedo y tiene un sabor ligeramente dulce, por lo que se presta para hacer postres. En inglés: *ricotta cheese*.

Rábano picante. Una hierba de origen europeo cuyas raíces se utilizan para condimentar los alimentos. Se vende fresco o bien embotellado en un conservante como vinagre o jugo de remolacha (betabel). Sinónimo: raíz fuerte. En inglés: *horseradish*.

Relish. Un condimento que por lo general se hace de pepinos encurtidos, tomates verdes, verduras picadas y rábano picante (raíz) fuerte; suele servirse con carnes.

Repollo. Planta verde cuyas hojas se agrupan en forma compacta y que varía en cuanto a su color. Puede ser casi blanco, verde o rojo. Sinónimo: col. En inglés: *cabbage*.

Requesón. Un tipo de queso hecho de leche descremada. No es seco y tiene relativamente poca grasa y calorías. En inglés: *cottage cheese*.

Round sirloin tip. Un corte de carne de res del round, el cual abarca desde el trasero del animal hasta el tobillo. Es lo suficientemente tierno para asarse en el horno o servirse en brochetas.

Salsa para _chili_. Un tipo de salsa de tomate comercial que lleva condimentos como chiles, ajo en polvo, etc., que normalmente se utiliza para preparar el _chili_, un tipo de guiso (estofado) que lleva carne de res molida, frijoles y otros ingredientes. (Vea la página 360). Esta salsa se consigue en tarros en la mayoría de los supermercados (colmados) en la sección de alimentos mexicanos, aunque realmente muchos de los últimos no son realmente mexicanos sino basado en las tradiciones de la tierra azteca.

Salsa _pesto_. _Véase_ **Pesto.**

Salsa _Worcestershire_. Nombre comercial de una salsa inglesa muy condimentada cuyos ingredientes incluyen salsa de soya, vinagre, melado, anchoas, cebolla, chiles y jugo de tamarindo. La salsa se cura antes de embotellarla. En inglés: _Worcestershire sauce_.

Semillas de lino. Durante años sus usos eran más bien industriales. Se extraía aceite de estas semillas para elaborar pintura y tintes. Sin embargo, hoy en día se reconoce que cuentan con mucho valor nutritivo. Las semillas de lino son una fuente de minerales como calcio, hierro y vitamina E, así como de ácidos grasos omega-3, los cuales promueven la salud cardíaca. Se consiguen en las tiendas de productos naturales. Sinónimo: linazas. En inglés: _flaxseed_. En el Plan Panza Plana también se utiliza el aceite de semillas de lino, _flaxseed oil_, el cual también se vende en las tiendas de productos naturales. Se recomienda el aceite de semillas de lino que sea alto en ácido oleico (dirá "_high-oleic_" en la etiqueta) y prensado en frío ("_cold pressed_").

Squash. Nombre genérico de varios tipos de calabaza oriundos de América. Los _squash_ se dividen en dos categorías: el veraniego (llamado _summer squash_ en inglés y el invernal (_winter squash_). Los veraniegos tienen cáscaras finas y comestibles, una pulpa blanda, un sabor suave y requieren poca cocción. Entre los ejemplos de estos está el calabacín (calabacita, zambo). Los invernales tienen cáscaras dulces y gruesas, su pulpa es de color entre amarillo y naranja y más dura que la de los veraniegos. Por lo tanto, requieren más tiempo de cocción. Entre las variedades comunes de los _squash_ invernales están el cidrayote, el _acorn squash_, el _spaghetti squash_ y el _butternut squash_. Aunque la mayoría de los _squash_ se consiguen todo el año en los EE.UU., los invernales comprados en el otoño y en el invierno tienen mejor sabor. Los _squash_ se preparan al picarlos, quitarles las semillas y hervirlos. También se pueden picar a la mitad y hornearse o bien cocinarse al vapor.

Spaghetti squash. Véase _Squash_.

Summer squash. Véase _Squash_.

Tahini. Una pasta de origen medioriental hecha de semillas de sésamo (ajonjolí) molidas. En la cocina del Medio Oriente se usa como condimento o como parte de una guarnición.

Tapenade. Una pasta de origen francés que consiste en aceitunas, alcaparras y aceite de oliva. Normalmente se sirve untado en un _baguette_ o se usa para rellenar filetes de carne.

Tazón. Su sinónimo es recipiente. En inglés: _bowl_.

Tempeh. Un alimento parecido a un pastel (vea la definición de este en la página 365) hecho de frijoles de soya. Tiene un sabor que recuerda tanto los frutos como la levadura. Es muy común en las dietas asiáticas y vegetarianas. Se consigue en las tiendas de productos naturales y en algunos supermercados en la sección de los alimentos asiáticos.

Tirabeque. Una variedad de chícharos (véase la definición de estos en la página 360) en vaina que se come completo, es decir, tanto la vaina como las semillas (los chícharos). Es parecido al comelotodo (véase la página 361), pero su vaina es más gorda que la del comelotodo y su sabor es más dulce. En inglés: *sugar snap peas.*

Tofu. Un alimento un poco parecido al queso que se hace de la leche de soya cuajada. Es insípido, pero cuando se cocina junto con otros alimentos adquiere el sabor de estos.

Tomate de herencia. Un tipo de tomate (jitomate) que se siembra de semillas especiales que pasan de una generación de granjeros a otra. Además, a diferencia de otros tipos de tomates, los tomates de herencia no se pueden cultivar con ningún organismo genéticamente modificado. Vienen en varios tipos de colores y tamaños. En inglés: *heirloom tomatoes.*

Tomate de pera. Un tipo de tomate (jitomate) con una forma parecida a la de un huevo cuyo color puede ser rojo o amarillo. En inglés: *plum tomato.*

Tomate tipo uva. Una cepa híbrida de tomate que tiene forma de aceituna o uva; de ahí su nombre. Se caracteriza por su sabor dulce y su bajo contenido de agua comparado con los tomates tipo cereza. En inglés: *grape tomatoes.*

Top round. *Véase* **Round.**

Toronja. Esta fruta tropical es de color amarillo y muy popular en los EE.UU. como una comida en el desayuno. Sinónimos: pamplemusa, pomelo. En inglés: *grapefruit.*

Torta blanca esponjosa. Un tipo de pastel (vea la página 365) que se prepara con harina de un trigo blando y claras de huevos bien batidas, entre otros ingredientes, que le dan una textura muy ligera; de ahí su nombre. Se consigue ya preparada en la sección de productos panificados de los supermercados (colmados) o bien se puede preparar utilizando una mezcla comercial. En inglés: *angel food cake.*

Tzatziki. Un tipo de salsa oriundo del Medio Oriente que se hace de yogur, pepino y ajo. Normalmente se usa para mojar los alimentos.

Vieiras. Unos mariscos pequeños caracterizado por una doble cáscara con forma de abanico. Las que se cosechan en las bahías son pequeñas pero muy valoradas por su carne dulce y de hecho son más caras que las que se cosechan en el mar. Sinónimo: escalopes. En inglés: *scallops.*

Waffle. Una especie de pastel hecho de una masa líquida horneada en una plancha especial cuyo interior tiene la forma de un panal. Se hornea en la plancha y se sirve con almíbar. Sinónimos: wafle, gofre.

Wasabi. Un tipo de rábano picante (vea la página 366) japonés. Esta pasta verde típicamente se usa para condimentar *sashimi* (mariscos crudos) o *sushi* pero también se usa para muchos otros platos y se consigue en la sección de productos asiáticos en los supermercados (colmados).

Zanahorias cambray. Zanahorias pequeñas, delgadas y tiernas que son más o menos 1½ pulgadas (4 cm) de largo. En inglés: *baby carrots.*

índice de términos

Las referencias de páginas <u>subrayadas</u> indican que el tema se trata en un recuadro o bien en una tabla en la página señalada. Las referencias de páginas en negritas indican que hay una fotografía del tema tratado en la página señalada.

Muffins con fruta y nueces, 169
Muffins sureños de maíz y pacanas, 171
Música, <u>334</u>

Nabo
Sopa de nabo y zanahoria con queso parmesano, 183
Naranja, 365
crear su propia merienda, 159
Pollo a la naranja con almendras, 211
National Health and Nutrition Examination Survey (Encuesta Nacional de Salud y Nutrición o *NHANES*), 34–35
Nectarinas
Tarta de ciruela y nectarina, 249
Nueces. *Véase también* Frutos secos
Ensalada californiana de pavo, 144
Ensalada de atún, 143
Ensalada de espinaca con rábanos y nueces, 200
Ensalada de remolacha y queso de cabra, 190
Ensalada de zanahoria y nueces, 186
Minicacerolas de batata dulce, 243
Muffin con pavo y arándanos agrios, 143
Muffins con fruta y nueces, 169
Pan árabe con atún, 143
Pan tostado con canela y pasas, 134
Piña con requesón, 154
Pollo a la frambuesa, 213
Pollo con guarnición de uvas, 209
raciones de MUFA, <u>113</u>
Sándwich *Waldorf* en pan árabe, 143

Waffle con manzana y canela, 132
Nueces de la India, 365
Avena con arándanos y frutos secos, 133
crema de nuez de la India
Pan tostado con nuez de la India, 134
Pay de manzana, 157
Ensalada caliente de quinua, 191
Ensalada de *edamame* y arroz silvestre, 145
Ensalada de salmón silvestre con nueces de la India, 150
Pan tostado con nuez de la India, 134
Pollo con *chutney* de plátano amarillo, 212
raciones de MUFA, <u>113</u>
Rollo de camarón con jengibre y sésamo, 148
Rollos de lechuga con camarón, 141
Sofrito de brócoli y hongos con *tofu*, 239
Vieiras al estilo *Chai* con *bok choy*, 224
Nueces del Brazil
meriendas rápidas para llevar: Opción Nº3, 156
raciones de MUFA, <u>113</u>
Nueces de Macadamia, <u>121</u>
Avena tropical con frutos secos, 154
Parfait de vainilla y nueces de Macadamia, 136
raciones de MUFA, <u>113</u>
Waffle tropical, 136
Nueces de Pará (nueces del Brazil)
meriendas rápidas para llevar: Opción Nº3, 156
raciones de MUFA, <u>113</u>
Nutrición, 5–7
Nutriente "aplanavientre", 5–7

Obesidad, 16–17, <u>17</u>, 18–19, 35, <u>293</u>
y cáncer, <u>130</u>

y televisión, 22
Oliva. *Véase también* Aceitunas
aceite de oliva, 38–39
Burrito de espinacas, 149
Ensalada César con pollo, 145
Ensalada de espinaca, 195
Espaldilla de res balsámica, 234
Pasta toscana de frijol blanco, 248
Pollo *Caprese,* 145
Salteado de pavo, 150
Sopa de verduras, 182
Tacos de pavo, 150
aceite de oliva extra virgen
Calzone de queso *ricotta,* 147–48
Ensalada de carne de puerco a la parrilla, 147
Ensalada de pollo a la parrilla, 145
Espagueti con albóndigas, 142
Estofado de verduras, 238
Pasta con verduras y queso, 144
Pescado con *squash,* 219
Pescado rostizado con alcachofas, 220
Pizza con piña y jamón, 147
Pizza con salchichón, 147
Pollo a la parrilla con orégano, 207
Sándwich de albóndigas con queso, 140
Zanahorias balsámicas rostizadas, 242
Ziti con queso y espinacas, 139
Omelette, 365
O'Neill-Groves, Colleen, 104–5, **104, 105**
Orégano
Pollo a la parrilla con orégano, 207